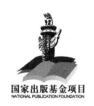

国家出版基金项目
NATIONAL PUBLICATION FOUNDATION

"十三五" 国家重点图书出版规划项目

U0346956

《医学·教育康复系列》丛书

组织单位

华东师范大学中国言语听觉康复科学与 ICF 应用研究院

华东师范大学康复科学系听力与言语康复学专业

华东师范大学康复科学系教育康复学专业

中国教育技术协会教育康复专业委员会

中国残疾人康复协会语言障碍康复专业委员会

中国优生优育协会儿童脑潜能开发专业委员会

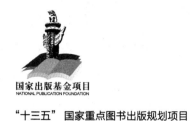

国家出版基金项目
NATIONAL PUBLICATION FOUNDATION

"十三五"国家重点图书出版规划项目

医学·教育康复系列

黄昭鸣　总主编

杜晓新　孙喜斌　刘巧云　副总主编

综合康复实验

杨三华　丁忠冰　周林灿　著

Experiments in Comprehensive Rehabilitation

南京师范大学出版社
NANJING NORMAL UNIVERSITY PRESS

图书在版编目（CIP）数据

综合康复实验 / 杨三华，丁忠冰，周林灿著 . -- 南
京 : 南京师范大学出版社，2021.3
（医学·教育康复系列 / 黄昭鸣总主编）
ISBN 978-7-5651-4801-9

Ⅰ . ①综… Ⅱ . ①杨… ②丁… ③周… Ⅲ . ①康复医
学 Ⅳ . ① R49

中国版本图书馆 CIP 数据核字（2021）第 038681 号

丛 书 名	医学·教育康复系列
总 主 编	黄昭鸣
副总主编	杜晓新　孙喜斌　刘巧云
书 　名	综合康复实验
作 　者	杨三华　丁忠冰　周林灿
策划编辑	徐 蕾 彭 茜
责任编辑	李艳玲
出版发行	南京师范大学出版社
地 　址	江苏省南京市玄武区后宰门西村 9 号（邮编：210016）
电 　话	（025）83598919（总编办）　83598412（营销部）　83373872（邮购部）
网 　址	http://press.njnu.edu.cn
电子信箱	nspzbb@njnu.edu.cn
照 　排	南京凯建文化发展有限公司
印 　刷	南京爱德印刷有限公司
开 　本	787 毫米 × 1092 毫米　1/16
印 　张	20
字 　数	474 千
版 　次	2021 年 3 月第 1 版　2021 年 3 月第 1 次印刷
书 　号	ISBN 978-7-5651-4801-9
定 　价	58.00 元

出 版 人　张志刚

回顾我国言语听觉康复、教育康复行业从萌芽到发展的22年历程，作为一名亲历者，此时此刻，我不禁浮想联翩，感慨万千。曾记得，1996年11月，我应邀在美国出席美国言语语言听力协会（ASHA）会议并做主题报告，会后一位新华社驻外记者向我提问："黄博士，您在美国发明了Dr.Speech言语测量和治疗技术，确实帮助欧洲、巴西、中国香港及一些发展中国家和地区推进了'言语听觉康复'事业的发展，您是否能谈谈我们祖国——中国内地该专业的发展情况？"面对国内媒体人士的热切目光，我竟一时语塞。因为我很清楚，当时，言语听觉康复专业在内地尚处一片空白。没有专家，不代表没有患者；没有专业，不代表没有需要。在此后的数天内，该记者的提问一直在耳畔回响，令我辗转反侧，夜不能寐。

经反复思量，我做出了决定：立即回国，用我所学所长，担当起一个华人学子应有的责任。"明知山有虎，偏向虎山行"，哪管他前路漫漫、困难重重。我满怀一腔热忱，坚定报国的决心——穷毕生之力，为祖国言语听觉康复的学科建设，为障碍人群的言语康复、听觉康复、教育康复事业尽自己的一份绵薄之力。

如今，我回国效力已22载，近来，我时常突发奇想：如果能再遇到当年的那位记者，我一定会自豪地告诉他，中国内地的言语听觉康复、教育康复事业已今非昔比，正如雨后春笋般繁茂、茁壮地成长……

20多年的创业，历尽坎坷，饱尝艰辛。但我和我的团队始终怀着"科学有险阻，苦战能过关"的信念，携手奋进，在学科建设、人才培养、科学研究与社会服务、文化传承与创新等方面取得了众多骄人的成绩。2004年，华东师范大学在一级学科教育学下创建了"言语听觉科学专业"。2009年，成立了中国内地第一个言语听觉康复科学系，同年，建立了第一个言语听觉科学教育部重点实验室。2012年9月，教育部、中央编办等五部委联合下发《关于加强特殊教育教师队伍建设的意见》（教师〔2012〕12号），文件提出："加强特殊教育专业建设，拓宽专业领域，扩大培养规模，满足特殊教育事业发展需要。改革培养模式，积极支持高等师范院校与医学院校合作，促进学科交叉，培养具有复合型知识技能的特殊教育教师、康复类专业技术人才。"经教育部批准，2013年华东师范大学在全国率先成立"教育康复学专业"（教育学类，专业代码040110TK）。

2020年华东师范大学增设"听力与言语康复学专业"（医学类，专业代码101008T），这是华东师范大学开设的首个医学门类本科专业。听力与言语康复学专业旨在通过整合华东师范大学言语听觉科学、教育康复学、认知心理学、生命科学等学科领域的优质师资力量，建设高品质言语语言与听觉康复专业，培养适应我国当代言语语言听觉康复事业发展需要的，能为相关人群提供专业预防、评估、诊断、治疗与康复咨询服务的复合型应用人才，服务"健康中国"战略。

一门新学科的建立与发展，必然面临许多新挑战，这些挑战在理论和临床上都需要我们一起面对和攻克。据2011年全国人口普查数据显示，我国需要进行言语语言康复的人群高达3000多万。听力与言语康复专业立足言语听力障碍人群的实际需求，秉持"医工结合、智慧康复"的原则，紧跟国际健康理念的发展，以世界卫生组织提出的《国际疾病分类》（ICD）和《国际功能、残疾和健康分类》（ICF）理念为基础，构建听力与言语康复评估和治疗标准，为医院康复医学科及临床各科，诸如神经内科、耳鼻咽喉头颈外科、儿科、口腔科等伴随言语语言听力障碍的人群提供规范化的康复治疗服务。最令我感到自豪的是：2013年，我们研究团队申报的"言语听觉障碍儿童康复技术及其示范应用"科研成果，荣获上海市科学技术奖二等奖。

教育康复学专业是我国高等教育改革的产物，它不仅符合当前"健康中国"的发展思路，符合特殊教育实施"医教结合、综合康复"的改革思路，而且符合新形势下康复医学、特殊教育对人才培养的需求。专业的设置有助于发展医疗机构（特别是妇幼保健系统）的康复教育模式，更有助于发展教育机构（特别是学前融合教育机构）的康复治疗模式。2015年，我们研究团队申报的"基于残障儿童综合康复理论的康复云平台的开发与示范应用"科研成果，再次荣获上海市科学技术奖二等奖。

在新学科建设之初，我们就得到各级政府与广大同仁的大力支持。2013年，教育部中国教师发展基金会筹资680万元，资助听力与言语康复学和教育康复学专业建设。本丛书既是听力与言语康复学和教育康复学专业建设的标志性成果，也是华东师范大学、上海中医药大学等研究团队在20多年探索实践与循证研究基础上形成的原创性成果，该成果集学术性、规范性、实践性为一体。丛书编委会与南京师范大学出版社几经磋商，最终确定以"医学·教育康复"这一跨学科的新视野编撰本套丛书。作为"十三五"国家重点图书出版规划项目，本套丛书注重学术创新，体现了较高的学术水平，弥补了"医学·教育康复"领域研究和教学的不足。我相信，丛书的出版对于构建中国特色的"医学·教育康复"学科体系、学术体系、话语体系等具有重要价值。

全套丛书分为三大系列，共22分册。其中："理论基础系列"包括《教育康复学概论》《嗓音治疗学》《儿童构音治疗学》《运动性言语障碍评估与治疗》《儿童语言康复学》《儿童认知功能评估与康复训练》《情绪与行为障碍的干预》《儿童康复听力学》《儿童运动康复学》9分册。该系列以对象群体的生理、病理及心理发展特点为理论基础，分别阐述其在言语、语言、认知、听觉、情绪、运动等功能领域的一般发展规律，系统介绍评估原理、内容、方法和实用的训练策略。

"标准、实验实训系列"为实践应用部分，包括《ICF言语功能评估标准》《综合康复实验》《嗓音治疗实验实训》《儿童构音治疗实验实训》《运动性言语障碍治疗实验实训》《失语症治疗实验实训》《儿童语言治疗实验实训》《普通话儿童语言能力临床分级评估指导》《认知治疗实验实训》《情绪行为干预实验实训》10分册。该系列从宏观上梳理残障群体教育康复中各环节的标准和实验实训问题，为教育工作者和学生的教学、实践提供详细方案，以期为"医学·教育康复"事业的发展拓清道路。该系列经世界卫生组织国际分类家族（WHO-FIC）中国合作中心下的中国言语听觉康复科学与ICF应用研究院授权，基于ICF框架，不仅在理念上而且在实践上都具有创新性。该系列实验实训内容是中国言语康复对标国际，携手全球同行共同发展的标志。

"儿童综合康复系列"为拓展部分，包括《智障儿童教育康复的原理与方法》《听障儿童教育康复的原理与方法》《孤独症儿童教育康复的原理与方法》3分册。该系列选取最普遍、最典型、最具有教育康复潜力的三类残障儿童，根据其各自的特点，整合多项功能评估结果，运用多种策略和方法，对儿童实施协调、系统的干预，以帮助残障儿童实现综合康复的目标。各册以"医教结合、综合康复"理念为指导，注重原理与方法的创新，系统介绍各类残障儿童的特点，以综合的、融合的理念有机处理各功能板块之间的关系，最终系统制订个别化干预计划，并提供相关服务。

在丛书的编写过程中，我们始终秉承"言之有据、操之有物、行之有效"的学科理念，注重理论与实践相结合、康复与教育相结合、典型性与多样性相结合，注重学科分领域的互补性、交叉性、多元性与协同性，力求使丛书具备科学性、规范性、创新性、实操性。

本套丛书不仅可以作为"医学类"听力与言语康复学、康复治疗学等专业的教材，同时也可以作为"教育学类"教育康复学、特殊教育学等专业的教材；既可供听力与言语康复学、康复治疗学、教育康复学、特殊教育学、言语听觉康复技术等专业在读的专科生、本科生、研究生学习使用，也可作为医疗机构和康复机构的康复治疗师、康复医师、康复教师和护士的临床工作指南。本套丛书还可作为言语康复技能认证的参考书，包括构音 ICF-PCT 疗法认证、言语嗓音 ICF-RFT 疗法认证、孤独症儿童 ICF-ESL 疗法认证、失语症 ICF-SLI 疗法认证等。

全体医疗康复和教育康复的同仁，让我们谨记："空谈无益，实干兴教。"希望大家携起手来，脚踏实地，求真务实，为中国康复医学、特殊教育的美好明天贡献力量！

博士（美国华盛顿大学）
华东师范大学中国言语听觉康复科学与 ICF 应用研究院院长
华东师范大学听力与言语康复学专业教授、博导
华东师范大学教育康复学专业教授、博导

2020 年 7 月 28 日

前　言

在"健康中国"和"双一流"建设的国家战略背景下，医学·教育康复行业的建设迎来了良好的发展机遇，南京师范大学出版社顺应趋势，实践创新，以新的视野编撰了这套《医学·教育康复系列》丛书，作为"十三五"国家重点图书出版规划项目，本套丛书集学术性、规范性、实践性为一体，对推进专业建设、人才培养、学科发展具有重要意义。

《综合康复实验》属于《医学·教育康复系列》丛书之一，采用专业的康复设备与实验教学相结合的模式，全面介绍了综合康复实验的具体内容与方法，致力于培养康复治疗学、听力与言语康复学、教育康复学和特殊教育学等相关专业的学生的综合康复实验能力，为学生后期的言语嗓音能力、构音语音能力、听觉听处理能力、儿童语言能力、失语症、认知能力和情绪行为等模块评估与治疗的临床实训环节奠定基础。

同时，本书可用于言语康复技能认证，包括构音 ICF-PCT 疗法、嗓音 ICF-RFT 疗法、孤独症儿童语言 ICF-ESL 疗法和失语症 ICF-SLI 疗法等 4 类言语康复技能疗法认证；以及医疗机构和康复机构中康复治疗师、康复医师、临床医师和护士的临床工作指南。

全书基于医学·教育康复学科体系，共分为九章，具体包括综合康复实验概述（杨三华）、言语嗓音功能康复实验（杨三华）、构音语音功能康复实验（丁忠冰）、听觉听处理功能康复实验（周林灿）、儿童语言能力康复实验（丁忠冰）、失语症康复实验（杨三华）、认知能力康复实验（丁忠冰）、可视音乐与情绪行为康复实验（周林灿）和 ICF 综合康复实验（杨三华）等模块的实验内容。模块均以具体实验内容为基础，康复实验步骤科学、规范、实操性强，且采用"互联网＋康复"的模式，实现原理与方法的创新，对全书中关键知识点配备数字资源，实现线下与线上学习相结合；同时，本书以综合康复实验为主要目的，前端承接课程标准（Standard）和理论教学（Class）环节，后端衔接临床实训（Practice）环节，承上启下，系统构建各模块课程建设中的"S-CLP模式",形成医学·教育康复行业的学科体系、教学体系和话语体系。

本书即将付梓之际,我们首先感谢《医学·教育康复系列》丛书总主编黄昭鸣教授的悉心指导,以及南京师范大学出版社有关领导与同志的支持与厚爱。其次,感谢《综合康复实验》各位著者辛勤不懈的努力,以及华东师范大学康复科学系研究生杜瑶瑶、王彤同学提供的帮助,包括二维码视频制作。

本书中使用的实验设备主要来自于上海慧敏医疗器械有限公司,该公司对本项目提供了强有力的技术支持,在此表示特别感谢。

由于著者水平有限,本书的不当之处,还望有关专家同仁多提宝贵意见!

杨三华

2021 年 1 月 24 日

目 录

第一章

1

综合康复实验概述

　　随着社会的发展进步，医学·教育康复学科的主要对象演变为智力发育迟缓、脑性瘫痪、孤独症、语言发育迟缓、失语症、神经性言语障碍、神经源性嗓音障碍等类型的患者，且其逐渐向中重度、极重度障碍以及障碍类型多样化方向发展。这些患者存在障碍程度严重、类型多样化等特点，需要进行缺陷功能、自理与自立训练，以达到最终回归社会的目标。医学康复与教育康复等多种康复手段相结合就是综合康复，医疗机构或特殊学校应该加强综合康复，要以医学康复、教育康复、心理康复、社会康复及职业康复为手段，满足患者生存的需要[①]。

　　医学·教育康复相关专业是理论与实践并重、应用性很强的专业，尤其重视对学生临床实践能力的培养，不仅要求学生熟练掌握操作技能，而且应具备全面利用所学知识分析、解决实际问题的能力。系统规范的实践教学是人才培养的关键环节之一，不仅是学生把在课堂上学习的理论知识同实践相结合的重要途径，还是全面提高学生综合素质、培养学生解决实际问题的能力及创新精神的必要过程，也是学生获得临床职业能力的关键环节。

　　实践教学包括实验教学、临床见习、临床实训和临床实习，以临床操作能力培养为主线，贯穿教学全过程（图 1-1-1）。

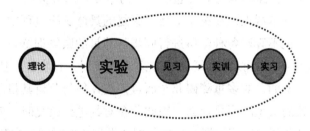

图 1-1-1 康复实验教学体系

　　实验教学：根据实验教学大纲的安排，与理论课程配合，同步在相关的教学实验室进行。由教师示范，学生分组独立操作，课后上交实验报告或进行操作考核，重点培养学生对理论知识点的理解和康复仪器设备的操作能力。

　　临床见习：经过实验教学后，根据医学·教育康复学科的特点，要求学生跟随指导教师在医院或者康复机构见习，了解各种常见障碍群体的评估及康复治疗过程。

　　临床实训：学生进入临床实习之前，需要进行康复技能操作的强化实训，旨在为课堂教学与临床实习搭建桥梁，重点强化评估与训练技术的规范性及其初步的临床应用。

　　临床实习：学生的临床实训考核合格后，可进入医院或者康复机构进行临床实习，巩固课堂所学理论知识，掌握临床基本评估与康复训练技术，重点培养学生的临床能力。

　　鉴于实验教学的重要性，我们从综合康复理念、ICF框架、言语与听觉康复学专业及教育康复学专业培养方案来分别介绍综合康复实验的内容。

① 黄昭鸣，杜晓新，孙喜斌，等. "多重障碍·多重干预"综合康复体系的构建 [J]. 中国特殊教育，2007（10）：3-13+40.

一、基于综合康复理念的实验教学

综合康复是指对残障患者尤其是多重障碍与多重残疾患者要使用多种康复手段和方法进行干预，以促进其全面与协调的发展。在医学·教育康复实践中，我们经常会遇到同类残疾患者伴有多重障碍的情况，以脑瘫患儿为例，有研究表明：73.55%的脑瘫儿童有言语与语言障碍；31.6%的脑瘫儿童有听觉障碍；15.06%的脑瘫儿童伴有癫痫；20.5%的脑瘫儿童伴有斜视；约有2/3以上的脑瘫儿童伴有智力低下与不同程度的认知能力障碍。另外，多重残疾患者一定表现出多重障碍。因此，对有多重残疾与多重障碍的患者必须进行多重干预，即综合康复。

要实施综合康复，必须架构起现代康复医学理论与特殊教育学校实践之间的桥梁，根据现代康复医学理论与障碍患者的需要，综合康复体系由言语功能评估与训练、听觉功能评估与训练、语言能力评估与训练、认知能力评估与训练、情绪行为评估与训练等组成。以上康复功能模块可分为生理与心理两类，其中听觉功能与言语功能主要涉及生理问题，生理方面的障碍主要通过康复训练来解决；语言能力、认知能力与情绪行为主要涉及心理问题，心理方面的障碍需要通过教育与康复共同解决。

按照综合康复的基本观点，在医学·教育康复的具体实施过程中，既不能仅就一种障碍进行康复训练，也不宜对各种障碍进行同步与等量的康复训练，而是要根据儿童障碍的表现与程度制订不同的教育康复训练方案，有计划、有步骤、协调综合地实施多种适宜的干预手段。例如，对多重障碍儿童而言，应评估与分析其目前的主要障碍是什么，由主要障碍导致的次生障碍是什么。因此，在对其进行康复时，就需要根据康复对象的评估结果，制订合理的训练计划，包括分配各类训练的时间、次数与强度等。

总之，综合康复是针对障碍患者的自身需要，采用多种手段，相互配合，形成合力，力求促进障碍患者全面与协调的发展。综合康复也是医学·教育康复学专业建设的重要基本观点。

二、ICF 框架下综合康复实验

《国际功能、残疾和健康分类》(International Classification of Functioning, Disability and Health, ICF) 是描述功能和残疾的国际分类标准和工具，ICF 提供了一套标准化的通用语言，使全世界不同学科和领域能够在同一术语平台上进行有关健康和保健信息的交流。在 ICF 框架下，根据 ICF 功能评估条目，我们可以选择言语嗓音功能评估、构音语音功能评估、儿童语言功能评估、成人语言功能评估、认知功能评估、情绪行为评估和听觉功能评估等评估项目，开展言语嗓音功能康复、构音语音功能康复、儿童语言能力康复、失语症康复、认知能力康复、可视音乐与情绪行为干预和听觉听处理功能康复等综合康复实验内容[①]，具体内容见表 1-1-1。

表 1-1-1 ICF 框架下综合康复实验模块

ICF 功能评估条目		综合康复实验模块
言语嗓音功能评估		言语嗓音功能康复实验
b3100	嗓音产生	
b3101	嗓音音质	
构音语音功能评估		构音语音功能康复实验
b320	构音功能	
b3300	言语流利	
b3301	言语节律	
b3302	语速	
b3303	语调	
儿童语言功能评估		儿童语言能力康复实验
b16700	口语理解	
b16710	口语表达	
b3300	言语流利	
b3301	言语节律	
b3302	语速	
b3303	语调	
成人语言功能评估		失语症康复实验
b16700	口语理解	
b16701	书面语理解能力	
b16708	其他特指的语言理解	
b16710	口语表达	
b16712	书面语表达	
b16713	姿势语表达	
b3300	言语流利	
b3301	言语节律	
b3302	语速	
b3303	语调	

---

① 丁忠冰，刘杰，张云舒，等.基于 ICF 的教育康复实验教学体系构建及应用 [J].中国教育信息化，2020（23）：88-92.

续表

ICF 功能评估条目		综合康复实验模块
认知功能评估		
b1561	视觉	认知能力康复实验
b163	基础认知功能	
b1400	保持注意力	
b1440	短时记忆力	
b1441	长时记忆	
b1565	视觉空间觉	
情绪行为评估		
b1520	情绪的适度性	可视音乐与情绪行为干预实验
b1521	情绪调节	
b1522	情绪范围	
听觉功能评估		
b230	听功能	听觉听处理功能康复实验
b16700	口头语接受	

三、听力与言语康复学专业综合康复实验

听力与言语康复学专业要求学生熟悉 ICF 的理念和应用，能够在医院、康复中心、学校等场所对儿童和成人的构音语音、早期语言沟通、嗓音、语言认知、吞咽、听力等功能或能力障碍提供预防、评估、诊断、治疗和康复咨询的服务，兼具实践创新能力和研究能力。

听力与言语康复学专业综合康复实验包括言语康复实验、语言康复实验、听觉康复实验、认知康复实验和吞咽康复实验，旨在通过实验操作过程，让学生掌握本专业相关实验评估与训练仪器设备以及相应的康复训练方法。具体内容见表 1-1-2。

表 1-1-2　听力与言语康复学专业综合康复实验方案

专业培养方案			综合康复实验模块
课程性质	课程类别	课程名称	
必修	言听基础	言语听觉康复导论	
		言语科学基础	
		听觉科学基础	
		语言学基础	
	言语吞咽	构音音系障碍评估与治疗	构音语音功能康复实验
		嗓音障碍评估与治疗	言语嗓音功能康复实验
		运动性言语障碍评估与治疗	
	语言认知	儿童语言康复学	儿童语言能力康复实验
		失语症评估与治疗	失语症康复实验
		认知障碍评估与治疗	认知能力康复实验
	听觉	诊断听力学	听觉听处理功能康复实验
		康复听力学	
选修	康复素养	口部运动治疗学	构音语音功能康复实验
		行为功能评量诊断与干预	可视音乐与情绪行为干预实验
		情绪行为障碍评估与干预	
	成人康复	癌症术后的言语康复·	言语嗓音功能康复实验
		职业用嗓者的嗓音管理	
		获得性认知障碍的康复	认知能力康复实验
	儿童康复	儿童语言行为评估与干预	儿童语言能力康复实验
		孤独症儿童康复与教育	可视音乐与情绪行为干预实验
		听力障碍儿童康复与教育	听觉听处理功能康复实验

四、教育康复学专业综合康复实验

教育康复学专业培养能够在康复中心、学前融合教育中心、特殊教育学校、妇幼保健院、医院相关科室（儿科、儿童保健科）、研究机构等单位，从事言语嗓音、构音语音、语言认知、听觉、情绪行为等障碍的评定、康复、教育、咨询的专业工作者。

教育康复学专业综合康复实验包括言语康复实验、听觉康复实验、语言康复实验、认知康复实验，旨在通过实验操作过程，让学生掌握本专业相关实验评估与训练仪器设备以及相应的康复训练方法。具体内容见表1-1-3。

表 1-1-3　教育康复学专业综合康复实验方案

专业培养方案			综合康复实验模块
课程性质	课程类别	课程名称	
必修	教育康复基础	教育康复学导论	
		行为功能评量诊断与干预	
		儿童运动康复学	
	言语听觉康复	言语治疗学概论	言语嗓音功能康复实验
		儿童构音治疗学	构音语音功能康复实验
		儿童康复听力学	听觉听处理功能康复实验
	语言认知康复	儿童语言发展	儿童语言能力康复实验
		儿童语言康复学	
		儿童语言行为分析	
		儿童认知障碍评估与训练	认知能力康复实验
选修	康复素养	口部运动治疗学	构音语音功能康复实验
		情绪行为障碍评估与干预	可视音乐与情绪行为干预实验
		注意缺陷儿童评估与训练	
	综合康复	听力障碍儿童康复与教育	听觉听处理功能康复实验
		孤独症儿童康复与教育	儿童语言能力康复实验 可视音乐与情绪行为干预实验
		智力障碍儿童康复与教育	

根据ICF框架下综合康复实验、听力与言语康复学专业综合康复实验及教育康复学专业综合康复实验的培养方案及具体实验内容，本书将从言语嗓音功能康复实验、构音语音功能康复实验、听觉听处理功能康复实验、儿童语言能力康复实验、失语症康复实验、认知能力康复实验、可视音乐与情绪行为干预实验和ICF综合康复实验板块展开具体综合康复实验内容的介绍，以满足医学·教育康复专业的实验教学需要，同时和《医学·教育康复系列》丛书其他分册前后衔接、相互补充，形成一套完整的课程标准（Standard）、理论教学（Class）、实验操作（Lab）和临床实训（Practice）4个环节相衔接的康复教学教材，系统对接各模块课程建设中的"S-CLP模式"，构建医学·教育康复行业的系统完整的学科体系、教学体系和话语体系。[1]

---

[1] 丁忠冰，张奕雯，万勤，等. 高校"S-CLP"模式下教育康复专业教材建设实践探索 [J]. 中国听力语言康复科学杂志，2020，18（6）：456-458.

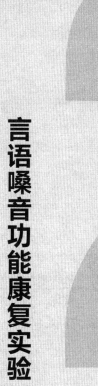

第二章

言语嗓音功能康复实验

言语障碍（Speech Disorders）患者是言语矫治专业人员的康复对象之一，言语障碍包括运动性言语障碍（Motor Speech Disorders）、音声障碍（Speech Sound Disorders）、嗓音障碍（Voice Disorders）和语畅障碍（Fluency Disorders）。言语障碍的康复内容涉及言语产生的三大系统及五大功能模块（呼吸、发声、共鸣、构音、语音），其中呼吸功能、发声功能、共鸣功能统称为嗓音功能，又称言语嗓音功能。

　　言语治疗（Speech Therapy）也称言语矫治，是指对患者的呼吸、发声、共鸣、构音和语音功能进行评估和训练的过程。通过言语治疗，可以提高患者的呼吸、发声、共鸣、构音和语音功能，促进言语嗓音功能的发展，提高日常交流能力和社会适应能力。言语嗓音功能康复被包含其中，特指对呼吸、发声、共鸣功能的康复。

　　本章通过介绍言语嗓音功能（呼吸、发声、共鸣）康复的实验内容、常用实验设备及实验具体操作步骤，让读者掌握言语嗓音功能评估与训练的基本方法，为今后临床工作中的实践提供内容与方法的规范化指导。

言语嗓音功能康复实验概述

本节将对言语嗓音功能康复的实验项目、实验设备及相关参考书目做简要阐述。其中，要求重点把握言语嗓音功能康复实验项目，熟悉常用的言语嗓音功能康复实验的仪器设备，简单了解言语嗓音功能康复参考书目。

一、实验项目

言语嗓音功能康复实验项目主要包括呼吸功能评估、发声功能评估、共鸣功能评估、呼吸功能训练、发声功能训练、共鸣功能训练等 6 个项目，每个实验项目由若干具体的实验条目组成，同时配备实验项目相对应的建议学时和实验要求，具体见表 2-1-1。

表 2-1-1　言语嗓音功能康复实验项目表

实验项目	实验条目	建议学时	实验要求
呼吸功能评估	掌握最长声时 MPT 的实验测量方法 掌握最大数数能力 cMCA 的实验测量方法 掌握 s/z 比的实验测量方法 掌握起音斜率的实验测量方法	2	必修
发声功能评估	掌握言语基频 F_0 的实验测量方法 掌握基频震颤 F_0t 的实验测量方法 掌握频段能量集中率 Ec 的实验测量方法 掌握声带接触率 CQ 的实验测量方法 掌握接触率微扰 CQP 的实验测量方法 掌握基频微扰 Jitter（粗糙声）的实验测量方法 掌握声门噪声 NNE（气息声）的实验测量方法 掌握幅度微扰 Shimmer（嘶哑声）的实验测量方法	2	必修
共鸣功能评估	掌握共振峰频率 F_2/i/（后位聚焦）的实验测量方法 掌握共振峰频率 F_2/u/（前位聚焦）的实验测量方法 掌握＋鼻流量 NL（鼻音功能亢进）的实验测量方法 掌握＋鼻流量 NL（鼻音功能低下）的实验测量方法	2	必修

续表

实验项目	实验条目	建议学时	实验要求
呼吸功能训练	掌握言语呼吸促进治疗的实验方法 掌握实时声音感知训练的实验方法 掌握实时起音感知训练的实验方法 掌握实时最长声时训练的实验方法 掌握实时起音训练的实验方法	2	必修
发声功能训练	掌握言语发声促进治疗的实验方法 掌握实时音调感知训练的实验方法 掌握实时响度感知训练的实验方法 掌握实时音调响度声带振动规律训练的实验方法 掌握实时清浊音声门闭合训练的实验方法	2	必修
共鸣功能训练	掌握元音匹配训练的实验方法 掌握言语共鸣促进治疗的实验方法	2	必修

二、实验设备

目前，进行言语嗓音功能康复的实验设备主要为听觉言语语言喉功能检测处理系统（DrHRS-VS）、嗓音言语障碍功能检测与矫治仪。

（一）主要功能

言语嗓音功能康复设备的主要功能有 5 种。① 用于呼吸、发声、共鸣功能的实时测量与评估，汉语语音功能的实时测量与评估，声门波动态显示与测量，声带振动动态显示及定量分析；② 具有实时声音、音调、响度、起音、清浊音的感知及发音教育功能；③ 具有呼吸、发声、共鸣、构音、汉语语音功能的视听反馈训练，可开展呼吸方式异常的最长声时实时训练，呼吸支持不足的起音实时训练，呼吸与发声不协调的清浊音实时训练，音调和响度实时训练，嘶哑、粗糙、气息声的音质实时训练，前位、后位、鼻位、喉位共鸣聚焦的实时视听自反馈训练；④ 电声门图显示及其发声训练，对输入的电声门图信号进行发声的实时测量，包括习惯基频、基频微扰、幅度微扰、基频震颤、平均基频 F_0、F_0 标准差、最大基频、最小基频、噪声能量、谐噪比、信噪比、幅度震颤、接触率、接触幂、开放率、闭合率、接触率微扰、接触幂微扰的测量；⑤ 进行电声门图的发声训练，包括声带接触方式训练（电声门图接触率、接触幂）、声门开放程度训练（电声门图开放率、闭合率）、基音频率、强度等参数的实时训练。

（二）技术指标

1. 计算机工作环境

计算机 CPU：主频不低于 2.0 GHz；
计算机硬盘：剩余空间至少 500 GB；
计算机内存：至少 2 GB；
显示器：最佳分辨率 1 920×1 080。

2. 单通道低通滤波器性能

增益：共四档（25 dB，30 dB，35 dB，40 dB），每档误差 ±1.0 dB；
频响：在 100 Hz~700 Hz 频率范围内为 −1.0 dB~+1.0 dB；
静止噪声 ≤ 2 mV；
低通滤波：共三档（5 kHz，10 kHz，20 kHz），截止频率处衰减 ≥ 50 dB。

3. 资质要求

产品必须提供医疗器械检验报告或者医用软件测试报告，系统软件的功能与质量应符合 GB/T 25000.51 国家标准要求。

（三）主要组成

言语嗓音功能康复设备由硬件和专用软件组成。硬件部分包括单通道低通滤波器、话筒、电脑主机、显示器、音箱、键盘、鼠标、打印机、台车。软件部分包括言语障碍测量仪软件、嗓音功能测量仪软件、言语矫治仪软件、促进治疗软件。

1. 言语障碍测量仪软件

言语障碍测量仪软件是利用多种数字信号处理技术和实时反馈技术对言语功能进行定量评估和实时训练的现代化言语治疗设备，它是国内目前应用最广泛的言语功能评估与训练仪器之一[1]。

视频资源

言语障碍测量
仪软件介绍

言语障碍测量仪软件可用于呼吸功能评估、发声功能评估、共鸣功能评估，还可用于呼吸功能训练、发声功能训练、共鸣功能训练[2]。

下面详细介绍言语障碍测量仪软件的具体功能及可获得的测试参数。

（1）背景噪声和言语水平自动检测。

通过数字录音设备录入评估和训练现场的背景噪声和被评估或训练者的言语声音信

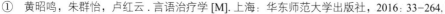

[1] 黄昭鸣，朱群怡，卢红云．言语治疗学 [M].上海：华东师范大学出版社，2016：33−264.
[2] 万勤，陈守华，黄昭鸣．呼吸方式对 3~6 岁健听和听障儿童最长声时与最大数数能力的影响 [J].听力学及言语疾病杂志，2011，19（6）：506−508.

号，通过数字信号处理技术，将背景噪声从言语声音中分割出来，避免了背景噪声对言语评估和训练的影响，准确地显示最真实的言语声音信号。

（2）基本信息录入。

用键盘输入姓名、性别、出生年月、病历号，并且可对输入的文本信息和通过话筒录制的言语信号进行存档。

（3）简单的编辑功能。

对显示出来的声音信号进行基本的编辑处理，如可以删除不需要的声音成分，以求获得对患者声音最准确的评估。

（4）呼吸功能测量。

将患者发出的声音进行实时录音，最长录音时间可达1分钟，并能将其波形图实时显现出来，以不同颜色的图形表示不同类型的声音信号。红色表示浊音，即声带振动的声音；绿色表示清音，即声带不振动的声音；黑色表示无声。这为发声功能的客观测量提供了技术基础，可以方便地对发声时声带振动与否进行直观的判断，也可以为起音方式的判别以及清浊音发音方式的训练指导提供视觉反馈信息。除了声音和声门波波形图，还可以实时显示基频线和响度线，这可以满足呼吸功能评估中的基本要求，方便选取最符合测试要求的最有效的波形长度为最长声时（图2-1-1）、最大数数能力等参数的测量结果。

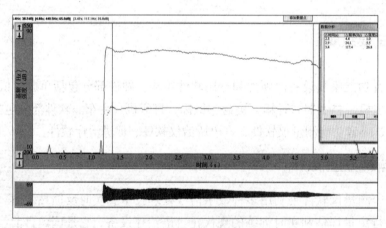

图2-1-1　最长声时测量

（5）发声功能测量。

提供波形图、基频曲线图、强度曲线图和音域图的实时测量，其中红线为基频曲线，蓝线为强度曲线（图2-1-2）。除了将录制的患者的言语声音以波形图、频谱图、基频线、响度线等形式显示，还可以显示文本形式的测量报告（图2-1-3）及直方图，这简化了言语功能评估的过程。例如可以直接获得患者的发音时长、平均言语基频、平均响度、基频标准差、基频范围、浊音时间等重要参数的结果，再与参考标准对照，就可以获得言语功能的评估结果。

300
90
基频（Hz）
强度（dB）
10
70
0.0 0.5 1.0 1.5 2.0 2.5 3.0
时间（s）
1
-1

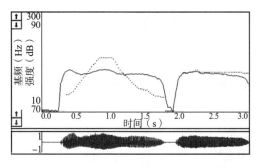

图 2-1-2　发声功能测量

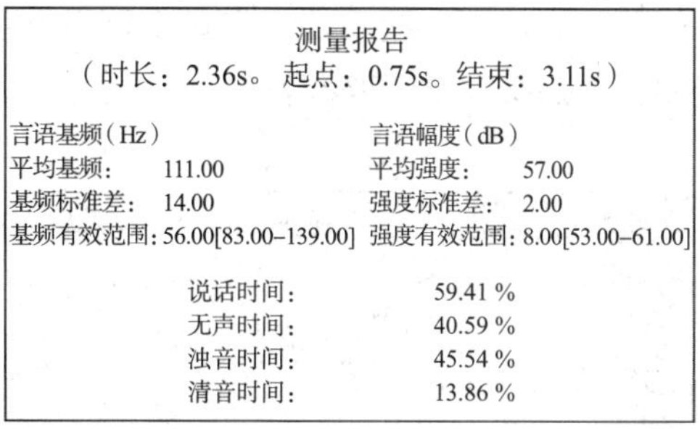

测量报告
（时长：2.36s。起点：0.75s。结束：3.11s）
言语基频（Hz）
平均基频：　111.00
基频标准差：　14.00
基频有效范围：56.00[83.00–139.00]
言语幅度（dB）
平均强度：　57.00
强度标准差：　2.00
强度有效范围：8.00[53.00–61.00]
说话时间：　59.41 %
无声时间：　40.59 %
浊音时间：　45.54 %
清音时间：　13.86 %

图 2-1-3　测量报告

（6）共鸣功能测量。

运用数字信号处理技术，可以对患者发出的 /ɑ/、/i/、/u/ 等元音进行实时录音，并分别获得 /ɑ/、/i/、/u/ 的线性预测谱（图 2-1-4）及语谱图（图 2-1-5），实现从二维、三维的角度客观地提取并观察 /ɑ/、/i/、/u/ 的第一、第二共振峰数值，将其分别与本年龄段共振峰正常参数值进行对比。综合分析，可以判断出该患者是否存在口腔共鸣异常，这些参数满足了共鸣功能评估的基本要求，体现了定量测量技术在言语功能评估中的重要地位[①]。

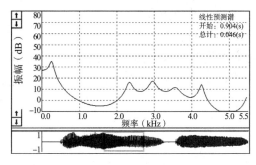

线性预测谱
开始：0.904(s)
总计：0.046(s)
80 70 60 50 40 30 20 10 0 -10
振幅（dB）
0.0 1.0 2.0 3.0 4.0 5.0 5.5
频率（kHz）
1
-1

图 2-1-4　线性预测谱

5 4 3 2 1 0
频率（kHz）
0.0 0.5 1.0 1.5 2.0 2.5
时间（s）
62
-62

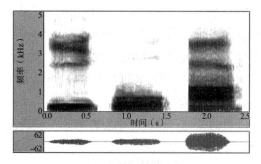

图 2-1-5　语谱图

运用实时反馈技术，根据正常言语发育者的共振峰参考标准，标出各种语言系统中发单韵母时的舌位，汉语中最常用的是呈倒三角形的三个核心韵母的舌位图（图 2-1-6）；对患者发出的 /ɑ/、/i/、/u/ 等元音进行动态舌位追踪，逐帧显示发音时舌的前后位置与高低位置，与参考位置点相比较，结合共振峰的值，综合判断患者的共鸣功能，并且可以发现舌位的错误走向，从而为构音功能的评估提供视觉依据。

（7）训练目标匹配模板。

实时显示技术提供了直观的视觉反馈信息，可以将同质的正常言语发育者录入的最长声时、最大数数能力、音调线（图 2-1-7）、线性预测谱、舌位图等参数图形作为训练的模板，在这个基础上对具有任意言语功能障碍的患者进行匹配训练，一步步地达到

① 万勤，努尔署瓦克，邵国郡，等. 学龄唐氏综合征患儿与正常儿童口腔共鸣声学特征比较 [J]. 听力学及言语疾病杂志，2013（5）：469-473.

目标值，完成对呼吸功能、发声功能、共鸣功能以及构音功能的实时训练，也为构音功能的舌位训练提供了匹配目标。

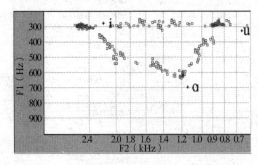

图 2-1-6　舌位图

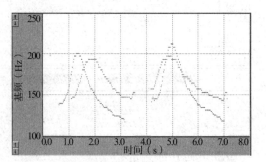

图 2-1-7　音调线样板匹配

2. 嗓音功能测量仪软件

视频资源

嗓音功能测量仪软件用于对言语嗓音信号进行实时检测、处理，为言语、喉功能、嗓音障碍的诊断和康复提供相关信息。

嗓音功能测量仪软件将嗓音声学信号和电声门图信号数据化，对嗓音功能进行定量测量分析，对嗓音音质、声门关闭程度和声带振动规律进行客观判断。它通过对嗓音声学信号和电声门图信号进行实时检测处理，用于嗓音障碍的功能评估，主要包括：通过实时多维建模技术为言语功能检测提供技术参数，开展嗓音功能的实时测量（微扰程度、声门关闭程度等）（图 2-1-8），电声门图显示、测量及其发声矫治（闭合率、闭合率微扰等）为嗓音功能的诊断提供相关信息、康复过程的监控，以及评估患者嗓音音质情况[1]。

嗓音功能测量
仪软件介绍

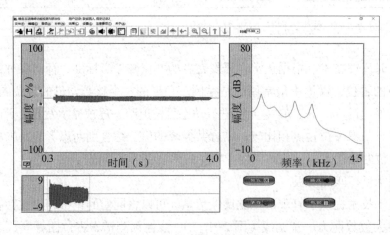

图 2-1-8　嗓音功能的实时测量

① 万勤，陈守华，黄昭鸣. 呼吸方式对 3～6 岁健听和听障儿童最长声时与最大数数能力的影响 [J]. 听力学及言语疾病杂志，2011，19（6）：506-508.

嗓音功能测量仪软件配合电声门图仪（图2-1-9）进行实时测量和显示，能够录取嗓音言语信号，开展言语电声门图参数测量，评估患者声门关闭的情况。在嗓音言语产生过程中，能够检测声门组织阻抗变化和双侧声带接触面积的变化，反映声带振动每一周期中声门闭合阶段的特点以及声带振动时每个周期的运动轨迹。下面简单介绍电声门图仪的主要功能、技术指标和主要组成。

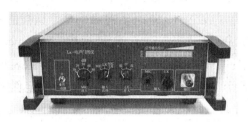

图2-1-9 电声门图仪

主要功能

通过仪器实时显示电声门图信号，获得声带振动时的大量信息，如根据基频微扰、基频抖动、声门噪声、接触率、接触率微扰等参数测量及其常模可进行声带振动规律、声门闭合程度的客观评估及其发声矫治，声带的内收和外展程度，以及喉位的高低变化等。嗓音、言语、语言、听觉信号的检测过程完全是无损伤性的，因此这项检测已成为临床医院（耳鼻咽喉科、头颈外科、儿科、康复科、神经内科、口腔科等）、康复机构、特殊教育学校应用和研究的常用手段。

技术指标

——音频前置放大器性能

增益：共五档，10 dB、20 dB、30 dB、40 dB、50 dB，每档误差 ±2 dB；

频率响应：在 70 Hz ~ 500 Hz 频率范围内为 0.5 dB ~ −2.5 dB；

静止噪声：输入端空置，放大选择最高，静止噪声 ≤ 2 mV。

——电声门图放大器性能

增益：共三档，低（−6 dB），中（0 dB），高（6.0 dB），每档误差 ±1.0 dB；

频响：在 70 Hz ~ 500 Hz 频率范围内为 0 dB ~ −3 dB；

静止噪声：输入端空置，放大选择最高，静止噪声 ≤ 5 mV。

主要组成

电声门图仪由主机（含音频前置放大器、电声门图放大器）、声门图电极、音频线、话筒组成。

嗓音功能测量仪软件和电声门图仪的操作流程包括准备工作、录音校正、新建/选择用户记录、参数设置、录入声音，可进行嗓音声学信号检测、电声门图信号检测、嗓音声学信号和电声门图信号同步检测，下面详细介绍具体功能及可获得的测试参数。

（1）嗓音声学信号检测。

嗓音声学测量是无损伤性的，能对声音提供定量分析，评估发声功能。嗓音声学测量对收集被试发 /æ/ 时的声学信号进行分析，可测量的参数包括基频（F_0）、基频标准差

（F₀SD）、基频微扰（Jitter）、幅度微扰（Shimmer）和声门噪声能量（NNE）等，嗓音声学信号检测可检测出嘶哑声、粗糙声、气息声及声带振动是否规律等问题。

1）嗓音声学信号检测的参数简介。

基频（F_0）是声带做周期性振动的频率，单位是赫兹（Hz），指一秒钟内声带振动的次数，对应的心理学参数就是音调；基频标准差（F_0SD）是基频偏差量的测定值，单位是赫兹（Hz），正常值小于 3 Hz；基频微扰（Jitter）是指基音频率的变化率，基频微扰以百分数表示，正常值一般小于 0.5%（若患者的基频微扰值大于 0.5%，则表示该患者可能存在一定程度的嘶哑声及粗糙声）；幅度微扰（Shimmer）是指声波幅度的变化率，可从测量声波幅度的峰—峰值获得，幅度微扰以百分数表示，正常值一般小于 3%（若患者的幅度微扰值大于 3%，则表示该患者可能存在一定程度的嘶哑声）；声门噪声能量（NNE）简称噪声能量，指在发音过程中声门漏气所产生的扰动噪声的程度，其次反映嘶哑声程度，噪声能量的单位是分贝（dB），正常值一般小于 −10 dB（若患者的声门噪声能量值大于 −10 dB，则表示该患者可能存在一定程度的气息声）。

2）嗓音声学信号检测的参数设置。

运用嗓音功能测量仪软件，进行嗓音信号与电声门图仪同步设置。开启电声门图仪，输入选择根据测量嗓音声学信号检测的需要应调到"MIC"，放大倍数为低或中，滤波器选择 20 kHz 档。

打开嗓音功能测量仪软件，点击菜单栏中的"设置"选项，选择"录音和播放设置"。进行嗓音声学测量，在输入选择中选择"声波"；点击"设置"下的"实时录音和分析参数设置"，点击"参数设置"将"基频"设定在被测者相应的年龄段（儿童、男性、女性、歌手）并"确定"；用舒适的发音方式，对着话筒尽可能响地发 /æ/ 音（类似英文发音），用绿框选取稳定波形（图 2-1-10）后，两种方式获得嗓音分析结果；点击菜单栏中的"分析"按钮或者上方对话框的图标，分别选择"嗓音数据分析""嗓音特征分析""嗓音质量评估""高级测量"等按钮；点击"数据"，进入"嗓音数据"分析，点击"分析""评估""高级"按钮而获得嗓音分析结果（图 2-1-11）。

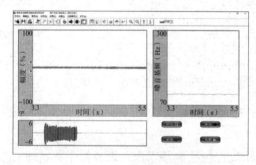

图 2-1-10 嗓音功能测量

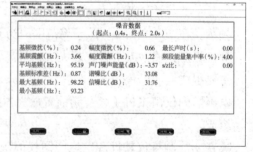

图 2-1-11 嗓音数据分析

（2）电声门图信号检测。

电声门图测量是指通过颈部电极直接记录被试发 /æ/ 的电信号时，电流通过声带整体接触面积时的电阻的变化，用于测量基频微扰、幅度微扰、接触率、接触幂、噪声能量等参数，分析声门闭合时间、声带振动的规律性。电声门图的测量与声门波不同，它是用来对声带功能进行客观评价，即对声带振动的规律性与声带闭合程度作出客观判断的一种常用临床手段，它对声带开放的信息反映不明显。电声门图信号检测可测量的参数包括电声门图波、接触率（CQ）、接触率微扰（CQP）、接触幂（CI）、接触幂微扰（CIP），电声门图测量可检测出声带振动不规律、声门闭合等情况。

1）电声门图信号检测的参数简介。

电声门图波形是稳定发声时获得的正常电声门图波，呈现为有规律的类正弦曲线（图2-1-12）；接触率是测量声带振动时声门的闭合程度，接触率主要用来描述声带的接触程度（闭合程度），主要反映声带水平方向上的开闭；接触率微扰主要描述相邻周期间的接触率的变化；接触幂是测量声带振动时渐闭相与渐开相的对称度，在一定程度上体现声带开闭运动在垂直面上的相位差，对声带麻痹非常敏感；接触幂微扰主要测量相邻周期间接触幂的扰动。

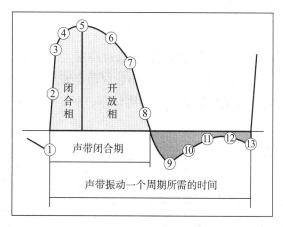

图2-1-12　电声门图波形

2）电声门图信号检测的参数设置。

运用嗓音功能测量仪软件，进行嗓音信号与言语电声门图仪同步设置。开启言语电声门图仪，输入选择根据测量电声门图信号检测的需要应调到"EGG"，放大倍数为低或中，滤波器选择20 kHz档；打开嗓音功能测量仪软件，点击菜单栏中的"设置"选项，选择"录音和播放设置"。进行嗓音声学检测时，在输入选择中选择"EGG波"；同样需要设置基频，同嗓音声学信号检测的基频参数。

测量EGG时，电极片插入"EGG输入"，电极片紧贴于甲状软骨的两侧（靠近声带），电声门图信噪比最佳，同时注意电极片必须保持清洁；用舒适的发音方式，尽可能响地发 /æ/ 音（类似英文发音），用绿框选取稳定波形后，同嗓音声学参数检测相同，有两种方式获得电声门图分析结果，包括电声门图数据（图2-1-13）和嗓音质量分析（图2-1-14）。

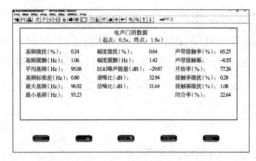

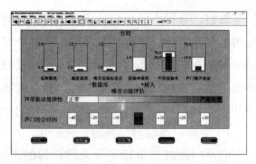

图 2-1-13　电声门图数据分析　　　　　　图 2-1-14　嗓音质量分析

（3）嗓音声学信号和电声门图信号同步检测。

将嗓音声学检测和电声门图检测结合起来，同时对嗓音质量和声带振动功能进行定量测量和分析。

运用嗓音功能测量仪软件，进行嗓音信号和电声门图信号检测与 EGG 同步设置，输入选择"声波和 EGG 波（M/E）"；同样需要进行基频的设置，同嗓音声学信号检测的基频的参数设置。

测量时，电极片紧贴于甲状软骨的两侧（靠近声带），对着话筒用舒适的发音方式，尽可能响地发 /æ/ 音（类似英文发音），用绿框选取稳定波形后，同嗓音声学参数检测有两种方式获得分析结果，包括嗓音和电声门图数据分析（图 2-1-15）和嗓音质量分析（图 2-1-16）。

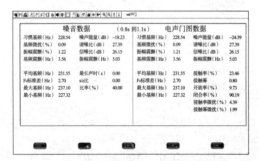

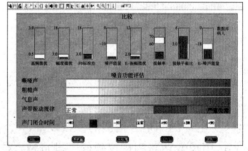

图 2-1-15　嗓音和电声门图数据分析　　　　图 2-1-16　嗓音质量分析

（4）言语嗓音功能的精准评估。

言语嗓音功能的评估主要包括呼吸、发声、共鸣三项功能，借助于嗓音功能测量仪软件和电声门图仪，通过计算机多媒体技术和语音信号处理技术，测得每项功能的数值，可实现对言语嗓音的呼吸功能、发声功能和共鸣功能的精准评估，详细的言语嗓音功能的精准评估内容见《ICF 言语嗓音功能评估表》PDF 资源。

PDF 资源

ICF 言语嗓音功能评估表

（5）ICF 言语嗓音功能评估。

ICF 框架下的言语嗓音功能评估主要是对患者的言语嗓音功能损伤等级进行全面而细致的评估，通过言语嗓音功能的精准评估，将精准评估结果进行 ICF 功能损伤程度转换，最终得出患者的功能损伤等级（0 级无损伤、1 级轻度损伤、2 级中度损伤、3 级重度损伤、4 级完全损伤），填写 ICF 言语嗓音功能评估表（表 2-1-2），帮助康复师、特教老师和家长全面了解患者的嗓音功能情况，确定患者嗓音障碍的类型及程度，为后续的言语嗓音治疗提供训练起点。

表 2-1-2　ICF 言语嗓音功能评估表

身体功能 = 即人体系统的生理功能损伤程度：			无损伤	轻度损伤	中度损伤	重度损伤	完全损伤	未特指	不适用
			0	1	2	3	4	8	9
b3100	嗓音产生	最长声时 MPT							
		最大数数能力 cMCA							
		言语基频 F_0							
		基频震颤 F_0t							
		频段能量集中率 Ec							
		声带接触率 CQ							
		接触率微扰 CQP							
	通过喉及其周围肌肉与呼吸系统配合产生声音的功能 包括：发声功能、音调、响度功能；失声、震颤、发声困难									
	信息来源：☒病史　□问卷调查　□临床检查　☒医技检查									
	问题描述： 进一步描述：									
			0	1	2	3	4	8	9
b3101	嗓音音质	基频微扰 Jitter（粗糙声）							
		声门噪声能量 NNE（气息声）							
		幅度微扰 Shimmer（嘶哑声）							
		共振峰频率 F_2/i/（后位聚焦）							
		共振峰频率 F_2/u/（前位聚焦）							
		共振峰频率扰动 F_2f							
		鼻流量 NL							
		鼻口共鸣比 NOR							
	产生嗓音特征的功能，包括谐波特征，共鸣和其他特征 包括：谐波高、低功能；鼻音功能亢进和鼻音功能低下、发声困难、声带紧张、嘶哑声或粗糙声、气息声等障碍									
	信息来源：☒病史　□问卷调查　□临床检查　☒医技检查									
	问题描述： 进一步描述：									

注：鼻流量 NL、鼻口共鸣比 NOR 的具体内容将在鼻音障碍测量与训练仪软件中具体介绍。

（6）ICF言语嗓音治疗计划。

根据言语嗓音功能精准评估结果与ICF言语嗓音功能评估结果制订言语嗓音治疗计划。首先根据患者存在功能损伤的类目选择本阶段计划进行的治疗任务，随后可依患者能力和治疗需求勾选相对应的治疗项目和方法。此外，治疗计划的制订还需确定治疗计划实施的人员和本阶段的治疗目标，建议采用ICF限定值来设定目标。详细ICF言语嗓音治疗计划内容见《ICF言语嗓音功能评估表》PDF资源。

PDF 资源

ICF 言语嗓音
功能评估表

3. 言语矫治仪软件

言语矫治仪软件是一种集实时录音、播放、统计数据、分析数据等功能为一体的视觉反馈治疗系统，以活泼可爱的形式供患者进行音调、响度、起音、最长声时、清浊音以及声母和韵母音位发音的练习，还可以随时查看患者对各种声音特性的认识程度或训练结果[1]。

视频资源

言语矫治仪
软件介绍

言语矫治仪软件可应用于呼吸功能训练、发声功能训练、共鸣功能训练、构音语音功能训练，它分为感知阶段和训练阶段。

（1）感知阶段。

感知阶段的设计目的是让患者了解言语声的基本特性，诱导患者发音，共包括5个功能项目。

1）声音感知。

采用荡秋千、快乐熊等声控卡通游戏，让患者认识声音的有无。只要患者输入声音，卡通人物就会做出动作；没有声音输入，卡通人物就静止不动。患者通过生动有趣的画面和卡通人物的动作，来了解自己的声音（图2-1-17）。

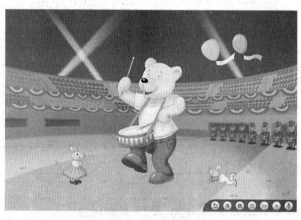

图2-1-17　声音感知游戏——小熊敲鼓

---

① 司博宇，高栋，周林灿，等. 基于声控游戏的儿童言语障碍康复系统设计[J]. 现代教育技术，2013，23（5）：103-107.

2）音调感知。

采用热气球、小飞熊等声控卡通游戏，让患者认识音调的特征，卡通人物飞行的高低代表音调的高低。输入的音调高，卡通人物飞得高；输入的音调低，卡通人物飞得低。患者根据卡通人物飞行的高低了解自己的音调特征（图2-1-18）。

3）响度感知。

采用吹气球、爬楼梯等声控卡通游戏，让患者认识响度的特征，用卡通人物动作幅度的大小代表发声强度的大小。输入的声音大，卡通人物的动作幅度大；声音小，卡通人物的动作幅度小，患者根据卡通人物动作幅度的大小认识响度特征（图2-1-19）。

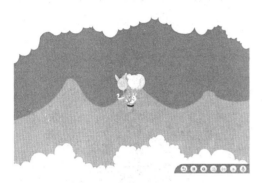 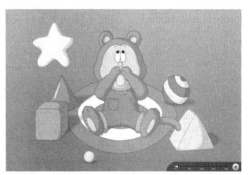

图 2-1-18　音调感知游戏——热气球　　　　图 2-1-19　响度感知游戏——吹气球

4）起音感知。

采用土豆跑、兔子飞等声控卡通游戏，让患者认识起音的特征，用卡通人物的动作代表声带的正常振动。声带振动正常，卡通人物振动一次，患者根据卡通人物动作的视觉反馈来认识起音的特性，同时起到诱导患者正确起音的作用。

5）清浊音感知。

采用马戏团、交通灯等声控卡通游戏，让患者认识清音和浊音的特征，区分两者的差异。通过卡通人物的颜色变化区分清浊音，变为红色代表浊音，变为绿色代表清音。

（2）训练阶段。

训练阶段的目的是让患者通过不同的卡通游戏进行有目的的练习，从而提高言语的各项功能，共包括6个项目。

1）最长声时训练。

最长声时训练主要是为了增强患者的呼吸功能以及提高呼吸与发声的协调能力，通过小火车、买蛋糕等声控卡通游戏，让患者的持续发声时间逐渐达到治疗目标。当患者的持续发声时间达到设定时间目标时，给予患者奖励，然后再设置更长的持续发声时间，让患者继续训练，最终达到与患者年龄相适应的正常水平（图2-1-20）。

2）响度训练。

响度训练主要是为了提高患者控制响度的能力，通过摘苹果、长颈鹿等卡通游戏，对患者进行提高响度和降低响度的训练。

3）音调训练。

音调训练主要是为了提高患者音调变化的能力。通过撞球、奇妙海等卡通游戏，利用多种音调训练模式和多重参数设置提高患者音调变化的能力，达到音调变化自如的目的。音调训练包括声学和电声门图训练。

4）起音训练。

采用做启动、早操、圣诞节等小游戏，要求患者在设定的时间内完成游戏设定的起音次数，科学诱导声带的正确启动（图2-1-21）。

5）清浊音训练。

采用吃香蕉、变魔术等小游戏，要求患者在设定的时间内完成游戏目标，提高清音和浊音的发音能力。

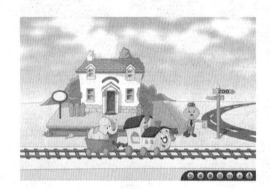 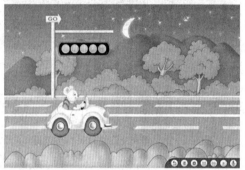

图 2-1-20　最长声时训练游戏——小火车　　图 2-1-21　起音训练游戏——启动

6）词语拓展训练。

通过系列声控小游戏进行音节时长、音调、强度和停顿起音训练，训练词语的类别包括常见动物、人体部位、衣物、常用物品、食品、室内物品、室外物品、玩具、器皿、交通工具、任务及地点。正式进行词语拓展训练前，可以依据患者的实际能力进行音节时长、音调、强度和停顿起音的参数设置，以便达到良好的训练效果。

（3）ICF 言语嗓音治疗短期目标监控和疗效评价。

借助于言语矫治仪软件可以对患者进行言语嗓音功能的训练治疗，按照治疗步骤实施治疗后，根据患者能力每隔 1 到 2 周进行一次短期目标监控，通过 ICF 限定值以监控训练目标的完成情况。若时间充足，每次短期目标监控可完整地进行一次 ICF 言语嗓音功能评估，即 ICF 言语嗓音治疗短期目标监控。

在实施阶段治疗的过程中，根据患者能力和训练安排，可在阶段中期和末期或仅在阶段末期再次进行 ICF 言语嗓音功能评估，以便对治疗效果进行整体评价，即 ICF 言语嗓音疗效评价。详细的 ICF 言语嗓音治疗短期目标监控及疗效评价内容见《ICF 言语嗓音功能评估表》PDF 资源。

PDF 资源

ICF 言语嗓音
功能评估表

4. 促进治疗软件

促进治疗软件是一种用于言语呼吸、发声、共鸣障碍的治疗软件。

（1）言语呼吸促进治疗法。

针对呼吸方式异常、呼吸支持不足、呼吸与发声不协调的障碍类型，采用多个可以激发呼吸产生的卡通游戏，为建立呼吸功能奠定基础。包括呼吸放松训练、生理腹式呼吸训练、嗯哼法、拟声法、数数法、快速用力呼气、缓慢平稳呼气、逐字增加句长、唱音法、啭音法、气息式发音法、甩臂后推法。

以"呼吸放松训练"为例，将有节律的呼吸与放松运动相结合，通过手臂和肩部的运动带动肋间肌群和肩部肌群运动，使这些肌群乃至全身都得到放松，从而促进呼吸系统整体功能的提高。呼吸放松训练主要适用于呼吸功能异常的患者。在进行呼吸放松训练时，患者与治疗师动作应自然、放松，并与呼吸相结合，以下为治疗师呼吸放松示范训练（图 2-1-22）与患者进行呼吸放松模仿训练（图 2-1-23）。

视频资源

促进治疗软件介绍

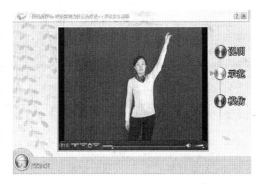

图 2-1-22　呼吸放松示范训练

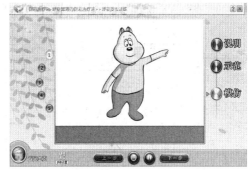

图 2-1-23　呼吸放松模仿训练

（2）言语发声促进治疗法。

针对音调异常、响度异常、嗓音音质异常的障碍类型，采用多个可以激发发声产生的卡通游戏，为建立发声功能奠定基础。包括发声放松训练、哈欠—叹息法、张嘴法、手指按压法、乐调匹配法、音调梯度训练法、用力搬椅法、掩蔽法、碰撞法、响度梯度训练法、喉部按摩法、咀嚼法、哼鸣法、气泡发音法、半吞咽法、吸入式发音法、吟唱法。

（3）言语共鸣促进治疗法。

针对口腔共鸣异常、鼻腔共鸣异常、共鸣音质异常的障碍类型，采用多个可以激发共鸣产生的卡通游戏，为建立共鸣功能奠定基础。包括共鸣放松训练、后位音法、前位音法、伸舌法、口腔共鸣法、鼻腔共鸣法、鼻音／边音刺激、U声道法、头腔共鸣法、胸腔共鸣法。

三、参考书目

医学·教育康复行业人才培养课程建设中的言语嗓音功能康复部分，需要系统涵盖言语嗓音模块的课程标准、理论学习、实验操作和临床实训 4 个具体环节，本书将言语嗓音功能康复实验部分作为实验操作环节，学习过程中可适当参考该模块课程标准、理论学习和临床实训等 3 个环节的内容，形成系统的言语嗓音模块课程建设中的"S-CLP模式"，言语嗓音模块参考书目详见表 2-1-3。

表 2-1-3　言语嗓音模块课程建设"S-CLP 模式"参考书目

S-CLP 模式	书目	作者	出版社
S- 课程标准	《言语障碍康复课程标准》	华东师范大学中国言语听觉康复科学与 ICF 应用研究院等	南京师范大学出版社
	《康复仪器设备与教学信息化配备标准》		南京师范大学出版社
C- 理论学习	《嗓音治疗学》	万勤	南京师范大学出版社
	《嗓音障碍康复治疗技术》	万勤、徐文	人民卫生出版社
	《言语治疗学》	黄昭鸣、朱群怡、卢红云	华东师范大学出版社
L- 实验操作	《综合康复实验》	杨三华、丁忠冰、周林灿	南京师范大学出版社
P- 临床实训	《嗓音治疗实验实训》	张奕雯、胡金秀、谭模遥	南京师范大学出版社
	《言语矫治手册》丛书	黄昭鸣、杜晓新等	华东师范大学出版社
	《言语语言康复实训教程》	万萍	人民卫生出版社

言语嗓音功能评估实验

言语嗓音功能评估的实验包括呼吸功能评估、发声功能评估、口腔共鸣功能评估和鼻腔共鸣功能评估，本节将对言语嗓音功能评估的实验内容、实验目的、实验设备、实验流程及实验练习分别进行介绍。

一、呼吸功能评估

（一）呼吸功能评估的实验内容

呼吸系统及发声系统存在的病变，均可导致言语呼吸障碍。根据其产生机理的不同，言语呼吸障碍可以分为三种：呼吸方式异常，呼吸支持不足和呼吸与发声不协调。呼吸方式异常主要指胸式呼吸，即呼吸过程中肺的运动主要通过胸廓前后径的变化来实现，言语过程中常常出现抬肩吸气、胸廓明显起伏等现象。言语表现为说话气短、吃力、异常停顿、硬起音、响度偏低等临床表现，一般同时伴有呼吸支持不足的情况。呼吸支持不足主要指由于各种原因导致无法为言语的产生提供足够动力支持的一种呼吸障碍，表现为言语呼吸频率加快、呼吸深度短浅、幅度变小、说话出现异常断句、响度降低等。呼吸与发声不协调往往出现在言语呼吸的最后阶段，是在呼吸系统向发声系统过渡的过程中产生的。喉部的器质性疾病、神经性和功能性问题，可能会导致声门闭合的时间与气流到达声门的时间无法协调、声带闭合不全等问题，引起软起音、硬起音、气息音、发声时间变短、说话一字一顿等临床表现。

呼吸功能的实时测量主要包括最长声时（MPT）、最大数数能力（cMCA）、s/z 比和起音斜率。

最长声时是指一个人在深吸气后，持续发单韵母 /a/ 的最长时间[1]。测得的最长声时值小于正常值下限，表示有以下可能：① 呼吸方式异常（例

---

[1]　黄昭鸣，孙郡，刘巧云，等 . 言语呼吸障碍评估的原理及方法 [J]. 中国听力语言康复科学杂志，2011（1）：65-67.

如，胸式呼吸）；② 呼吸功能减弱（例如，肺活量下降）；③ 呼吸和发声运动不协调（例如，吸气时发音）；④ 起音方式异常（例如，硬起音或软起音）。

最大数数能力（continuous Maximum Counting Ability，简称 cMCA）是指一个人在深吸气后，一口气连续说 1 或 5 的最长时间。如果发现患者的 cMCA 明显低于同年龄、同性别组的最小要求，提示该患者存在呼吸与发声不协调的情况[1]。

s/z 比（s/z Ratio）是指一个人在深吸气后，分别持续发 /s/ 音和 /z/ 音（英语发音），并求得两者最长发音时间的比值，其值约等于 1，且不受性别及年龄的影响。根据患者的 s/z 比结果，可做出以下几种判断。① s/z 比接近 1，但分别发 /s/ 音和发 /z/ 音时的时长缩短，提示存在呼气支持不足的可能；② s/z 比显著大于 1，但发 /s/ 音正常，提示存在呼吸功能与发声功能不协调、起音方式异常等问题；③ s/z 比大于 1.2，小于 1.4，提示存在功能性嗓音疾病或器质性嗓音疾病的可能；④ s/z 比大于 1.4，提示存在器质性嗓音疾病；⑤ s/z 比小于 0.75，提示存在构音障碍或语音障碍的可能。

起音（Voicing Onset，VO）是指声带从不振动到振动的过程。如果患者的起音斜率没有达到参考标准，则存在以下两种可能：① 当起音斜率过大（≥ tan 65°）时，说明患者存在硬起音的现象；② 当起音斜率过小（≤ tan 25°）时，说明患者存在软起音的现象。

（二）呼吸功能评估的实验操作步骤

1. 实验目的

（1）了解常见言语呼吸障碍的类型及临床表现。
（2）熟练掌握言语呼吸障碍测量的指标及临床含义。
（3）熟练掌握呼吸功能各项参数的测量方法。
（4）根据患者信息，通过实验仪器模拟呼吸功能评估流程。

2. 实验设备

言语障碍测量仪软件、单通道低通滤波器、话筒。

3. 实验流程

（1）测试准备（言语障碍测量仪软件用于呼吸、发声及共鸣功能测量的准备相同）。
1）打开软件并设置单通道低通滤波器。
开机运行"言语障碍测量仪软件"，打开话筒，设置单通道低通滤波器。主要包括两个方面。一是滤波设置，若采样频率选择 11 025 Hz，则滤波器选择 5 kHz 档；选择 22 050 Hz，则滤波器选择 5 kHz、10 kHz 档；选择 44 100 Hz，则滤波器选择 5 kHz、

① 万勤，胡金秀，张青等 . 7～15 岁痉挛型脑瘫儿童与健康儿童言语呼吸特征的比较 [J]. 中华物理医学与康复杂志，2013，35（7）：542-546.

10 kHz、20 kHz 档。二是增益,一般选择 25 dB,根据言语等级设置可做调整。

2)背景噪声设置和言语等级设置。

背景噪声设置:在安静的环境下不发声,设备检测背景噪声,等级应控制在两根蓝线以下。

言语等级设置:话筒与患者嘴距离 10 厘米,呈 45 度角,患者发 /ɑ/ 音,音量在两根绿线之间。若无法达到两根绿线间,则可将单通道低通滤波器的增益增加到 30 dB 及以上,直到达到两根绿线为止。快速设置主要用于查看数据等,评估时不主张采用此设置。

3)新建或选择用户。

4)进行录音和播放设置。

点击"设置"菜单,选择"录音和播放设置",根据要求设置倒计时时间(0—3 秒)、采样频率(11 025 Hz、22 050 Hz、44 100 Hz)和录音时间(0.200—60.000 秒)。倒计时时间视患者需指导和帮助的情况而定,若患者能很好地配合,则设置为 0;若患者在发音前仍需指导和协助,则设置为 1—3 秒。采样频率视对声音的精度要求而定,呼吸可选择 11 025 Hz;若要进行语谱分析、共振峰提取等,可选取 44 100 Hz。录音时间视整体录音长度而定,越接近实际录音时间越好。

5)进行实时训练和分析参数设置。

点击"设置"菜单,选择"实时训练和分析参数设置",选择"基频",并根据患者实际情况选择"男性""女性""儿童"或"歌手"。分析参数设置根据分析要求而定,主要有声波、基频、强度等。

(2)正式测试并记录。

测试根据患者的临床表现和实际能力而定。若患者无法完成测试材料,则需通过咨询家长和教师所观察到的日常表现进行主观评估并做记录。

1)最长声时测试。

A. 进行实时训练和分析参数设置。点击"设置"菜单,选择"实时训练和分析参数设置",选择"基频和强度"选项。

B. 录音。要求患者发 /ɑ/,话筒与嘴距离 10 厘米,呈 45 度角。指导语为"**,请跟我说长长的'ɑ——'",录两次。测量时注意患者的声音是否达到以下要求:发音时间尽可能的长,气息均匀,响度均匀,音调必须在正确的频率范围之内。若没有,则要求重新录音。录音的开始快捷键为空格键,停止快捷键为"Esc"(其他测试相同)。

C. 保存声音文件。可自己选择目录,也可保存在默认路径下(其他测试相同)。

D. 采集最长声时数据。在"基频和强度"主窗口上选择基频和强度最平稳的一段声音文件进行起止端定位,左上角自动呈现所选取声音的时长。

2)最大数数能力的测量。

A. 进行实时训练和分析参数设置。点击"设置"菜单,选择"实时训练和分析参数设置",选择"基频和强度"选项。

B. 录音。要求患者采用哼音发 /1/ 或 /5/,话筒与嘴距离 10 厘米,呈 45 度角。指导语为"**,请跟我说长长的'i——'"。录两次,测量时注意患者的声音是否达到以下要求：一口气连续数数，数数时速度均匀，强度和基频变化连贯，数数时间尽可能长。若没有，则要求重新录音。

C. 保存声音文件。可自己选择目录，也可保存在默认路径下（其他测试相同）。

D. 采集最长声时数据。在"基频和强度"主窗口上选择基频和强度变化最平稳的一段声音文件进行起止端定位，左上角自动呈现所选取声音的时长。

3）s/z 比的测量。

A. 进行实时训练和分析参数设置。点击"设置"菜单，选择"实时训练和分析参数设置"，选择"声波"选项。

B. 录音。要求患者发 /s/ 或 /z/，话筒与嘴距离 10 厘米，呈 45 度角。指导语为"**，请跟我说长长的's——'"。录两次，然后要求患者发 /z/，要求同 /s/。测量时注意患者的声音是否达到以下要求：发声时间尽可能长，气息均匀，响度均匀。若没有，则要求重新录音。

C. 保存声音文件。可自己选择目录，也可保存在默认路径下（其他测试相同）。

D. 采集 /s/ 和 /z/ 的数据。在"声波"主窗口上选择最平稳的一段声音文件进行起止端定位，左上角自动呈现所选取声音的时长。

4）起音斜率的测量。

A. 进行实时训练和分析参数设置。点击"设置"菜单，选择"实时训练和分析参数设置"，选择"声波"选项。

B. 录音。要求被试在正常状态下发"爷爷、阿姨、娃娃、爸爸、大象、瓜果"。话筒与嘴距离 10 厘米，呈 45 度角。指导语为"**，请跟我说'爷爷'"，录两次。然后要求患者发"阿姨""娃娃""爸爸""大象"和"瓜果"，要求同"爷爷"，测量时注意患者的声音是否自然。若没有，则要求重新录音。

C. 保存声音文件。可自己选择目录，也可保存在默认路径下（其他测试相同）。

D. 采集起音斜率的数据。在"声波"主窗口上计算灰柱第一个峰与黑柱第一个峰之间的连线在垂直轴上的投影（y）与其在水平轴上的投影（x）之比，单位是% /s。

（3）记录结果并分析。

将数据记录在相应表格（见《ICF 言语嗓音功能评估表》PDF 资源）中，并与常模对比。全部测试好之后，将结果与各个参数的参考范围进行比较，就结果进行分析并提出建议，尤其应注意明确临床含义。

PDF 资源

ICF 言语嗓音
功能评估表

4. 实验练习

（1）探讨呼吸功能各个参数的临床含义。

（2）案例模拟：假定一名言语嗓音障碍患儿，张某某，男，4 岁，请利用言语障碍测量仪软件对其进行言语呼吸功能的评估，并对评估结果进行分析。

二、发声功能评估

（一）发声功能评估的实验内容

发声障碍主要表现为音调异常、响度异常或音质异常。

音调异常的常见临床表现有音调过低、音调过高（如男声女调）、音调变化单一、音调变化过大等，主要受声带的长度、质量、张力和声门下压等因素的影响[①]；响度异常的常见临床表现有响度过强或过弱、响度变化单一或者响度变化过大等，是呼吸气流量、声带阻力、声带振动形态和声门下压等因素共同作用的结果；音质异常可分为功能性和器质性两类障碍，但绝大多数都是功能性的。功能性嗓音音质障碍可分为功能亢进型嗓音音质障碍和功能低下型嗓音音质障碍两大类。功能亢进型嗓音音质障碍临床多表现为粗糙声和嘶哑声，伴有气息声。功能低下型嗓音音质障碍临床多表现为气息声和嘶哑声，伴有粗糙声音质的改变，一般由声带的功能性异常或器质性病变引起[②]。

发声功能的实时测量主要包括基频和强度。

音调的物理量是基频，即声带在单位时间内振动的次数。根据患者的测试结果，可做出以下几种判断：① 如果测得的平均言语基频值高于同年龄、同性别参考值的上限，说明患者存在音调过高的问题；② 如果测得的平均言语基频值低于同年龄、同性别参考值的下限，说明患者存在音调过低的问题；③ 如果测得的基频标准差大于 35 Hz，提示存在音调变化过大的可能性；④ 如果测得的基频标准差小于 20 Hz，提示存在音调变化过小的可能。

响度的物理量是强度，即声带振动的幅度。如果测得的平均言语强度太高（在正常距离进行交谈，$\geq$ 80 dB SPL），说明患者存在响度过大的可能性；如果测得的平均言语强度太低（在正常距离进行交谈，$\leq$ 65 dB SPL），说明患者存在响度过小的可能性。

（二）发声功能评估的实验操作步骤

1. 实验目的

（1）了解常见言语发声障碍的类型及临床表现。
（2）熟练掌握发声障碍测量的指标及临床含义。
（3）熟练掌握发声功能中言语基频和强度参数的测量方法。
（4）根据患者信息，通过实验仪器模拟发声功能评估流程。

---

① 万勤. 言语科学基础 [M]. 上海：华东师范大学出版社，2016：154-156.

② Milovanovic J., Jotic A., Djukic V., et al. Oncological and Functional Outcome after Surgical Treatment of Early Glottic Carcinoma without Anterior Commissure Involvement[J]. Biomed Research International, 2014（2014）: 1-7.

2. 实验设备

言语障碍测量仪软件、单通道低通滤波器、话筒。

3. 实验流程

（1）测试准备。

1）打开软件并设置单通道低通滤波器。

2）背景噪声设置和言语等级设置。

3）新建或选择用户。

4）进行录音和播放设置。由于基频和强度的测量对声音的精度有一定要求，采样频率可选取 44 100 Hz。

5）进行实时训练和分析参数设置。

（2）正式测试并记录。

1）进行实时训练和分析言语基频和强度测试参数设置。

2）点击"设置"菜单，选择"实时训练和分析参数设置"，选择"声波"选项。

3）录音。

基频和强度测量所需的言语材料可以通过交谈、阅读和数数来获得。交谈时的言语基频和强度测量，要求患者回答"你叫什么名字，今年几岁了"；阅读时的言语基频和强度测量，要求患者阅读或跟读"妈妈爱宝宝，宝宝爱妈妈"；数数时的言语基频和强度测量，要求患者从 1 数到 5。测量要求注意患者的声音是否自然舒适，若没有，则要求重新录音。

4）保存声音文件。

5）采集言语基频和强度的数据。

在副窗口中通过绿框选取所需片段或通过在主窗口上对声音文件进行剪切，得到所需片段；选择"分析"菜单中的统计报告，显示基频和强度的相关数据。

（3）记录结果并分析。

将数据记录在相应表格（见《ICF 言语嗓音功能评估表》PDF 资源）中，并与常模对比。全部测试好之后，将结果与各个参数的参考范围进行比较，输入到 ICF 转换器获得损伤程度等级，就结果进行分析并提出建议，尤其应注意明确临床含义。

4. 实验练习

（1）探讨发声功能中言语基频和强度参数的临床含义。

（2）案例模拟：假定一名言语发声障碍患儿，李某某，女，5 岁，请利用言语障碍测量仪软件对其进行言语发声中言语基频和强度的评估，并对评估结果进行分析。

（三）喉功能评估的实验操作步骤

1. 实验目的

（1）了解常见喉功能障碍的类型及临床表现。

（2）熟练掌握声学微扰和电声门图测量的指标及临床含义。

（3）熟练掌握声学微扰和电声门图各项参数的测量方法。

（4）根据患者信息，通过实验仪器模拟喉功能评估流程。

2. 实验设备

嗓音功能测量仪软件、电声门图仪。

3. 实验流程

（1）测试准备。

1）打开软件并新建或选择用户。

2）背景噪声设置和言语等级设置。

3）进行录音和播放设置。由于声学微扰和电声门图的测量对声音的精度有一定要求，采样频率可选取 44 100 Hz。

4）进行实时训练和分析参数设置。

（2）正式测试并记录。

1）开启电声门图仪，"输入选择"根据测量嗓音声学信号检测的需要应调到"M/E"，放大倍数为低或中，滤波器选择 20 kHz 档。

2）在嗓音功能测量仪软件界面中，点击菜单栏中的"设置"选项，选择"录音和播放设置"。进行嗓音声学测量，在输入选择中选择"声波和 EGG 波"。

3）点击"设置"下的"实时录音和分析参数设置"，点击"参数设置"，将"基频"设定在被测者相应的年龄段（儿童、男性、女性、歌手）并"确认"。

4）测量 EGG 时，电极片插入"EGG 输入"，电极片紧贴于甲状软骨的两侧（靠近声带），电声门图信噪比最佳，注意电极片必须保持清洁。

5）用舒适的发音方式，要求患者尽可能响地发 /æ/ 音，类似英文发音，话筒与嘴距离 10 厘米，呈 45 度角。测量时注意患者的声音达到以下要求：发音时间尽可能的长，气息均匀，响度均匀，音调必须在正确的频率范围之内；若没有，则要求重新录音。录音的开始快捷键为空格键，停止快捷键为"Esc"（其他测试相同）。测量要求注意患者的声音是否自然舒适，若没有，则要求重新录音。

6）在副窗口中通过绿框选取所需片段或在主窗口上对声音文件进行剪切，得到所需片段，用绿框选取稳定波形后，两种方式获得嗓音分析结果：点击菜单栏中的"分析"按钮或者上方对话框的图标，分别选择"嗓音数据分析""嗓音特征分析""嗓音质量评估""高级测量"等按钮；或点击"数据"按钮，可查看基频震颤（F_0t）、频段能量集中率（Ec）、声带接触率（CQ）、接触率微扰（CQP）、基频微扰（Jitter）、声门噪声

（NNE）、幅度微扰（Shimmer）。点击"分析""评估""高级"按钮，可获得更多嗓音分析结果。

（3）记录结果并分析。

将数据记录在相应表格（见《ICF 言语嗓音功能评估表》PDF 资源）中，并与常模对比。全部测试好之后，将结果与各个参数的参考范围进行比较，输入到 ICF 转换器获得损伤程度等级，就结果进行分析并提出建议，尤其应注意明确临床含义。

PDF 资源

ICF 言语嗓音
功能评估表

4. 实验练习

（1）探讨声学微扰和电声门图测量各个参数的临床含义。

（2）案例模拟：假定一名言语嗓音障碍患儿，张某某，女，6 岁，请利用嗓音功能测量仪软件与电声门图仪对其进行喉功能的评估，并对评估结果进行分析。

三、口腔共鸣功能评估

（一）口腔共鸣功能评估的实验内容

口腔共鸣障碍分为口腔共鸣异常、鼻腔共鸣异常和共鸣音质异常三种类型。口腔共鸣障碍的病因可从器质性及功能性两方面进行分析，前者为任何导致舌、下颌等共鸣构音器官运动受限的疾病，例如舌系带过短、颌部畸形等；后者为舌、下颌等共鸣构音器官的功能性运动障碍等，其中以听力障碍导致的舌部功能性运动障碍较为常见。口腔共鸣障碍主要有三大类：前位聚焦、后位聚焦和喉位聚焦。说话时舌部过度向前伸展，言语表现为微弱和单薄，这称为前位聚焦[1]；说话时舌位过度靠后，言语表现为压抑和单调，称为后位聚焦[2]；说话时舌位过度靠下，声音听起来像被牢牢地锁在喉部，称为喉位聚焦。

口腔共鸣功能的实时测量主要包括汉语核心单韵母 /a/、/i/、/u/ 的共振峰测量，即对这三个核心韵母的第一共振峰（F1）、第二共振峰（F2）的频率和幅度值的测量（简称 F1-F2 测量）[3]。

第一共振峰反映咽腔的大小和共鸣状态，受下颌运动情况的影响。当下颌向下运动时，口腔体积增大，咽腔体积减小，则 F1 值增加；当下颌向上运动时，口腔体积减小，

[1]　张颖文，肖永涛，郑惠萍. 痉挛型脑瘫儿童与正常儿童口腔共鸣特征比较 [J]. 听力学及言语疾病杂志，2016，24（4）：327-329.

[2]　万勤，努尔署瓦克，邵国郡，等. 学龄唐氏综合征患儿与正常儿童口腔共鸣声学特征比较 [J]. 听力学及言语疾病杂志，2013（5）：469-473.

[3]　杜晓新，王蕾，卢红云，等. 共鸣障碍评估的原理与方法 [J]. 中国听力语言康复科学杂志，2011（3）：66-69.

咽腔体积增大，则 F1 值减少。

第二共振峰反映口腔的大小和共鸣状态，主要揭示舌的前后运动情况。当舌向前运动时，咽腔体积增大，口腔体积减小，则 F2 值增加；当舌向后运动时，咽腔体积减小，口腔体积增大，则 F2 值减少。

根据患者的测试结果，可做出以下几种判断：① 如 /ɑ/ 的 F1 值大于参考标准值的上限（m+2σ），即为喉位聚焦；② 如 /u/ 的 F2 值大于参考标准值的上限（m+2σ），即为前位聚焦；③ 如 /i/ 的 F2 值小于参考标准值的下限（m-2σ），即为后位聚焦。

（二）口腔共鸣功能评估的实验操作步骤

1. 实验目的

（1）了解常见口腔共鸣障碍的类型及临床表现。
（2）熟练掌握口腔共鸣障碍测量的指标及临床含义。
（3）熟练掌握口腔共鸣功能各项参数的测量方法。

2. 实验设备

言语障碍测量仪软件、单通道低通滤波器、话筒。

3. 实验流程

（1）测试准备。
1）打开软件并设置单通道低通滤波器。
2）背景噪声设置和言语等级设置。
3）新建或选择用户。
4）进行录音和播放设置，由于基频和强度的测量对声音的精度有一定要求，采样频率可选取 44 100 Hz。
5）进行实时训练和分析参数设置。
（2）正式测试。
1）进行实时训练和分析参数设置。
点击“设置”菜单，选择“实时训练和分析参数设置”，在“高级训练”中单选“共振峰（线性预测谱）”，在“分析参数设置”中选择“LPC 阶数”为 10。如果患者是成人，则一般在“分析参数设置”中选择“LPC 阶数”为 12。在低阶数的情况下，获得的共振峰值较少失真，阶数越大，失真则越大。因此，一般选择低阶数进行共振峰提取。特殊情况下，提取共振峰有困难时，可以适当地增加 LPC 阶数，直至能提取共振峰为止，其余选项选择“默认值”即可。
2）录音。
测试时，要求患者分别发 /ɑ/、/i/ 和 /u/ 音。指导语为“**，请跟我说‘ɑ’”。然后要求患者发 /i/ 和 /u/，要求同 /ɑ/。测量要求注意患者的声音是否自然舒适，若没有，则要求重新录音。

3）保存声音文件。

4）采集共振峰的数据。

在主窗口上分别选择最明显的前两个峰，定位并双击，左上角自动呈现所选各峰的频率和幅度值。

（3）记录结果并分析。

将数据记录在相应表格（见《ICF 言语嗓音功能评估表》PDF 资源）中，并与常模对比。全部测试好之后，将结果与各个参数的参考范围进行比较，就结果进行分析并提出建议，尤其应注意明确临床含义。

4. 实验练习

（1）探讨汉语核心韵母 /ɑ/、/i/、/u/ 的第一共振峰和第二共振峰的临床含义。

（2）案例模拟：假定一名言语嗓音障碍患儿，张某某，女，4岁，请利用言语障碍测量仪软件对其进行口腔共鸣功能的评估，并对评估结果进行分析。

四、鼻腔共鸣功能评估

（一）鼻腔共鸣功能评估的实验内容

鼻流量是鼻腔声压级（n）和输出声压级〔口腔声压级（o）和鼻腔声压级（n）之和〕的比值，它是反映鼻腔共鸣功能的主要参数，可用下列公式表示：鼻流量=n/（n+o）×100％。记录患者朗读标准测试材料（分别含有不同比例的鼻音成分）时的鼻流量，并与参考范围进行比较；如果大于正常值上限，则说明存在鼻音功能亢进；如果小于正常值下限，则说明存在鼻音功能低下[1]。

鼻腔与口腔的功率谱、线性预测谱和语谱图的测量采用口鼻隔离的方式，获取来自口腔和鼻腔两个通道的信号。通过对比鼻部及口部两个通道的能量值、共振峰值、共振峰幅度值，对患者的共鸣功能进行评估。

（二）鼻腔共鸣功能评估的实验操作步骤

1. 实验目的

（1）了解鼻腔共鸣障碍患者鼻腔共鸣的特征。

---

[1] 魏霜，黄昭鸣，杜晓新，等 . 18～40 岁成人鼻流量参考标准的研究 [J]. 中国听力语言康复科学杂志，2009（2）: 38-42.

（2）熟练掌握鼻流量的测量和评估方法。

（3）熟练运用仪器中的"建立样板匹配模式"的功能。

2. 实验设备

鼻音障碍测量与训练仪软件、双通道低通滤波器、口鼻分录器。

3. 实验流程

（1）测试准备。

1）打开软件并设置双通道低通滤波器。

开机运行"鼻音障碍测量与训练仪软件"，将口鼻分录器接入双通道低通滤波器上的输入口，并将其放置在双通道低通滤波器顶端上（需要注意的是，隔板弧形边缘朝下，并处于双通道低通滤波器上表面的正中间位置且与其保持垂直）；打开双通道低通滤波器，并将放大选择调至 20 dB。

2）校准音量和背景噪声设置。

点击软件主界面上的"继续"按钮，进入校准音量和背景噪声设置界面。

校准音量：按下双通道低通滤波器上的"校音"功能按钮，将听到持续的"嘟"声，点击屏幕上的"校准音量"按钮，根据系统提示进行音量校准，持续 5 秒，再次按下"校音"功能按钮，关闭校音功能。

背景噪声设置：点击"背景噪声设置"按钮，根据系统提示设置背景噪声。

3）新建或选择用户。

4）进行录音和播放设置。

点击"设置"菜单，选择"录音和播放设置"，根据要求设置倒计时时间（0—10 秒）、采样频率（11 025 Hz、22 050 Hz、44 100 Hz）和录音时间（0.200—60 秒）。倒计时时间视患者需指导和帮助的情况而定，若患者能很好地配合，则设置为 0；若患者在发音前需要指导和协助，则可将倒计时时间设置为大于 1 秒。采样频率一般默认设置为 22 050 Hz，此时录音时间最长可设置为 30 秒。录音时间应根据实际录音长度而定，越接近实际录音时间越好。

5）进行实时训练和分析参数设置。

点击"设置"菜单，选择"实时训练和分析参数的设置"。鼻腔输入和口腔输入的"实时录音选项"可根据分析要求而定，主要有声波、功率谱、线性预测谱、基音频率（F_0）和强度；分别点击鼻腔输入和口腔输入板块内的"参数设置"按钮，选择"基频"，并根据患者实际情况选择"男性""女性""儿童"和"歌手"；点击"鼻流量参数设置"按钮，进入鼻流量参数设置界面，在鼻音发散选择框内选择"鼻流量"。

（2）正式测试并记录。

1）鼻流量、鼻腔与口腔功率谱、线性预测谱以及语谱图的测量和评估。

A. 进行实时训练和分析参数设置。点击"设置"菜单，选择"实时训练和分析参数的设置"，鼻腔输入和口腔输入的"实时录音选项"选择声波。

B. 录音。将口鼻分录器正确放置在被试的头部，注意确保口鼻分录器与上颌皮肤紧密接触，不留缝隙。要求患者根据测试材料大声地发音，测试材料见表2-2-1。

表2-2-1　鼻腔共鸣功能评估材料

材料（句子）		
妈妈你忙吗？	我和妈妈喝热牛奶。	我和爸爸吃西瓜。
捏鼻测试状态		
材料（音节）	材料（音节，非鼻音）	
/in/	/u/	/bu/
/ing/	/du/	/gu/
/mi/	/pu/	/tu/
/ni/	/ku/	/bubu/
/mimi/	/dudu/	/gugu/
非捏鼻测试状态		
材料（鼻音）	材料（音节，非鼻音）	
/in/	/u/	/bu/
/ing/	/du/	/gu/
/mi/	/pu/	/tu/
/ni/	/ku/	/bubu/
/mimi/	/dudu/	/gugu/

注：录音的开始快捷键为空格键，停止快捷键为"Esc"（其他测试和训练相同）。

C. 保存声音文件。可自己选择目录，也可保存在默认目录下（其他测试和训练相同）。

D. 采集数据。在屏幕底部的副窗口中通过绿框选取所需片段，或通过主窗口对声音文件进行剪切，得到所需片段；选择"分析"菜单中的统计报告，显示平均鼻流量和鼻流量标准差等相关参数；通过点击工具栏上相应的按钮，可以在"功率谱"、"线性预测谱"以及"语谱图"的状态下观察患者发音时鼻音功能的情况（其他测试和训练相同）。

E. 记录结果并分析。将数据记录在相应的表格（见《ICF言语嗓音功能评估表》PDF资源）中，并与参考范围进行比较，就结果进行分析并提出建议。

2）运用"建立样板匹配模式"进行鼻音功能训练。

A. 进行实时训练和分析参数设置。点击"设置"菜单，选择"实时训练和分析参数的设置"。鼻腔输入和口腔输入的"实时录音选项"可根据需要选择，在显示声波、功率谱、线性预测谱、基音频率（F_0）和强度的状态下进行训练。

B. 建立样板匹配模式。康复师首先录入一个标准的声音（若患者需要巩固正确的发音，可录入患者较好的发音作为样本；若患者无法准确地发音，可以录入康复师的标准音作为样板），点击菜单栏上的"样板"按钮，选择"存为样板文件"（可自己选择保存目录，也可保存在默认目录下）；选择"打开样板文件"，测试窗口中便会显示选中的样板声音的声波、功率谱、线性预测谱、基音频率或强度状态图，作为训练的样板。点击工具栏中的"播放样板文件"按钮，可以播放该样板文件，也可以点击"建立 / 取消样板匹配模式"按钮来实现普通测试窗口和样板匹配模式的切换。

C. 开始训练。要求患者发与样板文件相同的声音，发音方法尽可能地与样板保持一致。系统会实时地显示患者当前发音的声波、功率谱、线性预测谱、基音频率或强度曲线，并与样板的波形或曲线进行匹配，如果匹配结果比较一致，则该患者的训练效果好。

4. 实验练习

（1）探讨鼻腔共鸣功能各个参数的临床含义。

（2）案例模拟：假定一名言语嗓音障碍患儿，王某某，男，4 岁，请利用鼻音障碍测量与训练仪软件对其进行鼻腔共鸣功能的评估，并对评估结果进行分析。

言语嗓音功能训练实验

言语嗓音功能康复训练的实验包括呼吸功能训练、发声功能训练和共鸣功能训练，本节将对言语嗓音功能训练的实验内容、实验目的、实验设备、实验流程及实验练习分别进行介绍。

一、呼吸功能训练

（一）呼吸功能训练的实验内容

呼吸障碍的治疗包括呼吸方式异常的治疗、呼吸支持不足的治疗和呼吸与发声不协调的治疗。针对这三类呼吸障碍，临床中有很多针对性的训练方法，其中既有常规训练，也有现代康复技术。临床工作中，综合传统的促进治疗法及现代化的实时反馈技术对患者实施言语呼吸功能实时促进治疗[①]。

（二）呼吸功能训练的实验操作步骤

1. 实验目的

（1）了解呼吸障碍患者的情况。
（2）根据患者的情况选择正确的内容模块进行训练。
（3）结合呼吸障碍的促进治疗法，针对案例的情况选择设备进行训练。

2. 实验设备

言语矫治仪软件、促进治疗软件、单通道低通滤波器、话筒。

---

① 黄昭鸣，万萍，王衍龙．言语呼吸疾病的定量评估及矫治对策 [J]. 中国听力语言康复科学杂志，2004（5）.

3. 实验流程

（1）准备工作。

1）打开软件并设置单通道低通滤波器。

开机运行"言语矫治仪软件"，打开话筒，设置单通道低通滤波器。主要包括两个方面。① 滤波设置，若采样频率选择 11 025 Hz，则滤波器选择 5 kHz 档；选择 22 050 Hz，则滤波器选择 5 kHz、10 kHz 档；选择 44 100 Hz，则滤波器选择 5 kHz、10 kHz、20 kHz 档。② 增益，一般选择 25 dB，根据言语等级设置可做调整。

2）背景噪声设置。

在安静的环境下不发声，设备检测背景噪声，等级应控制在红线以下。

3）新建或者打开用户。

（2）最长声时的训练。

1）对声音的感知。

A. 参数设置。根据患者的情况设置音调范围，可以手动填入或选择相应人群，其他值处于默认值。

B. 感知过程。在"感知游戏"—"声音"模块选择游戏，以"荡秋千"为例，点击"录音"，患者发音，猴子便随着声音的出现而荡秋千。声音出现，动画动；声音停，动画停。

2）正式训练。

A. 点击"训练游戏"—"最长声时"—"小火车"，进入游戏。

B. 参数设置。在"参数设置"中根据患者的情况进行最长声时的目标设置。

C. 训练过程。点击"录音"，让患者对着话筒发 /ɑ/ 音，持续 4 秒以上，小火车便可到达站台；游戏结束，给予奖励，否则大象便会哭泣。想要保存录制的声音，点击"保存"即可。

D. 结果分析。训练结束后，点击"数据显示"，可以看到该次训练的结果。

（3）起音的训练。

1）起音的感知。

A. 参数设置。根据患者的情况设置音调范围，可以手动填入或选择相应人群，可设置起音响应的时间，一般我们选择"普通"。

B. 感知过程。在"感知游戏"—"起音"模块选择游戏，以"土豆跑"为例，点击"录音"，患者正确起音一次，土豆便往前跑一次。若患者是硬起音或者软起音则土豆不会动。

2）起音的训练。

A. 点击"训练游戏"—"起音"—"做早操"，进入游戏。

B. 参数设置。在"参数设置"中根据患者的情况可设置起音响应的时间，一般我们选择"正常"，其他参数默认。

C. 训练过程。点击"录音"，让患者对着话筒发元音或者一个字、一个词，在录音时间里正确起音两次，录音机便会开始播放音乐，小动物便开始做操；训练过程中可以逐渐减少录音时间来提高训练的难度。另外，不同的游戏要求起音的次数也不一样，故也可以利用游戏的变化来增加难度。

D. 分析。训练结束后，点击"数据显示"，可以看到该次训练的结果。

（4）促进治疗训练。

打开"促进治疗软件"，进入用户记录界面，新建用户，填写姓名、出生日期、性别、出生地、障碍类型等信息，点击"继续"按钮，进入训练界面。

1）说明。查看所选训练方法的定义、适应症、动作要领及主要步骤。

2）示范。系统自动播放方法的示范录像。

3）模仿。系统自动播放方法的模仿录像。

4）参数设置。

"自动"，系统根据方法的步骤依次播放模仿动画；"手动"，康复师根据需要选择步骤，播放相应的模仿动画；"有"，播放动画的同时播放该步骤的解说配音；"无"，只播放动画，不播放解说配音；"默认"，恢复到系统默认的参数设置状态。

5）训练内容。

呼吸功能促进治疗训练内容包括呼吸放松训练、生理腹式呼吸训练、嗯哼法训练、拟声法训练、数数法训练、快速用力呼气法训练、缓慢平稳呼气法训练、逐字增加句长法训练、唱音法训练、哼音法训练、气息式发音法训练和甩臂后推法训练。

4. 实验练习

（1）呼吸障碍的促进治疗方法有哪些？

（2）案例模拟：王某某，男，4岁，听力障碍患者，胸式呼吸，言语测量的最长声时为3秒，说话时存在硬起音。模拟利用言语矫治仪软件对该患者进行训练的流程，并分析结果。

二、发声功能训练

（一）发声功能训练的实验内容

发声和嗓音音质障碍的治疗包括音调异常的治疗、响度异常的治疗和音质异常的治疗。针对这三类发声障碍，临床中有很多针对性的训练方法，其中既有常规训练，也有现代康复技术。临床工作中，综合传统的促进治疗法及现代化的实时反馈技术对患者实施言语发声功能实时促进治疗。

（二）发声功能训练的实验操作步骤

1. 实验目的

（1）了解发声障碍患者的情况。

（2）根据患者的情况选择正确的内容模块进行训练。

（3）结合发声障碍的促进治疗法，针对案例的情况使用设备进行训练。

2. 实验设备

言语矫治仪软件，促进治疗软件、单通道低通滤波器、话筒。

3. 实验流程

（1）准备工作。

同"呼吸功能训练"实验步骤准备工作。

（2）音调训练。

1）认识音调（以"感知游戏"—"音调"中的"热气球"游戏为例）。

A. 参数设置。选择适合患者的音调范围。

B. 认识过程。点击"录音"，康复师发声，热气球飞行。音调升高，热气球上升；音调降低，热气球下降。从而让患者明白音调的高低。

2）音调的训练（以"游戏训练"—"音调"中的"撞球"游戏为例）。

A. 参数设置。主要设置音调训练的模式，主要有"躲避"和"撞击"两种模式，"躲避"要求患者按照某种模式，以不触碰到球的形式穿过界面上所有的球；而"撞击"则要求患者按照该种模式，触碰到界面上的所有球。

B. 训练过程。点击"录音"，即可开始发音，按照之前选择的模板训练。

C. 结果分析。训练结束后，点击"数据显示"，可以看到该次训练的结果。

（3）响度训练。

1）认识响度（以"感知游戏"—"响度"中的"吹气球"游戏为例）。

A. 参数设置。只需进行响度的设置，最高和最低的响度，可根据患者的情况自行输入，也可选择系统默认的低、中、高。

B. 认识过程。点击"录音"后发音，气球会随着响度的增大而变大，让患者了解大小的概念，认识响度。

2）响度的训练（以"游戏训练"—"响度"中的游戏为例）。

A. 参数设置。同认识响度中的 A。

B. 减少响度。以"降落伞"为例，声音响度变小，降到设置的最低响度，礼物便会下落。

C. 增加响度。以"长颈鹿"为例，声音响度变大，达到设置的最高响度，长颈鹿便会碰到铃铛，获得奖励。

D. 结果分析。训练结束后，点击"数据显示"，可以看到该次训练的结果。

（4）促进治疗训练。

打开"促进治疗软件"，进入用户记录界面，新建用户，填写姓名、出生日期、性别、出生地、障碍类型等信息，点击"继续"按钮，进入训练界面。

1）说明。查看所选训练方法的定义、适应症、动作要领及主要步骤。

2）示范。系统自动播放方法的示范录像。

3）模仿。系统自动播放方法的模仿录像。

4）参数设置。

"自动"，系统根据方法的步骤依次播放模仿动画；"手动"，康复师根据需要选择步骤，播放相应的模仿动画；"有"：播放动画的同时播放该步骤的解说配音；"无"，只播放动画，不播放解说配音；"默认"，恢复到系统默认的参数设置状态。

5）训练内容。

发声功能促进治疗训练内容包括发声放松训练、哈欠—叹息法训练、张嘴法训练、手指按压法训练、乐调匹配法训练、音调梯度法训练、用力搬椅法训练、掩蔽法训练、碰撞法训练、响度梯度法训练、喉部按摩法训练、咀嚼法训练、哼鸣法训练、气泡发音法训练、半吞咽法训练、吸入式发音法训练和吟唱法训练。

4. 实验练习

（1）发声障碍的促进治疗方法有哪些？

（2）案例模拟：刘某某，男，4岁，脑瘫患者，言语发声功能评估结果显示其言语基频为296 Hz，响度平均值为45 dB。模拟利用言语矫治仪软件对该患者进行训练的流程，并分析结果。

三、共鸣功能训练

（一）共鸣功能训练的实验内容

共鸣障碍的治疗包括口腔共鸣异常的治疗、鼻腔共鸣异常的治疗和共鸣音质异常的治疗。针对这三类共鸣障碍，临床中有很多针对性的训练方法，既有常规训练，也有现代康复技术。临床工作中，综合传统的促进治疗法及现代化的实时反馈技术对患者实施言语共鸣功能实时促进治疗[①]。

---

① 黄昭鸣. 言语矫治实用方法（V）发声运动——鼻音/边音刺激、伸舌法/i/[J]. 中国听力语言康复科学杂志，2007（6）：69-71.

（二）共鸣功能训练的实验操作步骤

1. 实验目的

（1）了解共鸣障碍患者的情况。
（2）根据患者的情况选择正确的内容模块进行训练。
（3）结合共鸣障碍的促进治疗法，针对案例的情况使用设备进行训练。

2. 实验设备

言语矫治仪软件，促进治疗软件、单通道低通滤波器、话筒。

3. 实验流程

（1）准备工作。
同"呼吸功能训练"的实验步骤准备工作。
（2）发音教育的认识训练。
点击认识部分的发音教育，根据患者的情况选择单韵母中的韵母，可以看到相应的舌位图和口型，让患者进行模仿（注意：复韵母、鼻韵母和声母都是在辅助构音训练时才使用）。
（3）元音匹配训练（以单个元音匹配为例）。
1）训练准备。
选择单个元音匹配的游戏之后，系统会跳出"选择元音"窗口，选择需要训练的元音，点击"开始游戏"。
2）训练过程。
以"走钢丝"为例，由患者发相应的元音，若能与样本匹配，则小马会沿着钢丝走，直至小马滑下滑梯，游戏结束。训练可通过增加元音的个数来增加训练的难度，也可通过选择不同的游戏，要求患者发音时间长短来调节难度（如："转轮"要求患者发音时间更长）。
3）结果分析。训练结束后，可通过"数据显示"查看结果。
（4）促进治疗训练。
打开"促进治疗软件"，进入用户记录界面，新建用户，填写姓名、出生日期、性别、出生地、障碍类型等信息，点击"继续"按钮，进入训练界面。
1）说明。查看所选训练方法的定义、适应症、动作要领及主要步骤。
2）示范。系统自动播放方法的示范录像。
3）模仿。系统自动播放方法的模仿录像。
4）参数设置。
"自动"，系统根据方法的步骤依次播放模仿动画；"手动"，康复师根据需要选择步骤，播放相应的模仿动画；"有"，播放动画的同时播放该步骤的解说配音；"无"，只播放动画，不播放解说配音；"默认"，恢复到系统默认的参数设置状态。

5）训练内容。

共鸣功能促进治疗训练内容包括共鸣放松训练、后位音法训练、前位音法训练、伸舌法训练、口腔共鸣法训练、鼻腔共鸣法训练、鼻音/边音刺激法训练、U声道法训练、头腔共鸣法训练和胸腔共鸣法训练。

4. 实验练习

（1）共鸣障碍的促进治疗法有哪些?

（2）案例模拟：张某某，男，5岁，脑瘫患者，言语评估结果显示 /ɑ/ 的 F1 为 1 755 Hz。模拟利用言语矫治仪软件对该患者进行训练的流程，并分析结果。

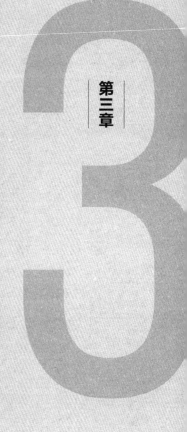

第三章

构音语音功能康复实验

言语障碍的康复内容涉及言语产生的三大系统及五大功能模块（呼吸、发声、共鸣、构音、语音），其中构音语音功能的评估与训练是目前临床工作中常见的康复内容。构音语音障碍是言语障碍的常见类型。本章通过介绍构音语音功能康复的实验内容、常用实验设备及实验具体操作步骤，让读者掌握构音语音功能评估与训练的基本方法，为今后临床工作中的实践提供内容与方法的规范化指导。

构音语音功能康复实验概述

本节将对构音语音功能康复实验项目、实验仪器设备及相关参考书目做简要阐述。其中，要求重点把握构音语音功能康复实验项目，熟悉常用的构音语音功能康复实验的仪器设备，简单了解构音语音功能康复参考书目。

一、实验项目

构音语音功能康复实验项目主要包括构音功能评估、语音功能评估、构音功能训练和语音功能训练 4 个实验项目，每个实验项目由若干具体的实验条目组成，同时配备实验项目相对应的建议学时和实验要求，具体见表 3-1-1。

表 3-1-1　构音语音功能康复实验项目表

序号	实验项目	实验条目	建议学时	实验要求
1	构音功能评估	掌握声母音位习得（获得）的实验测量方法 掌握声母音位对比的实验测量方法 掌握构音清晰度的实验测量方法 掌握口部感觉的实验测量方法 掌握下颌运动的实验测量方法 掌握唇运动的实验测量方法 掌握舌运动的实验测量方法	2	必修
2	语音功能评估	掌握连续语音能力的实验测量方法 掌握语音清晰度的实验测量方法	2	必修
3	构音功能训练	掌握声母音位习得训练的实验方法 掌握声母音位对比训练的实验方法 掌握构音清晰度训练的实验方法 掌握口部感觉训练的实验方法 掌握下颌运动训练的实验方法 掌握唇运动训练的实验方法 掌握舌运动训练的实验方法	2	必修

续表

序号	实验项目	实验条目	建议学时	实验要求
4	语音功能训练	掌握语音切换训练的实验方法 掌握语音轮替训练的实验方法 掌握语音巩固训练的实验方法 掌握语音重复训练的实验方法 掌握重读治疗法训练的实验方法	2	必修

二、实验设备

目前，用于构音语音功能康复的实验设备主要是听觉言语语言喉功能检测处理系统（DrHRS-APN）、构音语音障碍功能检测与训练仪。

（一）主要功能

构音语音功能康复设备的主要功能包括：构音、语音、鼻音功能的实时分析。① 具有口部运动功能和构音运动能力评估、构音语音能力评估，能进行下颌距、舌距、舌域图、语音类型、构音清晰度（时长、清音、浊音、清浊音、浊音起始时间、频区、坡度、语音类型）、鼻流量、实时声道形状轮廓（下颌角、舌尖位置、唇开距、唇凸距、舌骨距、悬雍垂运动点、舌体位置）等的测量；② 具有口部运动治疗、构音运动训练；③ 具有构音音位训练，包含音位诱导、音位习得（第一阶段 /b/、/m/、/d/、/h/；第二阶段 /p/、/t/、/g/、/k/、/n/；第三阶段 /f/、/j/、/q/、/x/；第四阶段 /l/、/z/、/s/、/r/；第五阶段训练 /c/、/zh/、/sh/、/ch/）、音位对比（送气塞音与不送气塞音、送气塞擦音与不送气塞擦音、塞音与擦音、塞擦音与擦音、擦音与无擦音、塞音与鼻音、不同构音部位的送气塞音、不同构音部位的不送气塞音、卷舌音与非卷舌音）、音位强化；④ 具有语音清晰度评估，语音切换、语音轮替、语音巩固、语音重复训练功能；⑤ 实时口鼻分离式鼻音测量与训练，包括鼻流量、功率谱、线性预测谱、语谱图的测量与训练。

（二）技术指标

同第二章第一节中"噪音言语障碍功能检测与矫治仪"的技术指标。

（三）主要组成

构音语音功能康复设备由硬件和专用软件组成。硬件部分包括单通道低通滤波器、话筒、电脑主机、显示器、音箱、键盘、鼠标、打印机、台车。软件部分包括构音障碍测量与康复训练仪软件、语音障碍测量评估与康复训练仪软件、鼻音障碍测量与训练仪软件。

1. 构音障碍测量与康复训练仪软件

构音障碍测量与康复训练仪软件是利用多媒体技术、数字信号处理技术对构音功能进行评估和训练的设备，将定量测量与定性评估相结合，不仅从语音角度，而且从运动角度给予评测，强调对患者的构音功能进行科学全面的评价，从而诊断患者构音障碍的生理水平及语音水平的双纬度原因。

视频资源

构音障碍测量
与康复训练仪
软件介绍

构音障碍测量与康复训练仪软件的评估部分包括构音语音能力评估和口部运动功能评估两个模块，通过对口部运动、声母构音、韵母构音、声调构音、音位对比构音等能力进行评估和检测，为构音障碍的诊断和康复、疗效监控提供相关信息。可借助该部分进行构音能力、口部运动功能、语速和语调功能（语音）的精准评估，并得出数据分析报告，为详细填写患者的构音功能评估表提供数据，从而为矫治方案的制订提供依据。

（1）构音语音能力评估。

构音语音能力的主观评估意在考查患者对每一个音位的言语构音能力，该系统的评估材料是在以往的研究基础上研发的一套汉语构音能力测验词表。该词表由 52 个单音节词组成，并且均配以简单、易懂、生动活泼的卡通或实物图片，让患者在轻松的环境下自然发音（诱导发音的方式有三种：提问、提示和模仿），从而体现患者构音语音能力的最真实情况，系统对该患者发出的声音进行实时录音并且保存，可用于评价 21 个声母的构音能力（即声母音位习得），提供"正确""遗漏""歪曲""替代" 4 项判别结果，评估者可以进行实时评分（图 3-1-1），也可以过后重新聆听录音进行评分。系统会自动生成该患者的声母音位习得情况以及相应的错误走向，系统还可以根据评估者的评分，自动计算出该患者的构音语音清晰度得分及相对年龄。

该系统还首次通过 19 项语音对比、38 个最小音位对比的构音情况来评估患者构音的音位对比能力（即音位对比）。音位对比在测量言语障碍患者的言语错误方面具有较高的效度，为进一步诊断构音障碍的病因和制订矫治方案提供了科学依据，同时对构音能力的评估提供了一套更科学、更全面、更具有操作性的评估方法。此外，还可通过音位对比的正确率考查患者整体构音清晰度[①]。

（2）口部运动功能评估。

该软件要求对患者的构音运动功能进行评估，包括对其下颌、唇、舌等主要口部结构的运动能力进行分级判别（图 3-1-2）。依据正常言语发育儿童的口部结构运动能力及其发展规律，系统内包含了若干口部结构生理动作和构音动作的影音资料，可以自动诱导患者模仿某一个动作，可以反复播放、反复诱导，并配以简单明了的指导语句。配合系统配备的诊断量表，可以评价其口部结构的生理运动功能和构音运动功能是否正常，是否存在其他相关疾病，如有运动异常，属于何种异常运动模式，从而为治疗奠定

---

① 韩知娟.普通话言语的发展：言语清晰度、音位对比及声学特征 [D].上海：华东师范大学，2005.

基础。大部分患者构音障碍矫治的起点就是口部运动治疗。

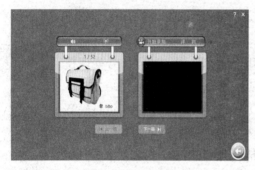

图 3-1-1　构音语音能力评估

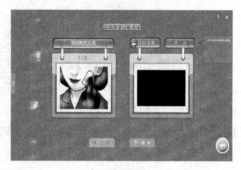

图 3-1-2　口部运动功能评估

（3）构音语音功能精准评估。

构音语音功能精准评估主要包括构音能力精准评估、口部运动功能精准评估、语速和语调功能（语音）精准评估三项内容。其中，构音能力精准评估主要有音位习得评估、音位对比评估（声母音位对比、韵母音位对比和声调音位对比）、构音清晰度评估；而口部运动功能精准评估主要有感觉功能、下颌运动功能、唇运动功能和舌运动功能评估。借助于构音障碍测量与康复训练仪软件，可实现对构音功能、口部运动功能、语速和语调功能（语音）的精准评估，详细构音功能精准评估内容请见《ICF 儿童构音语音功能评估表》PDF 资源。

PDF 资源

ICF 儿童构音语音功能评估表

（4）ICF 构音语音功能评估。

通过构音能力精准评估得到声母音位习得、声母音位对比、构音清晰度三个指标的结果；通过口部运动功能精准评估得到口部感觉、下颌运动、唇运动和舌运动四个指标的结果；通过语速和语调功能精准评估得到言语速率和言语基频标准差两个指标的结果。将上述指标进行 ICF 转换，从而得到损伤程度及其问题描述，见表 3-1-2。

表 3-1-2　ICF 构音语音功能评估表

身体功能 = 即人体系统的生理功能损伤程度			无损伤	轻度损伤	中度损伤	重度损伤	完全损伤	未特指	不适用
			0	1	2	3	4	8	9
b320	构音功能	声母音位习得（获得）							
		声母音位对比							
		构音清晰度							
b320	构音功能	口部感觉							
		下颌运动							
		唇运动							
		舌运动							

身体功能 ＝即人体系统的生理功能损伤程度				无 损伤	轻度 损伤	中度 损伤	重度 损伤	完全 损伤	未 特指	不 适用
产生言语声的功能。 包含：构音清晰功能，构音音位习得（获得）功能；痉挛型、运动失调型、弛缓型神经性言语障碍；中枢神经损伤的构音障碍。 不包含：语言心智功能（b167）；嗓音功能（b310）。										
信息来源：□病史　□问卷调查　☒临床检查　□医技检查										
问题描述：										
				0	1	2	3	4	8	9
b3302	语速	连续语音能力	言语速率							
言语产生速率的功能。 包括：如迟语症和急语症。										
信息来源：□病史　□问卷调查　☒临床检查　□医技检查										
问题描述：										
				0	1	2	3	4	8	9
b3303	语调	言语基频标准差								
言语中音调模式的调节功能。 包括：言语韵律，语调，言语旋律；如言语平调、音调突变等障碍。										
信息来源：□病史　□问卷调查　☒临床检查　□医技检查										
问题描述：										

注：构音功能属于 ICF 构音功能评估内容，语速、语调属于 ICF 语音功能评估内容。

（5）ICF 构音语音治疗计划。

根据患者的评估结果来制订本阶段（1—3 个月）的治疗计划。首先，根据患者的接受能力确定本阶段需要训练的音位，针对待训练的音位开展音位诱导、音位习得和音位对比的训练，相对应的训练内容和方法可依患者能力和训练程度而定。其次，根据患者语速和语调的评估结果来选择言语支持、语音自反馈和言语重读训练。最后，在口部感觉、下颌运动、唇运动和舌运动的方法选择上，主要选择本阶段待训练声母音位和主要韵母音位最相关且尚未达到正常的口部运动项目。另外，治疗计划的制订还需确定治疗计划实施的人员和本阶段的治疗目标，建议采用 ICF 限定值来设定目标。详细 ICF 构音语音治疗计划内容请见《ICF 儿童构音语音功能评估表》PDF 资源。

PDF 资源

ICF 儿童构音语音功能评估表

构音障碍测量与康复训练仪软件的训练部分可以对患者的构音障碍进行系统、全面的训练，该系统紧密结合构音障碍的"因"和"果"制订有效的训练方案，训练部分包括了构音运动训练、口部运动治疗和构音音位训练三个部分。

1）构音运动训练。

构音运动训练是口部运动治疗顺利过渡到构音语音训练的必经之路（图3-1-3）。它的主要目的是通过选择特定的词，有目的地促进构音器官的精细分化，为构音语音训练奠定良好的训练基础。该模块包括下颌韵母、唇韵母、舌韵母、唇声母、舌声母五个部分，结合生理、发音和重读治疗手法[1][2]，将已经比较成熟的运动能力付诸相应的构音音位上，使得前面的治疗手法和练习动作具有言语交流的意义，并且将这些练习应用于发音的过程中，再配合韵律节奏，从而更加自然、更加有目的地进行练习，同时也完成了生理功能到语音能力再到自然言语发音的顺利过渡。

2）口部运动治疗。

该系统首先要求对患者的口部运动能力进行训练，即口部运动治疗部分（图3-1-4）。口部运动治疗是多数患者构音功能训练的起点，主要目的在于提高构音器官运动的灵活性、稳定性、协调性及准确性，为日后清晰的构音奠定生理基础[3]。口部运动治疗模块包括被动治疗和主动训练两部分，里面包含丰富的录像、录音、动画，以不同形式提供给患者锻炼口部结构运动的方法，患者可以和老师一起通过观看被动治疗的录像以及主动训练有趣的动画，组成小组进行练习，在学习生活中不断提高下颌、唇、舌等构音器官的运动功能，为日后清晰的构音奠定生理基础[4]。

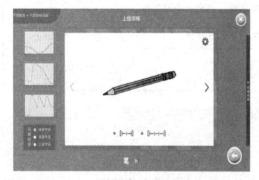 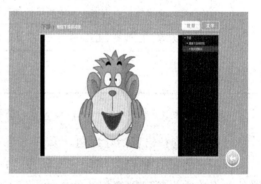

图3-1-3　构音运动训练　　　　　图3-1-4　口部运动治疗

3）构音音位训练。

构音音位训练模块正式开始对患者的构音音位异常进行训练，循序渐进地强化汉语言中21个声母的发音，均以可爱的卡通图片或简单游戏形式体现，由易到难，以提高声

① 卢红云.韵母构音运动声学特征分析及治疗策略的制定[D].上海：华东师范大学，2011.
② 张磊.听障儿童声母构音异常的分析及治疗策略[D].上海：华东师范大学，2009.
③ 卢红云，黄昭鸣.口部运动治疗学[M].上海：华东师范大学出版社，2010：4.
④ 潘雪珂.口部感觉—运动评估表的编制及其在脑瘫儿童中的应用[D].上海：华东师范大学，2017.

韵组合的构音清晰度。构音音位训练模块包括音位诱导、音位习得、音位对比三个部分。

第一部分是音位诱导。音位诱导通过丰富的图片让患者对该阶段进行训练的音位有一个初步的认识（图3-1-5）。

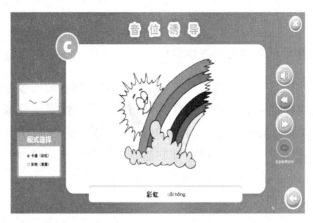

图 3-1-5　音位诱导训练

第二部分是音位习得。该部分开始练习大量的单音节词、双音节词和三音节词，系统将目标音位设计在不同的音节位置，更接近生活中的自然言语（图3-1-6）。系统还可以对患者训练时的发音进行录音，以便将每次训练与上次训练紧密衔接。系统还提供了简单、易操作的家庭实验练习，供患者进行课后练习，家庭实验练习的内容与当天练习的情况紧密结合，既可以巩固或强化当天训练的音位，也可以为后面的训练进行热身。同时，家庭实验练习是以游戏的形式呈现，避免了训练的枯燥性，使患者愿意进行构音语音的训练。

第三部分是音位对比。音位对比强调了更加细小的发音技巧，将两个发音相近的声母音位放在一起进行区别练习，进一步提高患者的精细构音语音能力（图3-1-7）。

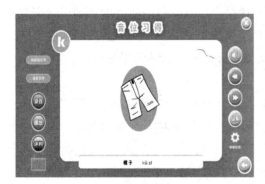

图 3-1-6　音位习得训练

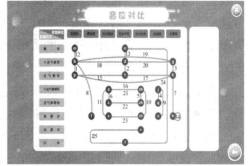

图 3-1-7　音位对比训练

4）ICF 构音治疗短期目标监控和疗效评价。

按照治疗计划实施治疗后，应根据患者能力，每隔 1 到 2 周进行一次较为全面的短期目标监控，通过 ICF 限定值以监控训练目标的具体完成情况，并可根据监控结果及时调整和修正治疗计划，从而保证后续治疗的有效进行。

在实施阶段治疗计划的过程中，根据患者能力和训练安排，可在阶段中期和末期或仅在阶段末期再次进行 ICF 构音功能评估，以便对治疗效果进行整体评价，ICF 构音治疗短期目标监控及疗效评价的详细内容见《ICF 儿童构音语音功能评估表》PDF 资源。

PDF 资源

ICF 儿童构音语音功能评估表

视频资源

语音障碍测量评估与康复训练仪软件介绍

2. 语音障碍测量评估与康复训练仪软件

语音障碍测量评估与康复训练仪软件是考查和提高患者的连续语音能力的系统，该系统以特定的场景中词语作为铺垫，以问答的形式完成连续语音，该系统在完成从言语听觉到语言能力的过渡中起了很大的作用。

语音障碍测量评估与康复训练仪软件的基本功能包括语音能力的主观评估、语音能力的客观评估与语音能力训练三大部分。

（1）语音能力的主观评估。

语音能力的主观评估包括超音段音位能力评估和音段音位能力评估两个部分。

超音段音位能力评估主要包括升调评估、降调评估和升降调评估等。升调评估是对声带振动频率的提高能力的评估，让患者模仿疑问句的形式完成。降调评估是对声带振动频率的降低能力的评估，让患者模仿肯定语气的形式完成。升降调评估是对声带振动频率变化能力的评估，让患者模仿选择疑问句的形式完成。

音段音位能力评估主要包括语音重复能力评估、语音切换能力评估、语音轮替能力评估和综合运用能力评估。语音重复能力主要是指患者复述的句子中多次出现同一个声母的能力；语音切换能力主要是指患者复述的句子中多次出现一对音位对比声母的能力；语音轮替能力指的是患者复述的句子中多次出现同一部位不同方式的声母或同一方式不同部位的声母的能力；综合运用能力指的复述短文的能力，短文中语音出现的概率与日常生活中语音出现的概率一致。

在评估时，连续语音的正确率主要考虑以下几个指标：单字清晰度、词语清晰度、句清晰度和连续语音清晰度。单字清晰度是复述单个字时声母的清晰度；词语清晰度是指复述词语时目标声母的清晰度；句清晰度是指复述句子时目标声母的清晰度；连续语音清晰度是指复述句子时目标声母的清晰度和复述单字时目标声母的清晰度[1][2]。

（2）语音能力的客观评估。

语音能力的客观评估主要包括超音段音位能力评估和音段音位能力评估两个部分。超音段音位能力评估的主要参数为音调的变化率。在升调时，音调的变化率 =（F_0 最高 $-F_0$ 起）/ 变化时间。在降调时，音调的变化率 =（F_0 终 $-F_0$ 最高）/ 变化时间。在升降调时，音调变化率 =（$|F_0$ 起 $-F_0$ 最高 $|+|F_0$ 终 $-F_0$ 最高 $|$）/ 变化时间。

音段音位能力评估的主要参数为发音部位比率、发音方式比率、送气时间比率、清

① Lennon P.. Investigating Fluency in EFL: A Quantitative Approach[J]. Language Learning, 1990, 40（3）: 387–417.

② Shirberg, Elizabeth. Preliminaries to a Theory of Speech Disfluencies [D]. Berkeley: University of CaliFornia, 1994.

浊音比率和口鼻气流比率的测量。发音部位比率是指通过评估软件检测的一段标准化的材料中，患者不同发音部位声母在连续语音中所占的比率。发音方式比率是指通过评估软件检测的一段标准化的材料中，患者不同发音方式声母在连续语音中所占的比率。送气时间比率是指通过评估软件检测的一段标准化的材料中，患者送气音时间占整句时间的比率。清浊音比率是指通过评估软件检测的一段标准化的材料中，患者清浊音所占的比率。口鼻气流比率是指通过评估软件检测的一段标准化的材料中，患者口部气流和鼻部气流各自所占的比率。

（3）语音能力训练。

语音能力训练的主要功能在于提高患者音调的变化能力，主要包括超音段音位能力训练和音段音位能力训练两部分。

超音段音位能力训练主要包括升调训练、降调训练和升降调训练，主要使用简单的提问与回答方式进行。

音段音位能力训练主要包括语音巩固、语音重复、语音切换、语音轮替和综合运用5个部分。语音巩固是构音系统与语音系统的衔接部分，在最常见的词语中包含目标音。这部分包含21个声母的词语，分别在词首和词尾的音节中（图3-1-8）；语音重复是指在同一个词语或句子中同时含有两个相同的声母，如"白板""把柄"等，这部分内容包含21个声母的重复词语和句子（图3-1-9）；语音切换是指在同一个词语或句子中同时含有一对最小音位对比，如"奔跑""布匹"等，此部分包含9项21对音位对，每对音位对也分为词语和句子两部分。9项21对音位对分别为送气塞音与不送气塞音、送气塞擦音与不送气塞擦音、塞音与擦音、塞擦音与擦音、塞音与鼻音、擦音与无擦音、不同构音部位的送气塞音、不同构音部位的不送气塞音、舌尖前音与舌尖后音（图3-1-10）；语音轮替是在一个句子中包含同一方式或同一部位的声母，例如"谁在平台看卡通片？""小兔在平台看卡通片"（同时包含p/t/k）。此部分包含12个轮替组合，仅采用句子形式（3-1-11）；综合运用训练是指根据汉语体系儿童语言中语音出现的频率而编制的训练材料，以故事的形式呈现。

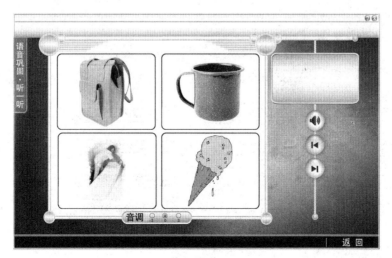

图3-1-8　语音巩固训练

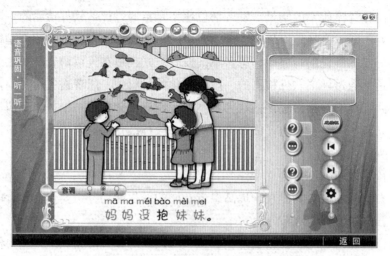

图 3-1-9　语音重复训练

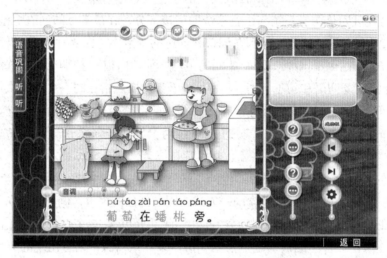

图 3-1-10　语音切换训练

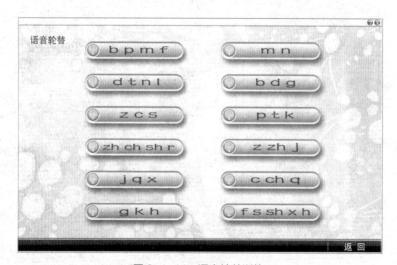

图 3-1-11　语音轮替训练

3. 鼻音障碍测量与训练仪软件

视频资源

鼻音障碍测量与训练仪软件通过观察和计算口腔和鼻腔的声强分配，得出鼻流量，以及鼻部和口部信号的平均功率谱、线性预测谱、语谱图等参数。该软件可用于对鼻腔的言语信息进行全面的评估，是一种无损伤、简单实用的检测方法；同时该软件还可对输入的鼻音信号进行分离式的实时分析和响应，进行鼻音障碍的实时言语促进视听反馈训练，包括鼻流量、口鼻腔功率谱、口鼻腔线性预测谱、口鼻腔语谱图（能量集中率）等参数的训练。

鼻音障碍测量
与训练仪软件
介绍

鼻音障碍测量与训练仪软件的操作流程包括准备工作、录音校正、新建／选择用户记录、参数设置、录入声音和提取数据等。此软件可进行鼻音功能的测量和鼻音功能的训练，具体操作如下。

（1）校准。

在录音之前必须进行校准，按照提示分别进行校准音量和背景噪声设置的操作，其中，前5秒为校准音量的校准时间，后5秒为背景噪声设置的校准时间。

校准音量时，将口鼻分录器放置在双通道低通滤波器的顶端上，打开双通道低通滤波器上的校准按钮。单击校准音量，校准目标在两根线之间，5秒后校准结束，关闭校准。关闭双通道低通滤波器上的校准按钮，将口鼻分录器放置在双通道低通滤波器的顶端上。单击背景噪声设置，校准目标在第一根线之下，注意在校准期间，请勿出声。

（2）用户记录。

采用键盘输入姓名、性别、出生年月、病历号，并且可对输入的文本信息和通过口鼻分录器录制的口部言语信号和鼻部言语信号进行分别存档。

（3）参数设置。

在录音之前首先进行参数设置，设置中选择录音和播放设置，设置采样频率、录音时间、输入选择和倒计时。设置录音和播放设置后，再进行实时测量与训练参数设置中的参数设置和鼻流量参数设置，包括鼻腔输入分析参数设置和口腔输入分析参数设置。

（4）实时测量。

采用鼻腔和口腔信号实时分析技术，同屏双窗显示鼻腔和口腔信号（图3-1-12）。采用隔离板将鼻腔和口腔隔绝开来，以获取最纯净的两个通道的信号，通过对比鼻部、口部两个通道的能量值、共振峰值、共振峰幅度值，对患者的共鸣功能进行评估[1]，例如鼻音功能测试语料"妈妈、妹妹和奶奶喝牛奶"的测试结果（图3-1-13）。

---

① 李宁，张晓丹，黄昭鸣. 汉语鼻辅音共振峰的比较研究 [J]. 中国听力语言康复科学杂志，2009（5）: 36-38.

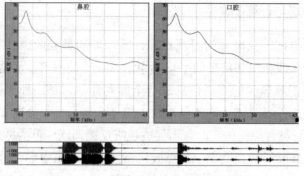

图 3-1-12　同屏双窗显示鼻腔和口腔信号

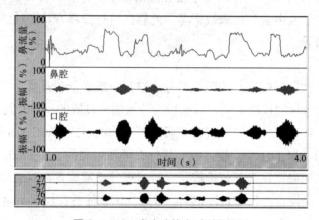

图 3-1-13　鼻音功能实时测量结果

（5）反馈信息提供训练目标。

当患者出现鼻音功能亢进或鼻音功能低下的情况时，可以用鼻音障碍测量与训练仪软件进行训练，让患者在进行鼻音或非鼻音发音时，通过实时的鼻流量可视反馈，纠正异常的鼻音功能亢进或鼻音功能低下，达到鼻音功能正常的训练目的，同时也对训练的过程进行了实时监控。

（6）编辑和打印。

可以对输入的两个通道的声音信号进行简单编辑，如删掉不需要的声音信号等。

三、参考书目

医学·教育康复行业人才培养课程建设中的构音语音功能康复部分，需要系统涵盖构音语音模块的课程标准、理论学习、实验操作和临床实训 4 个具体环节，本书构音语音功能康复实验部分作为实验操作环节，学习过程中可适当参考该模块课程标准、理论学习和临床实训等 3 个环节的内容，形成系统的构音语音模块课程建设中的"S-CLP 模式"，构音语音模块参考书目详见表 3-1-3。

表 3-1-3 构音语音模块课程建设"S-CLP 模式"参考书目

S-CLP 模式	书目	作者	出版社
S- 课程标准	《言语障碍康复课程标准》	华东师范大学中国言语听觉康复科学与 ICF 应用研究院等	南京师范大学出版社
	《康复仪器设备与教学信息化配备标准》		南京师范大学出版社
C- 理论学习	《运动性言语障碍评估与治疗》	张奕雯、黄昭鸣、王勇丽	南京师范大学出版社
	《口部运动治疗学》	卢红云、黄昭鸣	华东师范大学出版社
	《言语障碍康复治疗技术》	席艳玲、黄昭鸣	人民卫生出版社
	《儿童构音治疗学》	张青、卢红云、葛胜男	南京师范大学出版社
L- 实验操作	《综合康复实验》	杨三华、丁忠冰、周林灿	南京师范大学出版社
P- 临床实训	《运动性言语障碍治疗实验实训》	张梓琴、尹敏敏、周静	南京师范大学出版社
	《儿童构音治疗实验实训》	张梓琴、葛胜男、张青	南京师范大学出版社
	《言语语言康复实训教程》	万萍	人民卫生出版社

构音语音功能评估实验

本节将对构音语音功能评估的实验内容、实验目的、实验设备、实验流程及实验练习分别进行介绍，重点掌握构音功能评估和语音功能评估的方法与流程。

一、构音功能评估

（一）构音功能评估的实验内容

构音功能评估采用汉语构音语音能力测验词表，该词表由单音节词组成，配以简单、易懂、生动活泼的卡通或实物图片，让患者能在轻松的环境下自然发音或模仿发音。系统提供"正确""遗漏""歪曲""替代"四个判别结果，评估者可以实时评分。系统将自动生成声母音位习得情况，给出构音语音清晰度、相对年龄以及相应的错误走向。

（二）构音功能评估的实验操作步骤

1. 实验目的

（1）了解正常儿童构音能力发展的规律。

（2）熟练掌握构音功能测量与训练仪的操作。

（3）熟练分析构音语音能力的评估结果并能制订具有针对性的训练方案。

2. 实验设备

构音障碍测量与康复训练仪软件、摄像头。

3. 实验流程

（1）准备工作。

开机运行构音障碍测量与康复训练仪软件，选择患者，进入"评估部分"。

（2）构音能力评估。

在评估部分，选择构音能力评估模块。

1）例题示范。

自然发音：主要通过会话的形式完成，如"这是什么？"，患者根据图片或动画做出相应回答；模仿发音：主要通过听说复述的形式完成，"小朋友，跟着老师说话（参考系统中的指导语）"，每个音说三次。若患者能使用会话的形式完成，则更接近于自然交流状态的清晰度，模仿发音主要在患者无法进行自然会话时使用。

2）正式评估。

康复师通过设备或卡片诱导患者进行自然发音或模仿发音，并通过设备的录音键保存患者的录音内容（录音内容保存到系统默认路径）。康复师根据患者的发音情况选择"正确""遗漏""歪曲""替代"（一般以三次中的两次发音情况为判断依据），如果连续3个以上的音患者都不能正常发出，则可参考普通儿童构音语音发展的5个阶段，选择前面阶段的内容进行评估。

3）显示并分析结果。

测试完成之后，从用户管理的评估记录中可查看分析结果（见《ICF儿童构音语音功能评估表》PDF资源）。该部分可查看、删除评估结果，结果指标主要包括音位习得（获得）、音位对比能力、构音总体清晰度、声母音位对比清晰度、韵母音位对比清晰度和声调音位对比清晰度，所有计分都是按音位对计分。若某一对音位中有一个错误，则计为0分；两个音位同时正确，则计为1分。

PDF 资源

ICF 儿童构音语音功能评估表

（3）口部运动功能评估。

在评估部分，选择口部运动功能评估模块，可进一步选择口部感觉、下颌运动、唇运动、舌运动等评估。

1）正式评估。

康复师通过指导语诱导患者进行口部运动，并通过设备的录音键保存患者的录音内容（录音内容保存到系统默认路径）。康复师根据患者的口部运动情况选择评分，分为"0级""1级""2级""3级""4级"。

2）显示并分析结果。

测试完成之后，从用户管理的评估记录中可查看分析结果（见《ICF儿童构音语音功能评估表》PDF资源）。该部分可查看、删除评估结果，结果指标主要包括口部感觉、下颌运动、唇运动、舌运动。

4. 实验练习

（1）讨论听觉识别结果对构音语音能力的影响。

（2）案例模拟：假定一名言语构音障碍患儿，孙某某，男，6岁，请利用构音障碍测量与康复训练仪软件对其进行构音能力评估，熟悉评估过程，并对评估结果进行分析。

二、语音功能评估

（一）语音功能评估的实验内容

语音功能的评估是指利用特定的材料对患者发出连续语音的清晰度进行评价。黄昭鸣、刘巧云等专家学者综合国内外连续语音评估方面的研究成果和汉语语音的特点，研发了一套汉语连续语音能力评估材料。该评估材料由4篇符合儿童兴趣的、情节完整的小短文组成，每篇短文中目标语音出现的概率与日常生活中语音出现的概率相一致，鉴于其综合性强，因此可以作为评估患者连续语音能力的材料。

（二）语音功能评估的实验操作步骤

1. 实验目的

（1）了解正常儿童语音能力发展的规律。
（2）掌握语音能力评估的流程、方法及计算公式。
（3）熟练掌握语音能力评估软件的操作。

2. 实验设备

语音评估与训练仪软件。

3. 实验流程

（1）开机进入。
准备录音设备后，打开"语音评估与训练仪软件"，新建用户，根据患者情况如实填写，也可删除或修改用户信息，或对数据进行备份和恢复等操作。
（2）选择测试内容。
选择某一患者后，就可进入下一界面，点击"评估"进入评估部分。此环节共有"妹妹篇""春天篇""乐乐篇""牛牛篇"4篇符合儿童兴趣的、情节完整的小故事，复述难度一致。任意点击一个故事，进入测试界面。一般每次测试两篇短文，进行综合评估。
（3）正式测试。
以"妹妹篇"这一短文为例，在系统评估主界面中选择"妹妹篇"进入该短文的评估界面。在该界面中，左侧呈现了这篇短文的第一个故事场景，右侧则对应着文字。其中红色字体的是目标音，可通过鼠标点击使之发音；点击每句话前的小喇叭可播放句子的声音（对言语能力较强的儿童及成人可使用该方法）。文字格下方的4个图标分别可进入录音、播放、保存以及判分功能。
在录音时，既要录制单个目标音的声音，又要记录每个句子的声音。以句子"早晨"为例，录音的过程如下。打开录音设备，点"录音"，由主试先读"早"，然后请患者复述"早",主试读"晨",患者复述"晨",再点"录音"录音完毕,点"保存"保存该段录音,点"判分"对该单字的读音进行判分,以此类推,完成该篇所有单字的复述和判分。然后主试连贯地读短句"早晨",请患者复述并录音,再根据录音内容判断单个字在连贯句子中的清晰度。一般来说,为了保证分析结果的准确性,要求患者每个音或每句话发音 3 遍,音与音或句与句之间的时间间隔为 1—2 秒。判分时,可以单击、双击或三击圆圈进行"正确""错误""遗漏"等评分,还可在备注中输入文字。

（4）查阅结果并分析。

全部测试好之后,在评估测试主界面点击"成绩版",出现该篇测试相应的测试结果,其中包括字清晰度、句清晰度和连续语音清晰度,还可导出具体测试结果的EXCEL 文档。

（5）查看历史记录。

在语音评估与训练系统主界面有"历史记录",在上面表格里选中某个被试之后,点击"历史记录",可以看到该患者以往评估、训练的历史记录,选中其中一条,可以对该条记录进行"删除""动态监控""显示表格""继续判分"等活动。"删除"即删除该条记录;"动态监控"可以查看两条以上（含两条）记录字清晰度、句清晰度、连续语音清晰度的训练效果变化,也可点击"导出"将动态监控的图导出;"显示表格"即显示该记录的具体内容;"继续判分"可以为该条记录继续评分。

4. 实验练习

（1）试述语音能力评估与构音能力评估的区别与联系。

（2）案例模拟:假定一名构音语音障碍患儿,刘某某,男,4 岁,请利用语音评估与训练仪软件对其进行语音能力评估,熟悉评估过程,并对评估结果进行分析。

构音语音功能训练实验

本节将对构音语音功能训练的实验内容、实验目的、实验设备、实验流程及实验练习分别进行介绍，重点掌握构音功能训练、语音功能训练和言语重读训练的方法与流程。

一、构音功能训练

本部分主要对口部运动功能训练、构音运动功能训练和构音语音功能训练三方面的实验内容及操作步骤进行阐述和介绍。

（一）口部运动功能训练的实验内容

口部运动治疗是遵循运动技能发育原理，利用触觉和本体感觉刺激技术，促进口部结构（下颌、唇、舌）的感知觉正常化，抑制其异常的运动模式，从而建立正常的口部运动模式。口部运动治疗技术从形式上又可分为被动治疗和自主运动治疗两种，前者强调通过不同的手法、用具给予患者相对被动的治疗；后者强调诱导患者主动进行口部运动，以促进正确的口部运动模式的形成。

一般而言，口部运动功能训练的实验内容包括下颌、唇和舌三部分。其中，下颌的口部运动治疗主要包括改善下颌运动受限治疗、改善下颌运动过度治疗、促进下颌分级控制治疗和促进下颌转换运动治疗等内容；唇的口部运动治疗主要包括促进圆唇运动治疗、促进展唇运动治疗、促进唇闭合运动治疗、促进唇齿接触运动治疗和促进圆展交替运动治疗等内容；舌的口部运动治疗主要包括促进舌向前运动治疗、促进舌向后运动治疗、促进舌前后运动治疗、促进马蹄形上抬运动治疗、促进舌后部上抬运动治疗、促进舌侧边上抬运动治疗、促进舌尖上抬与下降运动治疗、促进舌前部上抬运动治疗和促进舌叶上抬运动治疗等内容。

（二）口部运动功能训练的实验操作步骤

1. 实验目的

（1）了解口部运动功能治疗的作用。

（2）掌握口部运动功能治疗的流程。

（3）结合构音障碍的治疗方法，针对案例的情况使用设备进行训练。

2. 实验设备

构音障碍测量与康复训练仪软件。

3. 实验流程

（1）开机进入口部运动功能治疗模块。

打开构音障碍测量与康复训练仪软件，进入训练部分口部运动功能治疗模块，根据患者口部运动的具体情况选择不同的训练内容（下颌、唇、舌），然后进入相应的治疗主界面。

（2）正式训练。

口部运动功能治疗中，下颌、唇和舌的训练内容以视频和文字两种形式呈现，让患者根据视频内容的呈现进行模仿练习，或根据康复师的指导提示和动作辅助进行口部运动训练。例如，某患者唇交替能力、唇齿交替能力较弱，可选择发唇齿音法、亲吻微笑法，采用构音障碍测量与康复训练仪软件"口部运动训练"中的"唇"部分进行训练。

治疗师播放发唇齿音法、亲吻微笑法的视频，让患者跟随视频一起进行模仿训练。使用发唇齿音法训练时，治疗师可以在患者下唇涂上果酱，患者用上齿舔干净，重复数次后发唇齿音 /f/；使用亲吻微笑法训练时，治疗师示范动作，将嘴唇由亲吻样转变为微笑样，保持 5 秒，随后让患者跟随治疗师一起做动作，逐渐过渡到患者独自做亲吻样、微笑样，并保持 5 秒，提高患者唇交替运动的能力。

4. 实验练习

（1）简述口部运动功能训练的实验内容。

（2）案例模拟：刘晓清，女，4 岁 8 个月，智力正常，左、右耳听力损失500—4 000 Hz，都为 75 dB HL，佩戴助听器，助听效果为最适。目前圆唇与展唇运动正常，但圆展交替运动存在障碍。请根据上述患者信息，采用构音障碍测量与康复训练仪软件模拟进行训练。

（三）构音运动功能训练的实验内容

构音运动治疗是口部运动治疗顺利过渡到构音语音治疗的必经之路，它的主要目的是通过选择特定的词，有目的地促进构音器官的精细化，为构音语音训练奠定良好的训练基础（表3-3-1）。

表3-3-1　构音运动功能训练的实验内容

运动方式	韵母	声母	生理功能
不同开口（下颌）	/a/、/e/、/i/	——	练习下颌在自然言语中的运动和控制能力
不同唇形（唇）	/u/、/i/、/e/	/b/、/p/、/m/、/f/	巩固自然言语的圆唇、展唇及唇的内收能力
不同舌位（舌）	/a/、/e/、/u/、/an/、/ang/ 等	/d/、/k/、/j/ 等	巩固自然言语过程中的几种舌运动模式

（四）构音运动功能训练的实验操作步骤

1. 实验目的

（1）了解构音运动功能治疗的作用。
（2）掌握构音运动功能治疗的流程。
（3）结合构音障碍的治疗方法，针对案例的情况使用设备进行训练。

2. 实验设备

构音障碍测量与康复训练仪软件。

3. 实验流程

（1）开机进入构音运动功能治疗模块。

打开构音障碍测量与康复训练仪软件，进入训练部分的构音运动功能治疗模块，根据患者构音运动的具体情况选择不同的训练内容，然后进入相应的治疗主界面。

（2）根据患者情况设置参数。

构音运动功能治疗的"参数设置"包括词语选择、文字显示、重读播放、声调图的参数设置。词语选择可根据患者的发音情况进行设置，选择最接近患者需要治疗的音。文字显示根据患者的能力和需求而定，若患者认识文字，可直接诱导患者关注文字；若患者不认识文字，但已处于小学水平，需要通过图片建立起形和义之间的联系，则需要设置文字显示。重读播放主要帮助患者建立自然、流畅、连续的音服务，增强呼吸与发音之间的协调性。声调图主要帮助患者练习声调。

（3）正式训练。

让患者根据系统的提示模仿发音，康复师可判断结果是否正确，并通过点击"通过"或"不通过"的卡通形象记录得分。若患者无法正确完成，可配合促进治疗和自主治疗的相关方法进行训练。

（4）显示并分析结果。

在设定的所有训练完成以后，可查看成绩。注意查看当前训练成绩版时，需退至"口部运动、构音运动、构音语音"的界面中，再进入"构音运动治疗"点击成绩版，方可看到患者此次训练过程中的病史记录。

4. 实验练习

（1）讨论构音运动与口部运动及构音语音的关系。

（2）案例模拟：王兰花，女，4 岁 3 个月，智力正常，左、右耳听力损失 500—4 000 Hz，都为 75 dB HL，佩戴助听器，助听效果为最适。目前舌面能够上抬，但不稳定，发 /j/、/q/、/x/ 音均有困难。请根据上述患者信息，采用构音障碍测量与康复训练仪软件模拟进行训练。

（五）构音语音功能训练的实验内容

构音语音功能训练循序渐进地强化汉语言中 21 个声母的发音，均以可爱的卡通图片或简单游戏的形式体现，由易到难，以提高声韵组合的构音清晰度，包括音位诱导、音位习得、音位对比和音位强化。其中音位诱导含有 21 个声母音位的典型词语，按照音位习得的 5 个阶段编排，目标词语贴近生活，形式包括实物和卡通图片。音位习得同样按照音位习得的 5 个阶段编排，包含 21 个声母的典型词语，内容包括了单音节、双音节（前、后）和三音节（前、中、后），用于强化不同声韵组合的构音练习，并要求在音节组合的不同位置都能清晰地发出目标音。音位对比主要包括了 23 对声母音位对比，用于提高构音器官的精细运动能力。音位强化则采用生活言语和强化游戏两种形式，强化游戏中采用问答方式强化自然言语中的发音；生活言语中采用常用句型强化 21 个目标音位。

（六）构音语音功能训练的实验操作步骤

1. 实验目的

（1）了解构音语音功能训练的作用。
（2）掌握构音语音功能训练的流程和方法。
（3）掌握构音障碍测量与康复训练仪软件中构音语音功能训练模块的操作。

2. 实验设备

构音障碍测量与康复训练仪软件。

3. 实验流程

（1）开机进入构音语音功能训练模块。

进入构音障碍测量与康复训练仪软件中的构音语音训练模块，根据患者的具体情况和内容的难易程度，循序渐进地进入音位诱导、音位习得、音位对比和音位强化模块，可结合口部运动治疗和构音运动治疗进行。

（2）音位诱导训练。

在音位诱导的训练模块中，通过某一个典型的音作为代表，进行该音的学习。"发音教育"可以看相应的舌运动变化。

（3）音位习得训练。

在音位习得训练模块中，可以"录音""播放"，根据患者发音的实际情况，评判发音过程是正确、遗漏、替代、歪曲中的哪一种现象，可以点击"结果"按钮，即可获得音位习得的结果记录。此外，在音位习得训练模块主界面中有"参数设置"的按钮，点击进入后可进行文字显示、声调图和录音时间的参数设置。

（4）音位对比训练。

在音位对比的训练模块中，可以看到由阿拉伯数字标注的音位对比关系图，点击标有数字的连接线进入该音位对比的训练模块，有"听一听"和"说一说"两种训练形式。

（5）音位强化训练。

点击进入"音位强化"的阶段后，可以看到有强化游戏和生活言语两个不同的训练形式。点击"强化游戏"，可以看到由 5 个阶段的声母。点击相应阶段后的声母后，即可看到每个声母的训练中包含两种游戏。点击进入游戏后，游戏主界面左下方有"游戏说明"，可根据说明内容进行具体操作。点击"生活言语"，可看到 8 种由生活中不同性质类型分类而成的词语，点击"性质特征"按钮后，即可见 5 个阶段的声母，点击某一声母并点击"确定"后，进入生活言语训练的选择界面。在左、右边的方框中分别选择组成完整短语所对应的内容（可重复选择），然后点击"确定"进入生活言语训练形式的主界面。可由康复师引导患者选择词语形成完整的有意义短语，从而达到音位强化的目的。

4. 实验练习

（1）在构音语音的内容安排上，是否每一个音都是要练完单音节、双音节和三音节的内容后再继续下一个音的训练？

（2）案例模拟：张某某，男，4 岁，左、右耳听力损失 500—4 000 Hz，都为 110 dB HL，右耳植入人工耳蜗，开机一年，重建效果为最适。经过 10 个月的康复训练，音位对比识别及单双条件词语理解已经通过同龄普通儿童标准，能完成简单对话。目前正在进行 /zh/、/ch/ 音的构音训练。请根据上述患者信息，采用构音障碍测量与康复训练仪软件进行模拟训练。

二、语音功能训练

语音功能训练由 4 种能力训练组成，分别是语音巩固能力训练、语音重复能力训练、语音切换能力训练和语音轮替能力训练。

（一）语音巩固能力训练的实验内容

语音巩固与构音语音训练有密切的联系，可以巩固后者的训练效果，同时又为连续语音的训练奠定基础。语音巩固以声母习得的五阶段理论为基础，包含了以 21 个声母为词首或词尾的大量词语，为连续语音的训练做准备，此部分共包含 168 个词语。

（二）语音巩固能力训练的实验操作步骤

1. 实验目的

（1）了解语音巩固能力训练的作用。

（2）掌握语音巩固的训练流程和方法。

（3）掌握语音评估与训练仪软件中语音巩固训练模块的操作。

2. 实验设备

语音评估与训练仪软件。

3. 实验流程

（1）开机进入相应模块。

打开语音评估与训练仪软件，新建被试并填写被试的基本信息。完成后进入训练界面，进入"语音巩固"模块。

（2）内容选择和正式训练。

语音巩固阶段有两种训练形式，"听一听"和"练一练"。通过"听一听"形式，一方面可以唤醒患者的听觉表象；另一方面通过听说复述，检查患者的单字清晰度情况。"练一练"则通过帮助患者回顾字母的拼写形式，帮助患者建立音与义的联系，最终形成语音意识。

"听一听"分为小图模式和大图模式，大图是对小图内容的深化和扩展。若患者能快速地在小图模式下完成听觉识别，并能清晰地命名或复述小图内容，则不必进入大图模式。反之，若患者不能正确而清晰地发出目标音，则进入大图进行相关练习。在小图模式下，鼠标移到图片上就可听到相应的发音，鼠标点击图片，进入大图模式；大图模式下，点击图片或点击播放按钮使系统发音，也可在大图界面上直接进行音调升高、降低的设置，点击"齿轮"图案可以进行"显示设置"和"内容选择"。

"练一练"中的"找声母"游戏可以让患者寻找目标声母，增强其学习兴趣，从而进行词语的训练。例如在声母 b 的游戏界面，系统提示"找一找，/b/ 在哪里？"，如果找错了，系统会让患者继续寻找；若找对了，则在目标声母 b 下出现一个奖励图片，如"硬币"，同时系统朗读该词语。

（3）查看训练结果及历史记录。

注意：语音巩固阶段没有相应的训练记录和成绩。

4. 实验练习

（1）任选语音巩固的一个阶段，根据语音巩固训练的原理编制训练用词语 2—3 个。

（2）案例模拟：杨某某，女，5 岁，轻度智力落后，经过一年的言语治疗，现已基本完成构音能力训练，能够逐字缓慢地重复单音节和双音节词语，但快速朗读时容易将声母替代或遗漏，其中卷舌音与非卷舌音的发音最不稳定。请根据上述患者信息，采用语音评估与训练仪软件进行模拟训练。

（三）语音重复能力训练的实验内容

语音重复模块也是建立在声母习得五阶段理论的基础之上，该部分训练包含了含有同一声母的大量词语，并在此基础上编制了含有同一个音的句子，每个句子中目标音的出现率在 60% 以上，此部分包含 84 个词语和 42 句话。

（四）语音重复能力训练的实验操作步骤

1. 实验目的

（1）了解语音重复能力训练的作用。

（2）掌握语音重复能力的训练流程和方法。

（3）掌握语音评估与训练仪软件中语音重复训练模块的操作。

2. 实验设备

语音评估与训练仪软件。

3. 实验流程

（1）开机进入相应模块。

打开语音评估与训练仪，新建被试并填写被试的基本信息。完成后进入训练界面，进入"语音重复"模块。

（2）内容选择和正式训练。

语音重复阶段有三种训练形式："听一听"，"说一说"和"练一练"。

"听一听"是词语训练。每个词语所有音节的声母均为此目标声母。以声母 b 为例，词语如"爸爸""宝宝""背包"(重复声母 b)等。此部分共有 84 个词语,词语的训练形式同语音巩固。词语训练可以小图和大图呈现,基本操作同上一个阶段。

"说一说"是句子训练。每个声母设计了两个陈述句。点击"问号 1"可以听到关于本图片的第一个问题,同时图片会将与问题无关的部分处理成灰色,点击"回答 1",系统播放答案。"说一说"中的图片上方有录音、判分等功能,系统能自动算出患者每个声母的字清晰度、句清晰度以及连续语音清晰度,并能在同一界面的"成绩板"中看成绩。

"练一练"是"找星星"游戏。当患者找到室内物品后面藏有的小星星时,系统会将小星星放大,然后星星中出现含有目标声母的图片或词卡,最后组成一句话。例如进行声母 b 中"爸爸没抱宝宝"这句话的游戏时,原始图片中有一个字"没",第一个被找到的小星星中出现"爸爸"这张图片,第二个出现"抱"这个目标字,第三个小星星出现"宝宝"的图片,当这句话中所有的目标字均出现后,系统朗读"爸爸没抱宝宝"。

(3)查看训练结果及历史记录。

可以从每个患者的档案界面中查看属于该患者的各阶段训练结果、动态显示和历史记录等。

4. 实验练习

(1)语音重复训练的作用、意义及监控指标。

(2)任选语音重复一个阶段,根据语音重复训练的原理,编制 5 组用于训练的词语和句子。

(3)案例模拟 1:李某某,女,5 岁,言语障碍,经过言语治疗已完成构音阶段,能够跟读双音节词语和三音节词语,当双音节词的两个字的声母同为舌根塞音时,第二个声母构音不准确,容易出现替代现象。请根据上述患者信息,采用线下设备进行模拟训练。

(4)案例模拟 2:王某某,男,5 岁半,言语障碍,经过言语治疗已完成构音阶段,能够跟读双音节词语和三音节词语,但在句子中有相同声母开头的字连续出现时,第二个声母往往出现遗漏。请根据上述患者信息,采用语音评估与训练仪软件进行模拟训练。

(五)语音切换能力训练的实验内容

语音切换以 23 对声母音位对为基础,该部分主要训练儿童复述句子中多次出现的同一对声母音位对的能力,训练内容也包括词语和句子两部分。首先,分别将 23 对音位对嵌入大量词语中,然后,再将音位对嵌入到特别设计的句子中,每句话中的目标声母音位对至少出现一次。同时,词语训练与构音语音训练中的音位对比训练密切配合,句子训练则专门训练患者的连续语音切换能力。

（六）语音切换能力训练的实验操作步骤

1. 实验目的

（1）了解语音切换能力训练的作用。

（2）掌握语音切换能力训练的流程和方法。

（3）掌握语音评估与训练仪软件中语音切换训练模块的操作。

2. 实验设备

语音评估与训练仪软件。

3. 实验操作步骤

（1）开机进入相应模块。

打开语音评估与训练仪软件，新建被试并填写被试的基本信息。完成后进入训练界面，进入"语音切换"模块。

（2）内容选择和正式训练。

语音切换阶段需要先选择目标音位对，然后呈现有三种训练形式，分别是"听一听"、"说一说"和"练一练"。

"听一听"是词语训练。操作与上面两个模块相同。

"说一说"是句子训练。每对音位对编制了4组对话，以问答的形式完成。点击"问号1"可以听到关于本图片的第一个问题，同时图片会将与问题无关的部分处理成灰色，点击"回答1"，系统播放答案。"说一说"中的图片上方有录音、判分等功能，系统能自动算出患者每个声母的字清晰度、句清晰度以及连续语音清晰度，并能在同一界面的"成绩板"中看成绩。

"练一练"是"小猪接水果"游戏。当小猪接住太阳公公扔下的水果时，界面会跳出含有目标音的图片或词卡，最后组成一句话。例如进行声母音位对b/p中"炮兵在跑步"这句话的游戏时，首先跳出"炮兵"的图片，然后出现"跑步"的图片，最后，系统朗读"炮兵在跑步"。

（3）查看训练结果及历史记录。

可以从每个患者的档案界面中查看属于该患者的各阶段训练结果、动态显示和历史记录等。

4. 实验练习

（1）语音切换的监控指标。

（2）根据语音切换原理，选择5对音位对，各编制5组训练词语和句子。

（3）案例模拟：周某某，男，8岁，轻度智力障碍，经言语治疗已完成构音阶段，能够缓慢跟读词组和短句，但加快语速时比较困难，出现前后相似声母相互替代的现象，尤其当b/d、p/t出现在同一词语中时。请根据上述患者信息，采用语音评估与训练仪软件进行模拟训练。

（七）语音轮替能力训练的实验内容

语音轮替模块仅包含大量句子，旨在训练患者说出句子中轮替出现的同一发音部位、不同发声方式声母（如唇声母 b/p/m/f）或同一发声方式、不同发音部位声母（如鼻音 m/n）的能力。它是以不同发音部位的声母组合为基础的，此部分包含 24 个句子。

（八）语音轮替能力训练的实验操作步骤

1. 实验目的

（1）了解语音轮替训练的作用。
（2）掌握语音轮替内容的选择和操作。
（3）掌握语音轮替训练的监控指标。

2. 实验设备

语音评估与训练仪软件。

3. 实验流程

（1）开机进入相应模块。

打开语音评估与训练仪软件，新建被试并填写被试的基本信息。完成后进入训练界面，进入"语音轮替"模块。

（2）内容选择和正式训练。

语音轮替阶段有两种训练形式，包括"说一说"和"练一练"。

"说一说"是句子训练部分。基本操作同前几个模块的"说一说"部分，在三维动态场景中通过问答形式进行，基本操作同前几个阶段。

"练一练"是"打苍蝇"游戏。当苍蝇拍打中苍蝇后，界面会跳出含有目标音的词卡，最后组成一句话。例如，进行声母音位组合 b/p/m/f 中"爸爸买泡芙"这句话的游戏时，打中苍蝇后，首先，跳出"爸"这个字的词卡；接着打苍蝇，依次出现"爸""买""泡""芙"这几个字的词卡；最后，当这句话完整后，系统朗读"爸爸买泡芙"。

（3）查看训练结果及历史记录。

可以从每个患者的档案界面中查看属于该患者的各阶段训练结果、动态显示和历史记录等。

4. 实验练习

（1）语音轮替的监控指标。

（2）根据语音轮替训练材料的编制原理，选择两组轮替内容，各编制 5 组新的训练材料。

（3）案例模拟：孙某，男，8 岁半，轻度智力障碍，经言语治疗后能够以正常速度读词组，b/d、p/t、卷舌音与非卷舌音出现在同一词语中时的相互替代现象已基本解决，但读句子时速度较慢，若提高语速则容易将发音部位较相近的声母混淆，尤其当舌尖音同时出现在一个句子中时。请根据上述患者信息，采用语音评估与训练仪软件进行模拟训练。

三、言语重读训练

言语重读训练由慢板课程训练和行板课程训练组成，下面分别进行介绍。

（一）慢板课程训练的实验内容

对于发声功能亢进的病人，主要采用柔和、低音调、气息声般的发声，即慢板节奏训练。慢板节奏有助于建立正确的平静呼吸方式，促进相关呼吸肌群与发声肌群功能之间的协调，促进平静呼吸到言语呼吸的过渡。所有慢板节奏的训练都采用低音调，采用气息音发声，促进声带放松，提供了最佳的伯努利效应，使声带边缘周围的粘膜不受损伤，获得柔和的发音质量。

（二）慢板课程训练的实验操作步骤

1. 实验目的

（1）熟练掌握慢板训练的基本节奏型。
（2）了解重读治疗法慢板训练的作用。
（3）熟练利用言语重读治疗仪软件进行慢板训练。

2. 实验设备

言语重读干预软件、单通道低通滤波器、话筒。

3. 实验流程

（1）开机进入相应模块。
设置单通道低通滤波器的滤波及增益，打开言语重读干预软件界面，新建患者信息，进行背景噪声和言语噪声的设置。

（2）参数设置。

训练前，首先对教师窗口和患者窗口进行参数设置，使训练的结果分析更精确、可靠，还要对倒计时时间和播放速度做设置。

（3）正式训练。

此处有音乐干预、重读治疗、样板课程和言语技能训练 4 种形式供选择。在音乐干预课程中，选择乐器和节奏播放相应乐句，可用来进行变调训练，也可提高患者兴趣。在重读治疗课程中，点击"介绍"部分的"慢板"，选择慢板节奏型或韵母下的慢板节奏，可对系统提供的节奏型示例进行学习；在"韵母"部分的"慢板"中，可以根据韵母的不同发音方式，进行更有针对性的韵母训练。训练过程中，可以在"患者窗口"录制患者的声音。在样板课程中，选择教师窗口，可以录制教师的目标声音，点击患者窗口，录制患者的声音并与教师窗口匹配。教师窗口还可以放入一些患者在训练过程中发音较好的言语材料作为样板文件（注意此时教师窗口参数重新设置）。在言语技能训练中，患者的构音水平要求较高，系统中提供了大量的目标词、句供训练，包括词汇、词语、句子（基础）、句子（提高），供不同水平的患者进行更流畅地语音训练。

（4）数据分析。

通过实时训练的项目设置，可以在教师窗口和患者窗口中选择不同的呈现样板，以便进行更有针对性的训练。还可以在统计报告中查看康复师和患者的具体参数分析，以便更直观地进行比较。

4. 实验练习

案例模拟：李某某，男，7 岁，听力、智力正常，音调、响度正常，可以变调、转调，其构音已经完成第三阶段的声母，但发下颌高位和半开位音时下颌打开幅度不够，且不能交替。能够发 3 个字长的短句。患者 MPT 未达到同龄正常水平，语音连贯性较差，发音一字一顿，且存在发音功能亢进。

（1）案例中的李某某目前存在哪些言语构音的问题，应当采用重读训练法的哪些训练内容？请根据上述患者信息，采用言语重读治疗仪软件进行模拟训练。

（2）分析李某某的言语构音情况，书写阶段康复方案的目标、内容和方法。

（三）行板课程训练的实验内容

对于发声功能低下的病人，主要进行响亮、无气息声的发声，即行板节奏训练。行板节奏训练能使相关肌群达到最佳状态，使相关肌群具有最大的灵活性和最好的弹性。

（四）行板课程训练的实验操作步骤

1. 实验目的

（1）熟练掌握行板训练的基本节奏型。

（2）了解重读治疗法行板训练的作用。

（3）熟练利用言语重读治疗仪软件进行行板训练。

2. 实验设备

言语重读干预软件、单通道低通滤波器、话筒。

3. 实验流程

（1）开机进入相应模块。

设置单通道低通滤波器的滤波及增益，打开言语重读干预软件界面，新建患者信息，进行背景噪声和言语噪声的设置。

（2）参数设置。

训练前，首先对教师窗口和患者窗口进行参数设置，使训练的结果分析更精确、可靠，还要对倒计时时间和播放速度做设置。

（3）正式训练。

此处有音乐干预、重读治疗、样板课程和言语技能训练4种形式供选择，在音乐干预课程中，选择乐器和节奏播放相应乐句，可用来变调训练，也可提高患者兴趣。在重读治疗课程中，点击"介绍"部分的"行板"，选择行板节奏型或韵母下的行板节奏，可对系统提供的节奏型示例进行学习；在"韵母"部分的"行板"中，可以根据韵母的不同发音方式，进行更有针对性的韵母训练；在"声母"部分选择当前患者所处的声母习得阶段，并根据患者需要选择目标声母；训练过程中，可以在"患者窗口"录制患者的声音。在样板课程中，选择教师窗口，可以录制教师的目标声音，点击患者窗口，录制患者的声音并与教师窗口匹配。教师窗口还可以放入一些患者在训练过程中发音较好的言语材料作为样板文件（注意此时教师窗口参数重新设置）。言语技能训练中，患者的构音水平要求较高，系统中提供了大量的目标词、句供训练，包括词汇、词语、句子（基础）、句子（提高），供不同水平的患者进行更流畅的语音训练。

（4）数据分析。

通过实时训练的项目设置，可以在教师窗口和患者窗口中选择不同的呈现样板，以便进行更有针对性的训练。还可以在统计报告中查看康复师和患者的具体参数分析，以便更直观地进行比较。

4. 实验练习

案例模拟：李某某，女，4岁，重度听力障碍，双耳佩戴助听器，智力正常，音调、响度低下，声带闭合不全，其构音已经完成第二阶段的声母，但圆展唇交替、下颌不同开位的交替有问题，MPT达到同龄正常水平，语音连贯性较差，发音一字一顿。

（1）案例中的李某某目前的言语构音方面存在什么问题，应当采用重读训练法的哪些训练内容？根据上述患者信息，采用言语重读治疗仪软件进行模拟训练。

（2）分析李某某的言语构音情况，书写阶段康复方案的目标、内容和方法。

第四章

听觉听处理功能康复实验

4

听觉功能是指人们通过后天学习获得的感知声音的能力，尤其是感知言语声的能力。听觉功能的发展主要经过听觉察知、听觉分辨、听觉识别和听觉理解4个连续的过程。听觉察知是判断声音有和没有的功能，听觉分辨是判断声音相同和不同的功能，听觉识别是把握声音主要特性的功能，听觉理解是音义结合的能力。从听觉察知到听觉理解的难度逐渐加深。

听觉听处理功能康复评估和训练主要以听觉功能发展的4个阶段为主体框架，从听觉察知逐渐发展到听觉理解。本章通过介绍听觉听处理功能康复的实验内容、常用实验设备及实验具体操作步骤，让读者掌握听觉听处理功能评估与训练的基本方法，为今后临床工作中的实践提供内容与方法的规范化指导。

听觉听处理功能康复实验概述

本节将对听觉听处理功能康复的实验项目、实验仪器设备及相关参考书目做简要阐述。其中，要求重点把握听觉听处理功能康复实验项目，熟悉常用的听觉听处理功能康复实验的仪器设备，简单了解听觉听处理功能康复参考书目。

一、实验项目

听觉听处理功能康复实验项目主要包括听觉听处理功能评估和听觉听处理功能训练等 2 个训练项目，每个训练项目由若干具体的实验条目组成，同时配备实验项目相对应的建议学时和实验要求，具体见表 4-1-1。

表 4-1-1　听觉听处理功能康复实验项目表

序号	实验项目	实验条目	建议学时	实验要求
1	听觉听处理功能评估	掌握听觉察知能力的实验测量方法 掌握听觉分辨能力的实验测量方法 掌握听觉识别能力的实验测量方法 掌握听觉理解能力的实验测量方法	2	必修
2	听觉听处理功能训练	掌握听觉察知能力训练的实验方法 掌握听觉分辨能力训练的实验方法 掌握听觉识别能力训练的实验方法 掌握听觉理解能力训练的实验方法	2	必修

二、实验设备

目前，进行听觉听处理功能康复的实验设备主要是听觉言语语言喉功能检测处理系统（DrHRS-HS）、听觉听处理障碍功能检测与训练仪。

（一）主要功能

听觉听处理功能康复设备的主要功能包括：用于纯音、啭音、窄带噪声、滤波复合音等评估，自然环境声、听觉定向、语音、词语、词组、短句的选择性听取等功能评估；基于语音均衡条件下的听觉分辨练习，言语主频分析和助听效果模拟；能产生主频特性明确的滤波复合测试音；具有明确主频性的听觉察知训练、滤波复合音的视听训练、超音段分辨条件下的听觉分辨训练、助听效果模拟等功能；具有音位对比条件下的音位识别评估、错误走向分析及训练；具有词、句、段条件下的听觉理解评估及训练功能；具有用于全频及滤波复合音的视听综合训练；具有听觉识别、听觉记忆、听觉理解能力评估与训练功能，以及可视序列诱导条件下的听觉注意力训练（乐段强化、音乐循环，视交叉和特技图像诱导）、听觉综合训练（吸频、定向、平衡、高频治疗）。

（二）技术指标

同第二章第一节中"噪音言语障碍功能检测与矫治仪"的技术指标。

（三）主要组成

听觉听处理功能康复设备由硬件与专用软件组成。硬件部分包括单通道低通滤波器、话筒、电脑主机、显示器、音箱、键盘、鼠标、打印机、台车。软件部分包括听觉评估仪软件、听觉康复训练仪软件、听处理障碍评估软件、听处理障碍干预软件、听觉统合训练仪软件。

1. 听觉评估仪软件

听觉评估仪软件是利用助听验配及评估技术、语音信号数字处理技术、声学测量分析技术、频谱合成和分解及滤波技术、FFT（Fast Fourier Transformation）快速分析技术、聋幼儿测听技术等国内外先进技术，对助听（或重建）听觉进行评估和学习的过程[①]。该系统集趣味性和科学性于一体，完整体现了听力残疾实用评定标准，是目前用来进行听觉评估的主要设备之一。

视频资源

听觉评估仪
软件介绍

该仪器通过数量评估和功能评估，考查患者的助听听阈及语音识别能力，其中数量评估含有多种频率特征明确的测试音，测试形式活泼，而功能评估以语音均衡式词表为核心。此外，还可用于听觉学习和言语分析。

该系统主要功能有以下几个方面。

（1）档案管理。

听觉评估仪软件具有数据管理功能，能将患者的基本资料和评估结果存储在数据库

---

① 孙喜斌，刘巧云，黄昭鸣 . 听觉功能评估标准及方法 [M]. 上海：华东师范大学出版社，2007.

系统中，再进行康复前后效果的对比时可根据需要进行调用。

（2）数量评估及学习。

在数量评估之前可使用全频音进行练习，诱导患者进入声音环境，全频音主要包括音乐声和环境声（图4-1-1）。音乐声伴随着一系列主题的动画图片播放，如单簧管的音乐声伴随着一系列动物的图片进行播放，从而达到吸引患者注意的目的。环境声由声音配合相应的图片，主要包括5类：可爱的动物、美丽的自然、喧闹的城市、忙碌的交通、勇敢的战争，每一张图片对应着一个声音。

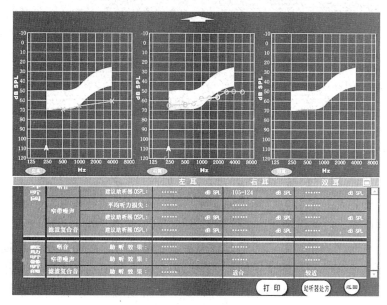

图4-1-1　数量评估测试结果

在患者基本适应环境后，可开始正式的数量评估。数量包括啭音、窄带噪声和滤波复合音3类，声音的强度范围为20 dBHL-90 dBHL，频率包括250 Hz、500 Hz、1 000 Hz、2 000 Hz、3 000 Hz和4 000 Hz等6个主要频率。测试可得到患者在各个主要频率能听到的最小声音的听力级，测试方法同游戏测听，听到声音按触摸屏，正确会出现奖励动画。

最优化的听力补偿和重建是对听力障碍患者进行康复的前提和基础，数量评估部分的助听听阈评估是判断助听（或重建）效果的重要手段。系统会将测试结果与康复评级标准（香蕉图或SS线)（图4-1-2）相比较，判断患者的助听效果是最适、适合、较适还是看话。此外，助听器增益、耳模的类型、声孔的形状等也都将通过数据库存储，记录在该患者的数量评估资料中。

（3）功能评估及学习。

在进行功能评估之前可使用学习部分让患者形成初步的印象，学习内容包括识别练习和拼音练习两部分，识别练习包括自然环境声、声母、韵母和声调，拼音练习包括单韵母、复韵母、声母、鼻韵母和拼音游戏。

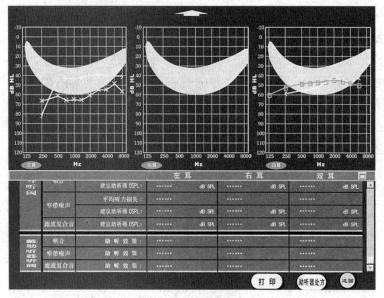

图 4-1-2　香蕉图 /SS 线

功能评估包括 12 个儿童言语测听词表，分别为自然环境声、听觉定向、韵母识别、声母识别、数字识别、单音节声调识别、双音节声调识别、单音节词识别、双音节词识别、三音节词识别、短句识别和选择性听取等[①]。其中自然环境声难度较低，在患者缺乏语言能力时，可采用该组材料。当患者有一定语言基础时，可评估三音节词识别、双音节词识别、单音节词识别、数字识别等。韵母识别和声母识别是该评估词表中最核心的内容，其声母和韵母在测试词表中出现的概率与日常生活中患者使用的概率一致。当患者的听觉能力更强时，可考查其背景噪声中的双音节词识别和短句识别能力，背景噪声共有 16 种可供选择。测试后，系统可自动记录结果，报告言语识别率、错误走向和背景噪声中的言语识别率。

在功能评估部分与培智学校不同的是，对听力障碍患者尤其应注意韵母识别、声母识别、声调识别和选择性听取等与补偿或重建听阈密切相关的内容，评估时音量更应该注意保持一致性。

（4）滤波复合音功能。

滤波功能是康复师研究的工具，它可用于分析录入声音的强频区，并能用于产生主频特性明确的测试音（图 4-1-3）。

（5）言语主频分析和模拟功能。

言语分析功能是康复师模拟助听效果，分析患者言语的工具，能用于产生频率特性明确的言语声（图 4-1-4）。

---

① 刘巧云，黄昭鸣，孙喜斌，等 . 汉语言分解式听觉技能训练模式的构建 [J]. 临床耳鼻咽喉科杂志，2006（12）：574-576.

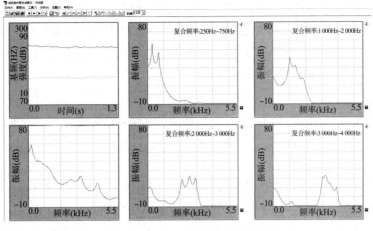

图 4-1-3　滤波复合音

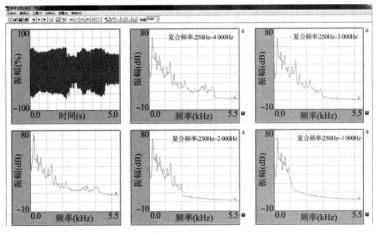

图 4-1-4　言语主频分析

（6）存储打印。

测试结果可根据需要打印出来，作为评估报告单存档或提供给家长。

2. 听觉康复训练仪软件

听觉康复训练仪软件是利用语音信号数字处理技术和多媒体技术、数据统计分析等技术编制的一套评估与训练工具，该系统是目前听觉康复领域中广泛使用的评估与训练系统之一[①]。听觉康复训练仪软件是一个融评估和训练为一体的听觉言语学习系统，该系统以国际通行的听觉发展的 4 个阶段（听觉察知、听觉分辨、听觉识别、听觉理解）理论为指导，将丰富

视频资源

听觉康复训练
仪软件介绍

---

① 黄昭鸣，杜晓新，季佩玉，等. 聋儿康复教育中个别化康复系统的构建与实践 [J]. 中国听力语言康复科学杂志，2006（5）：34-37.

的视觉和听觉材料有机结合，来强化对患者的听觉康复 [①]。

听觉康复训练仪软件中的评估包括儿童最小音位对比识别评估和听觉理解能力评估两部分。评估结果不仅应与发育正常儿童相比较，而且应结合儿童听力补偿（或重建）状况进行考虑，制订合理的康复训练方案。

听觉康复训练仪软件分为听觉功能评估与听觉功能训练两部分，听觉功能评估包括音位对比识别评估和听觉理解评估。听觉训练包括听觉察知、听觉分辨、听觉识别和听觉理解 4 个子系统，每个子系统由基本技能、参考方案、自选方案和卡通游戏 4 个部分组成 [②]。

（1）音位对比识别评估。

音位对比识别评估可分别获得韵母音位对比得分和声母音位对比得分。韵母音位对比识别评估共 92 项，包括同一结构不同开口，不同结构相同开口，相同结构相同开口，前鼻音与后鼻音等 4 个分项目的测试。声母音位对比识别评估共 87 项，包括擦音与无擦音，浊辅音与清辅音，送气与不送气音，相同方式不同部位，不同方式相同部位，卷舌音与非卷舌音等 6 个分项目的测试。

测试结束后，系统自动计算结果，并与系统内的参考标准相比较，得出患者在同龄健听人群中音位对比识别的百分等级数，并给出康复建议。

（2）听觉理解评估。

听觉理解评估可分别获得单条件、双条件和三条件理解得分。单条件听觉理解评估共 40 项，难度由低到高可分为一类、二类、三类、四类、五类。双条件理解词语评估共 40 项，根据语法结构可分为并列、动宾、主谓、偏正、介宾等 5 类词语，每类词语共 8 道题。三条件理解词语评估共 40 项，分类与双条件词语相同。

测试结束后，系统自动计算结果，并与系统内的参考标准相比较，得出患者在同龄健听人群中听觉理解的百分等级数，并给出康复建议。

（3）听觉察知能力训练（含滤波复合音的视听统合训练）。

听觉察知能力训练的核心目标是感知声音的有无，有意识地聆听声音，该部分主要包括无意察知和有意察知（图 4-1-5）。无意察知训练内容主要包括环境声、音乐声和言语声，其中环境声通过影片进行诱导，音乐声通过以动物为主题的动画进行诱导，言语声通过 Flash 动画进行诱导。有意察知部分的训练内容主要包括环境声和频率特征明显的音乐声和言语声，言语声通过动态舌位图进行诱导，音乐声主要分为低频、中频、高频等。

（4）听觉分辨能力训练。

听觉分辨能力训练的核心目标是提高患者判断声音是否相同的能力，该阶段主要包括综合分辨和精细分辨两部分，其主要形式是让患者判断经特别处理的声音信号的异同（图 4-1-6）。综合分辨主要包括环境声和言语声，精细分辨主要包括时长分辨、强度分辨、语速分辨和频率分辨。其中时长分辨包括元音和词语两部分，训练患者分辨不

① 周红省，易海燕，黄昭鸣，等 .1+X+Y 聋儿康复教育模式的实践研究 [J]. 中国听力语言康复科学杂志，2006（1）：43-46.

② 刘巧云 . 听觉康复的原理与方法 [M]. 上海：华东师范大学出版社，2011.

同时长（长、中、短）的声音；强度分辨包括元音和词语两部分，训练患者分辨不同强度（强、中、弱）的声音；语速分辨包括元音和单音节词语动词，训练患者分辨不同速度（快速、中速、慢速）的声音；频率分辨主要包括语调分辨和声调分辨，语调分辨主要为单元音，训练患者分辨不同语调（平调与升调、降调、升降调、降升调）的能力，声调分辨主要为单音节词，训练患者分辨不同声调（一声四声、一声三声、二声四声）的能力。

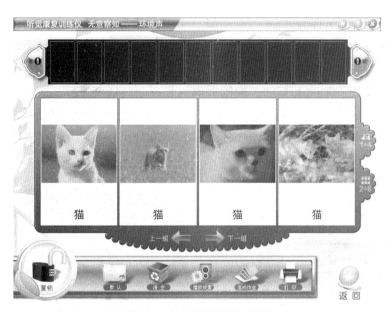

图 4-1-5 听觉察知能力训练

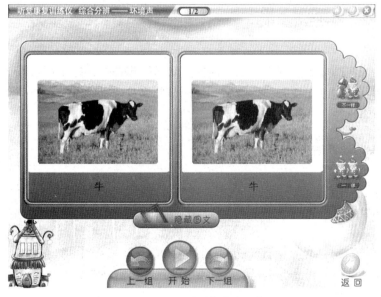

图 4-1-6 听觉分辨能力训练

（5）听觉识别能力训练。

听觉识别能力训练的核心目标在于提高患者把握声音主要特性的能力，分为词语识别和音位识别（图4-1-7）。词语识别根据声母使用频率的不同分为最常用、常用和次常用3部分，每部分都包含了三音节、双音节和单音节词语。音位识别内容主要包括韵母识别和声母识别。其中韵母识别包括相同结构不同开口、不同结构相同开口、相同结构相同开口、前鼻韵母与后鼻韵母4个部分；声母识别包括擦音与无擦音、浊辅音与清辅音、送气音与不送气音、相同方式不同部位、不同方式相同部位、卷舌音与非卷舌音6个部分。

（6）听觉理解能力训练。

听觉理解能力训练的核心目标是提高患者将音和义结合的能力（图4-1-8）。该阶段要求患者在分析并整合声音特性的基础上，能将声音特性与语言、认知等结合起来，理解意义甚至能做出联想和反馈。词语理解内容主要包括单条件、双条件和三条件词语，双条件和三条件均包括介宾短语、主谓短语、并列短语、偏正短语、动宾短语5个部分，短文理解内容主要包括情景对话、故事问答和故事复述。

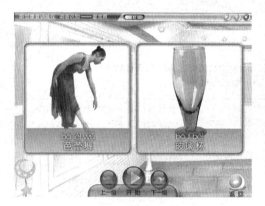

图4-1-7　听觉识别能力训练

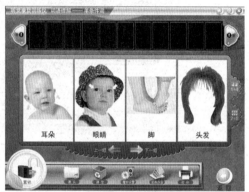

图4-1-8　听觉理解能力训练

以上4个模块的训练内容均可根据需要灵活进行选择，训练难度可根据情况灵活调整参数，训练形式包括图文版、游戏版、沟通版等多种，训练结果可以记录监控，还可将同一训练内容推荐给其他情况类似的患者。

3. 听处理障碍评估软件

听处理障碍评估软件以听觉注意、听觉识别、听觉记忆和听觉理解能力为框架，并以此考查用户的听处理能力。主要功能有以下几个方面。

（1）档案管理。

听处理评估模块具有数据管理功能，能将患者的基本资料和评估结果存储在数据库系统中，再进行康复前后效果的对比时可根据需要进行调用。

（2）听觉注意能力评估。

听觉注意能力评估包括听觉注意的稳定性评估、听觉注意的分配能力评估和听觉注意的转移能力评估。

视频资源

听处理障碍评估软件介绍

（3）听觉识别能力评估。

听觉识别能力评估包括韵母识别能力评估、声母识别能力评估和声调识别能力评估。

（4）听觉记忆能力评估。

听觉记忆能力评估使用多步骤的故事进行评估，主要包括三步曲、四步曲和六步曲等。

（5）听觉理解能力评估。

听觉理解能力评估包括单条件、双条件和三条件理解能力评估。

（6）存储打印。

评估结果可根据需要打印出来，作为评估报告单存档或提供给家长。

4. 听处理障碍干预软件

视频资源

听处理障碍干
预软件介绍

听处理障碍干预软件以听觉注意、听觉识别、听觉记忆和听觉理解能力为框架，并进行针对性训练。主要功能有以下几个方面。

（1）听觉注意能力训练。

听觉注意能力训练利用丰富的视听材料调动患者的无意注意能力，使患者首先对声音产生兴趣，使患者开始愿意听，主要包括注意的稳定性、注意的分配和注意的转移，是听处理干预的一个重要组成部分。

听觉注意力训练分为"形状篇""数字篇""色彩篇"3个模块，每个模块又按照"听一听""选一选""判一判"的训练方法进行（图4-1-9）。

（2）听觉识别能力训练。

听觉识别能力训练在听觉注意训练的基础上，进一步强化患者对语音的识别能力，是学习有声语言的必要条件。本系统通过韵母识别和声母识别两类材料训练，为患者有效地学习有声语言提供辅助，训练形式主要包括射一射、配一配、找一找等。

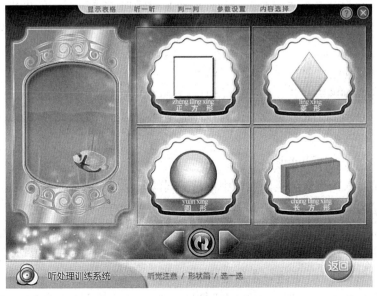

图4-1-9　听觉注意能力训练

（3）听觉记忆能力训练。

听觉记忆能力训练是在患者增强了注意力后，对声音进行进一步的编码、存储和再现能力的训练，是运用有声语言的有效保障，本系统通过三步曲、四步曲和六步曲等3种训练，训练儿童对声音进行进一步的编码、存储和再现能力，训练形式主要包括画一画、排一排、想一想等（图4-1-10）。

（4）听觉理解能力训练。

听觉理解能力训练是听处理能力训练的高级目标，是运用有声语言的重要内容。本系统主要通过单条件词语、双条件词语、三条件词语、短句和短文等5种训练，使得儿童能顺利进行日常交流，训练形式主要包括拼一拼、选一选、说一说等（图4-1-11）。

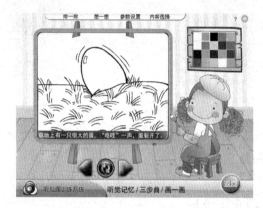

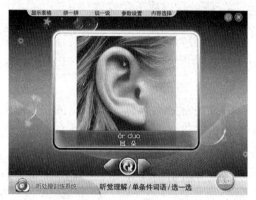

图4-1-10　听觉记忆能力训练　　　　　　图4-1-11　听觉理解能力训练

5. 听觉统合训练仪软件

听觉统合训练仪软件（图4-1-12）是针对患者的听觉注意能力训练而开发的系统，通过让受试者聆听经过调制的音乐声和言语声来矫正听觉系统对声音处理失调的现象，刺激脑部活动，从而达到改善患者与听觉能力相关行为的目的。主要功能有以下6个方面。

（1）提高听觉注意力。

通过滤波处理的音乐声、言语声刺激相关的听神经，使得"休眠"的听神经活跃，突触联结进一步增强，从而提高对声音反应的速度和准确性，提高患者听觉注意力，包括稳定性和选择性等。

（2）提高左右耳协调处理能力。

两只耳朵传入的声音到达的大脑中枢是不同的，左耳输入的信号进入右脑，而右耳输入的声音信号则输入左脑。语言中枢主要在左半球，语言学习时应尽可能地挖掘右耳的潜力。音乐中枢主要在右半球，且语言中超音段部分主要与韵律有关。因此，使得左右耳协调工作，分别处理各自擅长的声音信号，从而进一步增强听觉识别能力。

（3）提高平衡能力，并进一步稳定情绪行为。

听觉器官中主司平衡能力的前庭器官与主司听觉注意能力的耳蜗紧密相连，听觉注意能力的提高可促进平衡能力的提高，而这与视觉的平衡能力密切相关，直接影响到患者的阅读能力等。此外，平衡是一切活动的基础，当平衡受到破坏时，人将容易出现情绪和行为障碍。平衡能力的提高将会减少情绪和行为障碍的出现，通过聆听一组左右声道不断交互变换频率、强度的音乐来矫正听觉系统对声音处理的失调现象，训练患者听觉中枢的平衡和融合能力。

（4）听觉脱敏训练。

通过滤波和吸频功能，有针对性地过滤掉引发听觉过敏的频段，帮助患者逐步消退过敏频段，最终实现脱敏（图4-1-13）。

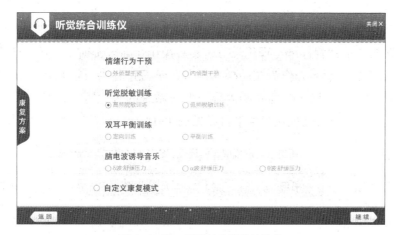

图4-1-12　听觉统合训练仪软件

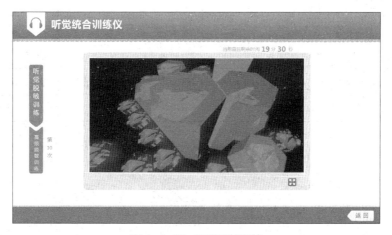

图4-1-13　听觉脱敏训练

（5）情绪行为干预。

聆听经过滤波处理的音乐声可以刺激相关的听神经，使得听神经活跃，提高患者的听觉注意力，刺激耳部神经和大脑，减轻焦虑感，从而有效抑制了不良情绪和不良心境的产生。同时，当音乐与人的精神节律同步，与人的情绪产生共鸣后，可逐渐变换音乐色彩情绪，将外倾型障碍的激愤情绪迁移为轻松愉快的情绪，将内倾型障碍的哀伤情绪转变为优美抒情的情绪。

（6）脑电波诱导音乐。

通过特殊处理的音乐，诱导出不同频率的脑电波，对情绪加以调控，以达到激发灵感、增强记忆以及舒缓压力的效果。

三、参考书目

医学·教育康复行业人才培养课程建设中的听觉听处理功能康复部分，需要系统涵盖听觉听处理模块的课程标准、理论学习、实验操作和临床实训 4 个具体环节，本书听觉听处理功能康复实验部分作为实验操作环节，学习过程中可适当参考该模块课程标准、理论学习和临床实训 3 个环节的内容，形成系统的听觉听处理模块课程建设中的"S-CLP 模式"，听觉听处理模块参考书目详见表 4-1-2。

表 4-1-2　听觉听处理模块课程建设"S-CLP 模式"参考书目

S-CLP 模式	书目	作者	出版社
S- 课程标准	《听障儿童听觉言语康复课程标准》	华东师范大学中国言语听觉康复科学与 ICF 应用研究院等	南京师范大学出版社
	《康复仪器设备与教学信息化配备标准》		南京师范大学出版社
C- 理论学习	《儿童康复听力学》	孙喜斌、杨影、赵航	南京师范大学出版社
	《听觉康复的原理与方法》	刘巧云	华东师范大学出版社
L- 实验操作	《综合康复实验》	杨三华、丁忠冰、周林灿	南京师范大学出版社
P- 临床实训	《言语语言康复实训教程》	万萍	人民卫生出版社

听觉听处理功能评估实验

听觉听处理功能评估的实验包括听觉察知能力评估、听觉分辨能力评估、听觉识别能力评估和听觉理解能力评估，本节将对听觉听处理功能各评估模块的实验内容、实验目的、实验设备、实验流程及实验练习分别进行介绍。

一、听觉察知能力评估

（一）听觉察知能力评估的实验内容

听觉察知能力评估的目的在于考查患者感知声音的有无，能否有意识地聆听声音的能力。该能力是听力和听觉的结合点，其评估指标包括低频、中频、高频声音的察知，具体可通过不同频段的助听听阈体现，用于听觉察知能力评估中的设备主要是便携式听觉评估仪软件和听觉评估仪软件的数量评估模块。

（二）听觉察知能力评估的实验操作步骤

1. 实验目的

（1）明确使用听觉评估仪软件进行听觉察知能力评估的操作步骤。
（2）根据患者信息，通过实验仪器模拟听觉察知评估流程。

2. 实验设备

听觉评估仪软件。

3. 实验流程

（1）开机进入。
1）打开"听觉能力评估"。

2）点击"开始"进入患者信息管理界面，新建用户（或按快捷键 N），根据患者情况如实填写患者的姓名、性别和智力、听力情况等。

3）完成后单击"继续"。

（2）评估准备。

在安静环境中（本底噪声在 40 dB SPL（A）以下），进入"听觉评估仪软件"中的数量评估模块，使用声级计进行校准，确保声音强度的准确性，校准标准根据所选单位为声压级（dB SPL）和听力级（dB HL）而有所不同。在声压级水平上，声级计在各个频率段显示 70 dB SPL 即可。在听力级水平上 45 度角入射角声场，必须测量每个频率段的声音，对应的声音强度为：250 Hz 为 90 dB SPL，500 Hz 为 78 dB SPL，1 000 Hz 为 74 dB SPL，2 000 Hz 为 74 dB SPL，3 000 Hz 为 67 dB SPL，4 000 Hz 为 65.5 dB SPL。其他还应注意周围环境必须安静，此外，对于儿童还应准备一些强化物。

（3）明确指导语。

若患者不能适应评估环境或不能理解评估的方式，可先使用数量评估中的学习部分，帮助患者适应环境后再开始评估。评估时要求患者听声音，听到声音点击触摸屏中的"耳朵"或拍打外接的"小手掌"。若患者理解指导语，给声频率一般使用 1 000 Hz，特殊状况可结合以往听力测试结果考虑从患者最敏感的频率开始，给声强度一般从阈上 20 dB 左右开始，在保证患者理解要求后开始正式评估。

（4）正式评估。

正式评估时，康复师遵循"减 10 加 5"的规则给声，若患者做出正确反应，系统呈现奖励动画调动兴趣。最终得到各主要频率点能听到的最小声音强度。过程中，应注意判断患者的反应是假阳性还是假阴性。若是假阳性，则应提醒患者认真听，重新评估该题。若是假阴性，则再次讲解指导语或再次示范，直到患者掌握正确的反应方式。

（5）结果记录及分析。

听觉评估仪软件将自动在听力图上记录听觉察知评估的结果。测试若采用 dB HL 单位，结果则与言语香蕉图相比较；若采用 dB SPL 单位，结果则与 SS 线相比较，判断患者的助听效果是最适、适合、较适还是看话。该结果可用于预测患者言语识别的水平。例如，某患者听觉察知评估结果中，250 Hz、500 Hz、1 000 Hz、2 000 Hz、3 000 Hz、4 000 Hz 对应的听阈都在言语 SS 线或言语香蕉图内，则该患者的言语识别率（语音均衡式）可达到 90% 以上，预计该患者的康复级别可达到一级。

4. 实验练习

（1）探讨听觉评估仪软件中听觉察知能力评估的临床含义。

（2）案例模拟：假定一名听障患儿，刘某某，女，4 岁，请利用听觉评估仪软件对其进行听觉察知能力的评估，并对评估结果进行分析。

二、听觉分辨能力评估

（一）听觉分辨能力评估的实验内容

听觉分辨能力是在感知声音有无的基础上判断声音是否相同的能力，该能力是大脑真正认识声音的开始，其评估指标包括时长分辨、强度分辨、语速分辨和频率分辨。

（二）听觉分辨能力评估的实验操作步骤

1. 实验目的

（1）明确使用听处理障碍评估软件进行听觉分辨能力评估的操作步骤。

（2）根据患者信息，通过实验仪器模拟听觉分辨能力评估流程。

2. 实验设备

听处理障碍评估软件。

3. 实验流程

（1）开机进入。

同听觉察知能力评估开机进入步骤。

（2）评估准备。

在安静环境中，进入听处理障碍评估软件"儿童超音段音位分辨能力评估"部分，使用声级计在参考点进行音量校准，调整功放使数值达到 70 dB SPL，确保声音强度的准确性。此外，还应注意周围环境必须安静，本底噪声在 40 dB SPL（A）以下，并准备一部分强化物。

（3）明确指导语。

若患者不理解评估的方式，则可首先使用评估测试主界面上的例子，帮助患者根据例子学会反应方式，保证患者理解评估要求后开始正式评估。

（4）正式评估。

正式评估时，系统自动播放评估内容，然后给出目标音，请患者做出选择。每组内容随机播放三次，请患者做出三次选择。一组内容评估完成后可点击"下一组"。也可根据患者的反应决定是否重新进行该组内容的评估，如发现患者存在猜测现象，康复师应重新进行该组内容的评估。

（5）结果记录及分析。

评估完成后系统自动记录结果并填写在《听觉分辨评估结果记录表》中。

4. 实验练习

（1）探讨听处理障碍评估软件中听觉分辨能力评估的临床含义。

（2）案例模拟：假定一名听障患儿，张某某，男，4岁，请利用听处理障碍评估软件对其进行听觉分辨能力评估，并对评估结果进行分析。

三、听觉识别能力评估

（一）听觉识别能力评估的实验内容

听觉识别能力是把握音段音位的多种特性从而将声音识别出来的能力，它包含两类评估内容，即语音均衡式词表和音位对比识别词表，所使用软件分别为听觉评估仪软件的功能评估模块以及配套软件——儿童音位对比式识别能力评估软件。

（二）听觉识别—语音均衡式识别能力评估的实验操作步骤

1. 实验目的

（1）明确使用听觉评估仪软件进行听觉识别——语音均衡式识别能力评估的操作步骤。
（2）根据患者信息，通过实验仪器模拟听觉识别能力评估流程。

2. 实验设备

听觉评估仪软件。

3. 实验流程

（1）开机进入。
同听觉察知能力评估开机进入步骤。
（2）评估准备。
在安静环境中，进入"听觉评估仪软件"中的功能评估模块，选择所需测试耳（左耳、右耳、双耳），并使用声级计对系统进行校准。
（3）明确指导语。
指导语主要为"小朋友，听一听电脑说什么"，等待电脑给出目标音，然后再问"找一找，哪一个？"。若患者不能理解评估的方式，可先使用功能评估中的学习部分，帮助患者理解评估要求后再开始。
（4）正式评估。
语音均衡式识别能力的正式评估有手动、自动和静音三种方式，可通过参数设置进行选择。手动是指测试时由康复师确定测试哪一个，通过控制键盘上的数字确定；自动是指按系统设定的目标词给声；静音是指仅利用设备的形式，通过康复师现场给声的方式进行评估。康复师可根据需要选择其中一种评估方式，以自动给声为例，听觉评估仪软件每出示一幅图片，系统发相应的声音，让患者形成短时的记忆。三个测试词依次出示完毕后，系统将随机发音两次，康复师提醒患者进行选择。评估过程中若发现患者疲劳可暂停，或采用兴趣调动，使患者集中精力重新进行测试。

（5）结果记录及分析。

评估结束后，系统会自动生成韵母识别和声母识别的结果记录表，包括识别率、错误走向、测试时间等。康复师可根据这些结果及建议并结合数量评估的结果判断患者相应的语音均衡式识别水平，从而制订有针对性的康复方案。

4. 实验练习

（1）探讨听觉评估仪软件中听觉识别——语音均衡式识别能力评估的临床含义。

（2）案例模拟：假定一名听障患儿，黄某某，男，4 岁，请利用听觉评估仪软件对其进行听觉识别——语音均衡式识别能力评估，并对评估结果进行分析。

（三）听觉识别—音位对比识别能力评估的实验操作步骤

1. 实验目的

（1）明确使用听觉评估仪软件进行听觉识别——音位对比识别能力评估的操作步骤。
（2）根据患者信息，通过实验仪器模拟听觉识别能力评估流程。

2. 实验设备

听觉评估仪软件。

3. 实验流程

（1）开机进入。
同听觉察知能力评估开机进入步骤。
（2）评估准备。

在安静环境中，进入听觉评估仪软件"儿童音位对比识别能力评估"部分，使用声级计在参考点进行"音量校准"，调整功放使数值达到 70 dBSPL，确保声音强度的准确性。同时，还需了解患者的活动能力。若患者不能操作鼠标点击图片，则需要在康复师的帮助下完成，此时需进行"反应时校准"。反应时是指从声音开始播放到患者完成选择所用的时间，由于是康复师代为选择，从患者做出选择到康复师做出选择之间增加了康复师本身的反应时。若结果需考查反应时，则需要经过反应时校准。

（3）明确指导语。

音位对比识别指导语较为简单，一般选择例题后，康复师对患者说"听一听电脑说什么"，并等待电脑播放示范音和目标音，再说"找一找，哪一个"。系统会先后播放"猫"和"狗"的声音，并有黄色边框闪烁提示，然后图片下的笑脸开始摆动，提醒患者选择。若患者不能理解评估要求，则可使用另一个例子继续学习反应方式，直到患者理解后再开始正式评估。

（4）正式评估。

正式评估时，系统自动播放一组音位对，然后给出目标音请患者做出选择。每组音位对随机播放三次，患者需要做出三次选择。一组内容评估完成后可点击"下一组"切换内容，也可根据患者的反应决定是否重新进行该组内容的评估。

（5）结果记录及分析。

测试完成后，系统自动计算结果并与系统内的百分等级参考标准相比较，得出音位对比识别各部分测试结果以及在同龄健听人群中的百分等级数，康复师根据评估结果给出科学的康复建议。若结果分析与建议中出现"未知"字样，则说明该被试的年龄不在3—6岁参考标准范围内，应由康复师分析该结果。

4. 实验练习

（1）探讨听觉评估仪软件中听觉识别——音位对比识别能力评估的临床含义。

（2）案例模拟：假定一名听障患儿，周某某，男，4岁，请利用听觉评估仪软件对其进行句子理解能力评估，并对评估结果进行分析。

四、听觉理解能力评估

（一）听觉理解能力评估的实验内容

听觉理解能力是将音和义结合的能力，是听觉发展的最高阶段。其评估内容包括单条件词语、双条件词语和三条件词语。现代化技术在听觉理解能力中的应用主要体现在听觉评估仪软件的配套软件——儿童听觉理解能力评估软件上。

（二）听觉理解能力评估的实验操作步骤

1. 实验目的

（1）明确使用听觉评估仪软件进行听觉理解能力评估的操作步骤。

（2）根据患者信息，通过实验仪器模拟听觉理解能力评估流程。

2. 实验设备

听觉评估仪软件。

3. 实验流程

（1）开机进入。

同听觉察知能力评估开机进入步骤。

（2）评估准备。

在安静环境中，进入听觉评估仪软件"儿童听觉理解能力评估"部分，并进行校准，校准方式同听觉识别。

（3）明确指导语。

听觉理解指导语较为简单，一般先选择例题，康复师对患者说"听一听"，系统播放"香蕉"，康复师再对患者说"哪里呢"，患者点击触摸屏进行选择。若患者不能理解评估要求，则再次学习例题，保证患者理解评估要求后开始正式评估。

（4）正式评估。

正式评估时，系统自动播放目标音，请患者做出选择。一题完成后系统自动跳转到下一页评估内容，康复师也可根据患者的反应决定是否对上一组内容重新进行评估。每一页的4个图片的位置都是随机的，第二次测试可能与前面测试时的位置不同，但目标词语不变。

（5）结果记录及分析。

评估完成后，系统根据实际情况自动计算出单条件词语、双条件词语和三条件词语理解评估的得分，以及听觉理解的总分，并根据百分等级参考标准给出3—5岁患者在同龄人中所处位置。康复师还可根据这些结果进行错误走向的具体分析，从而给出针对性的康复建议。若年龄在3—5岁之外，则需要康复师根据情况做出分析和给出建议。

4. 实验练习

（1）探讨听觉评估仪软件中听觉理解能力评估的临床含义。

（2）案例模拟：假定一名听障患儿，梁某某，男，4岁，请利用听觉评估仪软件对其进行听觉理解能力评估，并对评估结果进行分析。

听觉听处理功能训练实验

听觉听处理功能康复训练的实验包括听觉察知能力训练、听觉分辨能力训练、听觉识别能力训练和听觉理解能力训练，本节将对听觉听处理功能各训练模块的实验内容、实验目的、实验设备、实验流程及实验练习分别进行介绍。

一、听觉察知能力训练

（一）听觉察知能力训练的实验内容

听觉察知能力训练的核心目标是使患者能够感知声音的有无，有意识地聆听声音。该阶段主要包括无意察知和有意察知两部分，其主要形式为利用丰富的视听材料调动患者对声音的注意，使其首先对声音产生兴趣，以帮助其主动地聆听声音。在训练患者的听觉察知能力方面，可以使用"听觉康复训练仪软件"中的"听觉察知"模块和"听觉评估仪软件"中的"数量学习"模块进行。下面以听觉康复训练仪软件为例，从主要内容和使用方法等方面介绍该系统在听觉察知训练中的应用。

（二）听觉察知能力训练的实验操作步骤

1. 实验目的

（1）了解听觉察知能力训练的作用。

（2）熟练掌握听觉察知能力训练的内容和模块的操作。

（3）根据训练对象信息，为其选择训练内容并进行听觉察知模拟操作。

2. 实验设备

听觉康复训练仪软件。

3. 实验流程

（1）开机进入相应模块。

1）打开听觉康复训练仪软件。

2）选择"新建"填写训练对象的相关基本信息，或者选择已有的历史记录，点击"继续"按钮。

3）完成后进入训练界面，进入"唤醒"模块。

（2）内容选择。

内容选择是指康复师根据患者听觉察知评估结果选择训练内容，若患者不能主动对声音做出反应，则选择无意察知部分的内容进行训练；若患者可以对声音做出反应，只是反应不稳定，则可选择有意察知部分的内容进行训练。

内容选择时，可以灵活使用4种方式，每种选择方法的使用情境各有不同。

一是通过听觉康复训练仪软件"无意察知"或"有意察知"模块的主菜单选择。在使用该方法选择内容时，环境声、音乐声、言语声中的内容需分别选择，系统默认内容是环境声中前四项内容。在实际运用中，一般由康复师在训练前采用这种方法选择好训练内容。

二是通过训练界面的浮动菜单选择。在训练过程中，如发现所选内容难度太高或太低，需要中途更换内容时，可使用该按钮灵活选择其他内容，继续进行训练。

三是通过历史记录选择。在训练前，若需要对上次训练的内容进行巩固，则可通过历史记录界面时间节点选择相应记录进行复习。

四是通过推荐课程选择。当不同患者的训练内容存在一定相似性时，系统可从历史记录中将训练过的内容推荐给相关人群（含自己），名称可自行设定。该功能可帮助建立系统的听觉康复课程。

（3）训练形式。

训练形式是指训练所采用的活动方式。无意察知部分主要包括"图文版""沟通版"两种形式，有意察知部分则包括"图文版""沟通版""游戏版"3种形式。不同形式可通过悬浮菜单进行快速切换。

图文版主要由视频、图片、文字组成，主要功能在于培养患者判断有无声音的能力。在听觉察知阶段，无意察知部分不需要患者做出选择，因此，图文版主要操作为播放及选择上一组和下一组。在有意察知部分则需要患者判断声音的有无，因此，康复师首先应帮助患者理解操作方法，然后加快患者对声音反应的速度。

沟通版主要由图片和文字组成，操作灵活性强。其主要功能包括：① 备选项的调整，沟通版包括1×4和2×8两种版式，系统会自动对所选内容进行排版。如需减少备选项，则可通过单击右键完成；如需调整位置，则可单击右键，将内容放于备选栏中再用鼠标拖动，从而实现备选项数量及内容的调整。② 外接沟通版，沟通版部分可通过USB接口外接点击式沟通版，方便年龄较小的患者操作。该部分设置了快捷键，康复师可通过快捷键播放目标音，让患者通过沟通版进行选择。此时沟通版应结合打印功能使用，通过打印生成与界面相同的内容，并贴在沟通版上供患者使用。③ 生成家庭实验练习，通过点击"生成实验练习"可生成实验练习包，供患者回家练习。④ 录音功能，由于听觉训练需要多种声音的刺激，因此在训练过程中可根据实际情况进行录音，以增加声音的种类。⑤ 童锁功能，对于注意力容易分散的患者，可以通过童锁将界面中的功能按钮隐藏，仅显示备选项。

游戏版主要是在图文版的基础上完成，其主要特色是排除视觉提示，主要通过听觉信号完成相关游戏，帮助患者增强听觉。在无意察知训练阶段，由于患者是被动地做出反应，因此没有游戏；在有意察知训练阶段，目前已有的游戏包括"滑滑梯"和"拼图"等。

（4）参数设置。

参数设置是通过改变训练条件从而改变训练形式或难度的一种方式，具体由康复师根据患者训练的情况设定，可对游戏方式、呈现形式、内容切换、背景噪声、音调、声音类型、侧别等进行综合调整。

游戏方式主要针对游戏版而言，若训练时患者对一种游戏失去兴趣时，则可更换另一种游戏。在听觉察知部分，可通过下拉菜单选择"滑滑梯"或"拼图"。

呈现形式主要针对文字、图片、拼音的显示或隐藏问题进行调整，若选中则在训练活动时显示。在听觉察知部分，图片必选。

内容切换是指训练内容在一组训练完成后是否自动切换到下一组。

背景噪声是对背景噪声的有无、类型及信噪比进行控制，一般在刚开始进行听觉察知能力训练时不使用背景噪声干扰。当患者在安静环境下能对声音的有无做出稳定反应时，则可适当添加背景噪声。

音调主要是指通过软件对原始的声音进行调整，调整方式主要有两种，负值对应降调，正值对应着升调，0 对应着原始声音，听觉察知部分不使用音调控制。

声音类型主要是指软件中的言语声种类，主要包括 3 种类型：男声中速、女声中速、女声慢速。听觉察知阶段有意察知的言语声部分可以选择男声中速和女声中速。

侧别是指通过哪一侧的音响输出，主要包括左侧、右侧和双侧 3 种播放形式。训练中以双侧为主，如需考查患者某一侧的听觉能力，可通过该按钮进行控制。

听觉康复训练仪软件中其余模块的参数设置与该部分基本相同，后文不再赘述。

（5）训练结果及历史记录。

训练结果是指对患者基本信息和训练结果的记录，可帮助康复师了解患者对训练内容的掌握情况，主要是对图文版和游戏版训练结果的记录。训练结果列表会形成历史记录，查看方式主要有两种，一是通过训练界面的悬浮菜单点击"显示表格"查看（表4-3-1 和表 4-3-2）。二是通过历史记录进行查看。进入历史记录有两种路径，其一是通过某一模块的主菜单界面进行查看；其二是通过信息管理界面的相关内容进行查看。点击进入信息管理界面，选择某一对象后点击历史记录，若某一部分内容已进行过训练，则该标签会呈现蓝色状态；若没有进行过，则呈现灰色状态。点击相应蓝色按钮可进入历史记录列表界面。在该界面除可查看相应的训练结果外，还可通过"动态监控"比较多次训练是否取得成果。

表 4-3-1 有意察知训练结果记录与分析表

基本信息			
编号	01	出生日期	2015/12/12
姓名	聪聪	训练日期	2019/10/13
性别	男	训练形式	图文版
背景噪声	无	信噪比	低
呈现形式	图片	音调	0
侧别	双耳		

训练结果			
训练题数	12	总评成绩	58.33%
分析与建议			

表 4-3-2 有意察知训练内容列表

序号	内容	得分
1	n	1
2	m	1
3	l	1
4	p	0
5	m	1
6	b	0
7	k	0
8	h	1
9	f	1

序号	内容	得分
10	t	0
11	g	1
12	j	0

4. 实验练习

（1）简述听觉察知能力训练内容。

（2）案例模拟：陆某某，女，4岁，听障，听觉评估结果反映其听觉察知与同龄儿童相比处于不良水平，请根据上述患者信息，选择训练内容并进行模拟训练。

二、听觉分辨能力训练

（一）听觉分辨能力训练的实验内容

听觉分辨能力训练的核心目标是提高患者判断声音是否相同的能力，该阶段主要包括综合分辨和精细分辨两部分，其主要形式是让患者判断经特别处理的声音信号的异同。在训练患者听觉分辨能力方面，可以使用听觉康复训练仪软件中的"听觉分辨"模块和"视听统合训练仪"进行。下面以听觉康复训练仪软件为例，介绍多媒体技术在听觉分辨训练中的应用。

（二）听觉分辨能力训练的实验操作步骤

1. 实验目的

（1）熟练掌握听觉分辨能力训练的内容。

（2）熟练掌握听觉分辨能力训练模块的操作。

（3）根据训练对象信息，为其选择训练内容并进行模拟操作。

2. 实验设备

听觉康复训练仪软件。

3. 实验流程

（1）开机进入相应模块。

1）打开听觉康复训练仪软件。

2）选择"新建"，填写训练对象的相关基本信息，或者选择已有的历史记录，点击"继续"按钮。

3）完成后进入训练界面，进入"听觉分辨"模块。

（2）内容选择。

内容选择是指康复师根据患者听觉分辨评估结果选择训练内容，若患者只对声音有反应而不能区分两个存在较大差异的声音，此时应该选择综合分辨的内容进行训练；若患者可以分辨有多维度差异的声音，但是不能分辨存在单一维度差异的声音时，则应选择精细分辨的内容进行训练。

在内容选择时，同样可以灵活使用5种路径，每种选择方法的使用情况各有不同。具体操作参见"听觉察知训练"中的"内容选择"部分。

（3）训练形式。

训练形式是指训练所采用的活动方式，听觉分辨包括"图文版""沟通版""游戏版"3种形式。

该部分图文版操作时，康复师首先应选择2—3组语音作为例子，帮助患者理解操作方法，当设备播放的两个声音一样时，选择代表一样含义的图标；声音不一样时，选择代表不一样含义的图标。然后再选择其他内容进行训练。此外，在图文版的训练中，康复师还可启用"隐藏图文"的功能，通过取消图片和文字的提示作用来增加训练的难度，要求患者仅根据听觉来进行判断，以此考查患者是否真正能够准确而快速地进行分辨。

听觉分辨能力训练模块沟通版和游戏版的主要功能与"听觉察知"相同，"游戏版"的游戏包括"拔萝卜""浇花""赛车"和"狐狸和小鸡"。

4. 实验练习

（1）简述听觉分辨能力训练内容。

（2）案例模拟：张某某，女，5岁，听力障碍，听觉评估结果反映其音位识别与同龄儿童相比处于不良水平，不能识别声母最小音位对，请根据上述患者信息，选择训练内容并进行模拟训练。

三、听觉识别能力训练

（一）听觉识别能力训练的实验内容

听觉识别能力训练的核心目标在于提高患者把握声音主要特性的能力，分为词语识别和音位识别。在听觉识别能力训练时，可以使用听觉康复训练仪软件中的"听觉识别"模块和听觉评估仪软件中的"功能评估—学习"模块及"听觉识别训练板"进行，下面以听觉康复训练仪软件为例，介绍多媒体技术在听觉识别能力训练中的应用。

（二）听觉识别能力训练的实验操作步骤

1. 实验目的

（1）熟练掌握听觉识别能力训练的内容。

（2）熟练掌握听觉识别能力训练模块的操作。

（3）根据训练对象信息，为其选择训练内容并进行模拟操作。

2. 实验设备

听觉康复训练仪软件。

3. 实验流程

（1）开机进入相应模块。

1）打开听觉康复训练仪软件。

2）选择"新建"，填写训练对象的相关基本信息，或者选择已有的历史记录，点击"继续"按钮。

3）完成后进入训练界面，进入"听觉识别"模块。

（2）内容选择。

内容选择是指康复师根据患者听觉识别评估结果选择训练内容。若患者不能识别存在较大差异的词语，此时应选择词语识别的内容进行训练。若患者不能分辨存在较小差异的音位对比词语，则可选择音位识别的内容进行训练。

该部分内容选择的方法与听觉察知部分基本相同，特别之处在于增加了"自定义"功能。该功能可灵活地将不同的声母、韵母和声调进行组合，从资源库中快速找出相应的词语。

（3）训练形式。

词语识别和音位识别部分都包括"图文版""沟通版""游戏版"3种训练形式。

图文版主要由图片、文字和拼音组成，主要功能在于训练患者识别不同的声音并使他们能更清晰地区分声音之间的细微差别，从而更好地识别语音的整体特征。因此，康复师首先应教会患者正确的反应方式（设备播放的两个声音，患者根据系统指导语选出目标音），然后再选择相应的内容进行训练。该模块每个训练内容均选配了能准确代表其含义的4张图片，增加同一内容的强化训练次数，且每张图片均经过处理，形成了"马赛克""颗粒""粗糙蜡笔""乌龟裂"等效果，这样既增加了难度，又可以激起患者兴趣维持注意力，通过这种方法帮助患者进行识别。

沟通版和游戏版主要功能与"听觉察知"相同。因为这部分训练材料较多，为有效地调动患者的兴趣，维持其注意力，避免患者在训练过程中出现疲劳效应，游戏版设置了6种游戏，包括"小鸭子""海底拾贝""神奇的帽子""南极企鹅""藏宝盒"和"蜗牛"等游戏。

4. 实验练习

（1）简述听觉识别能力训练内容。

（2）案例模拟：张某某，女，6岁，多重残疾。听觉能力评估结果反映其不能识别最小音位对。请根据上述患者信息，选择训练内容并进行模拟训练。

四、听觉理解能力训练

（一）听觉理解能力训练的实验内容

听觉理解能力训练的核心目标是提高患者将音和义结合的能力，该阶段要求患者在分析并整合声音特性的基础上，能将声音特性与语言、认知等结合起来，理解意义甚至能做出联想和反馈。在训练患者听觉理解能力时，可以使用听觉康复训练仪软件中的"听觉理解"模块和"听觉语音训练板"。下面以听觉康复训练仪软件为例，介绍多媒体技术在听觉理解训练中的应用。

（二）听觉理解能力训练的实验操作步骤

1. 实验目的

（1）熟练掌握听觉理解能力训练的内容。
（2）熟练掌握听觉理解能力训练模块的操作。
（3）根据训练对象信息，为其选择训练内容并进行模拟操作。

2. 实验设备

听觉康复训练仪软件。

3. 实验流程

（1）开机进入相应模块。
1）打开听觉康复训练仪软件。
2）选择"新建"，填写训练对象的相关基本信息，或者选择已有的历史记录，点击"继续"按钮。
3）完成后进入训练界面，进入"听觉理解"模块。
（2）内容选择。
内容选择是指康复师根据患者听觉理解评估结果选择的训练内容。若患者只能识别声音而不了解意义，应选择词语理解部分的内容进行训练；若患者的听觉能力已经能够实现词语音和义的联结，则应选择短文理解部分的内容进行训练。

在内容选择时，同样可以灵活使用5种路径，每种选择方法的功能各有不同，具体操作参见"听觉察知能力训练"中的"内容选择"部分。

（3）训练形式。

在词语理解部分包括"图文版""沟通版"两种训练形式。图文版主要由图片、文字和拼音组成，主要功能在于训练患者不经过事先的聆听，直接根据图片和文字的内容选出目标词语的能力。沟通版主要功能与"听觉察知"部分相同。

短文理解部分包括情景对话、故事问答和故事复述3部分内容，通过图片、文字和音频进行训练。情景对话选取日常生活中常见的主题，由设备呈现一张主题场景图片，由康复师和患者通过角色扮演进行模拟对话，若对话难以进行，则可通过系统提供的示范音进行模仿。故事问答主要选择简短、易懂的故事作为训练材料，要求患者通过听故事回答问题的方式，增强患者的听觉理解能力。每个故事均配选图片来帮助患者理解故事，并根据故事内容设置了4个问题，问题难度由浅入深，共3种类型，一是直接问题，可从故事中直接获得答案；二是间接问题，需对故事内容进行简单思考后才能得出答案；三是归纳总结或延伸性问题，需要患者在把握故事主要内容的基础之上对故事进行归纳、推理或演绎。3类问题难度不同，以第一、二类问题为主。故事复述是一种要求患者将听到的故事讲述出来的训练形式，以此来训练其把握故事内容及细节的能力，所选故事内容简短、情节紧凑、步骤明确，有助于增强患者的记忆能力和连续语言能力，可结合言语能力进行训练及监控。

4. 实验练习

（1）简述听觉理解能力训练内容。

（2）案例模拟：卢某某，女，6岁，多重残疾。听觉能力评估结果反映其不能识别最小音位对，请根据上述患者信息，选择训练内容并进行模拟训练。

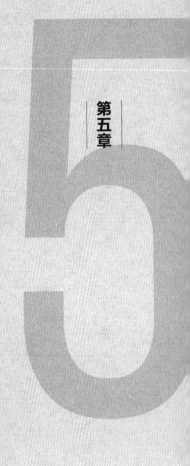

第五章

儿童语言能力康复实验

儿童语言能力的评估与训练是综合康复体系的重要组成部分，依据儿童语言发展的过程顺序以及每一阶段的语言关键技能，儿童语言能力康复应按照个案的具体情况分阶段开展，包括词语康复训练、词组康复训练、句子康复训练及短文康复训练。

　　本章通过介绍儿童语言能力康复的实验内容、常用实验设备及实验具体操作步骤，让读者掌握儿童语言能力评估与训练的基本方法，为今后临床工作中的实践提供内容与方法的规范化指导。

儿童语言能力康复实验概述

本节将对儿童语言能力康复实验项目、实验仪器设备及相关参考书目做简要阐述。其中，要求重点把握儿童语言能力康复实验项目，熟悉常用的儿童语言能力康复实验的仪器设备，简单了解儿童语言能力康复参考书目。

一、实验项目

儿童语言能力康复实验项目主要包括儿童口语理解能力评估、儿童口语表达能力评估、儿童词语理解与表达训练、儿童词组理解与表达训练、儿童句子理解与表达训练和儿童看图叙事训练等 6 个训练项目，每个训练项目由若干具体的实验条目组成，同时配备实验项目相对应的建议学时和实验要求，具体见表 5-1-1。

表 5-1-1　儿童语言能力康复实验项目表

序号	实验项目	实验条目	建议学时	实验要求
1	儿童口语理解能力评估	掌握词语理解的实验评估方法 掌握句子理解的实验评估方法	1	必修
2	儿童口语表达能力评估	掌握词语命名的实验评估方法 掌握句式仿说的实验评估方法 掌握双音节词时长 $2cvT$ 的实验测量方法 掌握双音节词基频 $2cvF_0$ 的实验测量方法	1	必修
3	儿童词语理解与表达训练	掌握前语言唤醒训练的实验方法 掌握词语认识训练的实验方法 掌握词语探索训练的实验方法 掌握词语沟通训练的实验方法 掌握词语认知训练的实验方法	1	必修
4	儿童词组理解与表达训练	掌握词组认识训练的实验方法 掌握词组探索训练的实验方法 掌握词组沟通训练的实验方法	1	必修

续表

序号	实验项目	实验条目	建议学时	实验要求
5	儿童句子理解与表达训练	掌握句子认识训练的实验方法 掌握句子探索训练的实验方法 掌握句子沟通训练的实验方法 掌握句子认知训练的实验方法	1	必修
6	儿童看图叙事训练	掌握短文认识训练的实验方法	1	必修

二、实验设备

目前，进行儿童语言能力康复的实验设备主要是听觉言语语言喉功能检测处理系统（DrHRS-LMB1）、早期语言和语言认知障碍功能检测训练沟通仪。

（一）主要功能

儿童语言能力康复设备的主要功能包括：① 能进行儿童语言能力的评估，词语、词组、句子和短文理解与表达能力的评估，语言韵律能力的测量；② 具有非语言沟通能力的训练、前语言阶段的辅助沟通能力训练功能，言语语言综合训练；③ 具有图片辅助沟通功能（替代性：最小音位、音位矩阵对比；补偿性：主频模拟调整，可视脑电波诱导）。

（二）技术指标

同第二章第一节中"噪音言语障碍功能检测与矫治仪"的技术指标。

（三）主要组成

儿童语言能力康复设备由硬件和专用软件组成。硬件部分包括单通道低通滤波器、话筒、电脑主机、显示器、音箱、键盘、鼠标、打印机、台车。软件部分包括言语语言综合训练仪软件、辅助沟通训练仪软件、早期语言障碍评估与干预仪软件。

视频资源

言语语言综合训练仪软件介绍

1. 言语语言综合训练仪软件

言语语言综合训练仪软件是一种适用于各种语言障碍治疗的专用工具，其独特的双屏显示功能使治疗效果一目了然。该系统不但提供了语言韵律能力及其他各种参数的测量，还能在患者完成从言语（口语）到语言能力（有声语言）的过渡中起到很大的作用。它的主要核心在于为患者设置了多种类型的有声语言课程，以便根据实际需要选择最适合的课程进行言语语言的综合能力训练。

言语语言综合训练仪软件具有功能强大、适用范围广、操作方便等特点，可以在课程指导下完成呼吸功能、发声功能、共鸣功能、构音功能、语音功能的综合训练[①]。基本功能参数和特性有以下几方面。

（1）语言韵律能力评估。

韵律能力评估根据输入的语言材料，对患者语言使用过程中的语速、语调、重读、重音的综合运用能力进行客观分析，以诊断患者在韵律方面所存在的问题类型以及问题严重性。可以对所录制的语言材料进行实时分析和反馈，以基频线、幅度线、文本统计报告等形式体现分析结果，观察患者的长时言语声音的韵律能力、平均基频、平均强度、基频标准差、基频范围等多个语言能力的参数，从而在语言训练中实现了对呼吸功能训练、发声功能训练的实时监控[②]（图5-1-1）。

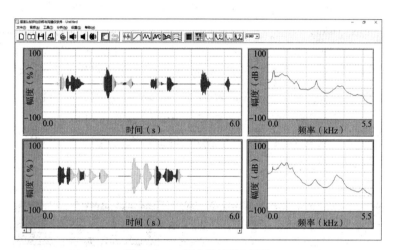

图 5-1-1　语言韵律能力评估

（2）语言训练的课程设置。

语言训练的课程是言语语言综合训练的核心，采用词、句等4个阶段的语言材料及其韵律训练样板，进行自然言语的韵律匹配训练，实现了从构音功能训练到语音功能训练的顺利过渡，进一步实现了从言语的高级阶段（言语的语音功能）训练到语言的低级阶段（语言的语音功能）训练的过渡。

（3）语言材料的言语波形图和舌位图同时显示。

软件可以实时显示录制语言材料的波形图，并且可以选择显示舌位图的区域，然后将对应的舌位图与波形图进行对比，即可判断患者长时口部共鸣功能是否存在异常，相应的，可以指出患者的口部结构运动的位置、运动的过程是否正确。

---

① 万勤，张蕾，黄昭鸣，等 . 特殊儿童言语干预的理论与实践 [J]. 中国特殊教育，2007（10）：41-47.

② 杜晓新，黄昭鸣 . 教育康复学导论 [M]. 北京：北京大学出版社，2018：86-87.

（4）语言材料的基频和功率谱同时显示。

软件可以同时显示所录制语言材料的长时基频线和功率谱，这样既可以看到发音时声带振动的基频，发挥实时监控语言训练中的语调、语速、音调功能的作用，又可以观察除基频以外各个频段的能量以及频谱组成成分，为语言训练中音质的功能训练提供了视觉反馈信息和实施监控的功能。

（5）语言材料的语谱图和线性预测谱同时显示。

运用数字信号处理技术和傅里叶快速转换技术，可以对患者的语言材料进行线性预测谱及语谱图，实现了从两维、三维的角度客观地提取并观察语言特别是元音的共振峰数值，将其分别与本年龄段共振峰正常参数值进行对比，综合分析，则可以判断该患者是否存在语言的共鸣、构音和语音异常，这些参数满足了共鸣、构音和语音功能评估的基本要求，体现了定量技术在语言和言语功能训练中的重要地位。

2. 辅助沟通训练仪软件

视频资源

辅助沟通训练仪软件介绍

辅助沟通训练仪软件是一种扩大口语的方式，利用多重沟通策略，协助个案达到沟通的目的。

辅助沟通训练仪软件采用 384 个标准图形符号进行社交技巧训练，含 8 个分类：① 名词、动词、数量；② 水果、点心、饮料、其他；③ 主食、时间、课程、乐器；④ 生活、室内活动、户外活动；⑤ 常用物品、衣物、餐具；⑥ 公共场所、交通、身体；⑦ 天气、动物、昆虫、节日；⑧ 情绪、社交技巧（图 5-1-2）。该软件可对语言障碍患者的词语、词组、句子和短文的理解与表达提供训练内容及训练形式。

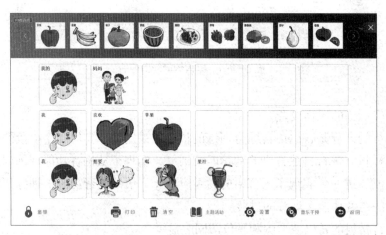

图 5-1-2　社交技巧训练

辅助沟通训练仪软件可配合辅助沟通训练板一起使用。辅助沟通训练板是基于 Android 系统平板客户端开发研制，用于辅助语言沟通障碍人群的沟通及教育康复训练的一种高科技辅助沟通用具，具有如下特点。

（1）符号资源丰富。

预存 8 个分类共 384 个图库资源，以及一些基本中英文字符号。

（2）预置课程。

内置 89 套应用范例和版式设计训练方案，方便调用。

（3）自定义符号。

用户可根据需要导入声音和图片等新资源。

（4）锁屏训练。

一键进入锁屏训练，划图读句，进行成句训练。

（5）智能评估。

利用一个简单的抓兔子的小游戏，来评估最适合用户的版式大小和视野区域，并根据评估结果为用户选择最合适的版式。

（6）活动管理。

可随时保存当前已经排布好的版式，供下次训练时快速调用，而不需要再次进行烦琐的排布工作。

3. 早期语言障碍评估与干预仪软件

视频资源

早期语言障碍评估与干预仪软件用于早期语言障碍训练监控和训练，具有语言理解、表达能力的评估与训练功能，以及早期语言认知能力评估与训练功能。该软件主要包含 134 个名词、50 个动词和 54 个形容词，包括评估篇和训练篇。评估篇包括词语理解、词语命名、句子理解和句式仿说 4 个部分，训练篇包括"咿呀学语""学词语""学词组""学句子""学短文" 5 个部分。通过选取核心语汇、采用循序渐进的方式对患者进行早期语言强化训练，帮助语言康复师或康复教师制订康复方案和监控康复效果。该软件是国内目前运用最广泛的语言评估与个别化康复训练设备。

早期语言障碍评估与干预仪软件介绍

早期语言障碍评估与干预仪软件的基本功能有以下几方面。

（1）基本信息录入。

采用键盘输入姓名、性别、出生年月、病历号、听力以及智力水平，并允许语言康复师或康复教师输入其他与语言康复有关的信息，如患者的心理特征、行为与情绪特征等。

（2）内容选择。

1）评估。

测试包含词语理解（图 5-1-3）、词语命名、句子理解（图 5-1-4）和句式仿说 4 个模块，可以分别进行词语理解测试与词语表达测试。

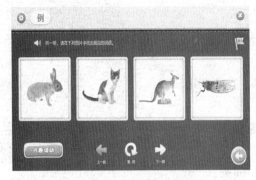
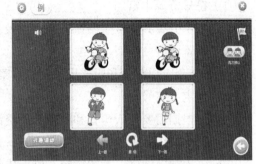

图 5-1-3 词语理解评估   图 5-1-4 句子理解评估

2）训练。

早期语言阶段的语言理解与表达能力训练，是采用认识、探索、沟通、认知等方式进行核心名词、核心动词、核心词组（5类）、核心句式（4类）的训练，包括词语的认识、探索、沟通、认知训练（其中词语认知拓展训练包括词的功能、特征、类别、匹配概念的训练）；词组的认识训练；句子的认识与认知训练（包括常见的四类句式训练）；短文的认识训练。

学词语：分为4个部分。① 词语认识部分包含早期语言中的124个核心名词、50个核心动词和54个形容词，依据类别及习得难易程度划分为4个单元，可进行词语学习与词语训练（图5-1-5）。训练时可对应答时限进行设置，包括训练难度、应答时限和目标正确率。训练难度有4个水平，分别是启蒙阶段、初级训练、中级训练和高级训练。② 词语沟通部分包含名词与动词，训练时可对应答时限进行设置，可进行名词或动词的图片匹配、词语识别、名词种类、相互交流等搜索。③ 词语探索部分包含名词与动词，训练时可对应答时限进行设置，可进行名词或动词的搜寻、辨别、描述等探索。④ 词语认知部分包含功能、特征、分类和匹配4个模块，训练时可对应答时限进行设置，包括训练类型、训练难度、应答时限和目标正确率。训练难度有3个水平，分别是初级训练、中级训练和高级训练。

学词组：词组认识部分包含并列、动宾、主谓、偏正和介宾5个模块，训练时可对应答时限进行设置，包括训练难度、应答时限和目标正确率。训练难度有4个水平，分别是启蒙阶段、初级训练、中级训练和高级训练（图5-1-6）。

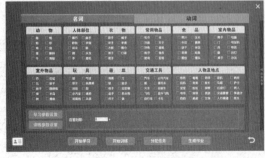
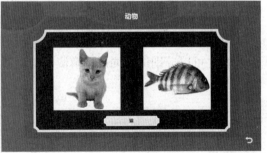

图 5-1-5 学词语训练

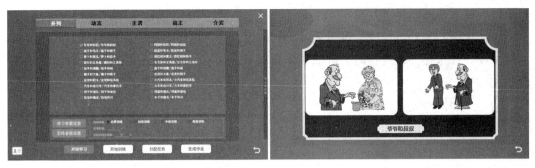

图 5-1-6　学词组训练

　　学句子：分为 2 个部分。① 句子认识部分包含宾语、主语、谓语、倒装、存现句、是字句、把字句和被字句 8 个模块，训练时可对应答时限进行设置，包括训练难度、应答时限和目标正确率。训练难度有 4 个水平，分别是启蒙阶段、初级训练、中级训练和高级训练。② 句子认知部分包含"多了什么""有什么不同" 2 个模块，训练时可对应答时限进行设置，包括训练类型、应答时限和目标正确率。训练难度有 3 个水平，分别是初级训练、中级训练和高级训练（图 5-1-7）。

　　学短文：短文认识部分包含动物、春天、夏天、秋天和冬天 5 个模块，训练时可设置语言等级，包括训练难度、语言等级、应答时限和目标正确率。训练难度有 3 个水平，分别是初级训练、中级训练和高级训练（图 5-1-8）。

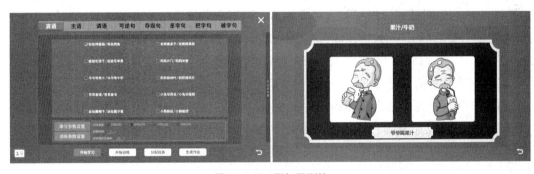

图 5-1-7　学句子训练

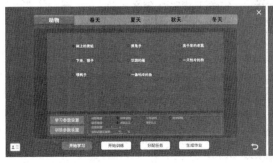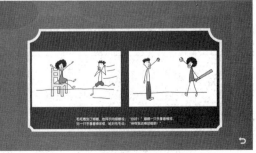

图 5-1-8　学短文训练

（3）灵活选择训练内容和训练难度。

即使在同一个训练模块，也可通过不同的组合为患者选择适合每个人的训练内容和训练难度。在选择训练内容时，可以具体到每一个词、每一句话，真正实现训练内容的个别化。

（4）认知拓展练习。

从认知角度提供认知拓展练习，加深患者对词语、概念的理解，如功能、特征、类别、匹配等。

（5）有针对性的单元测试。

在每一个单元训练结束后，具有针对该内容的单元测试，并可自由设定及格分数。

（6）实时显示评估结果和训练总结，并允许自由编辑评语。

在语言理解能力评估、语言训练、单元测试之后，系统及时主动提供评估结果以及训练、测试总结，并将评估结果、训练总结和单元测试总结自动存储在该患者的目录下面。此外，评估结果、训练总结、单元测试总结下面有自由编辑栏，可供语言康复师或康复教师添加评语。

（7）方便的信息查看与打印功能。

通过用户档案可以快速查看并打印每一位用户的信息和所有的评估、训练、单元测试结果。

（8）儿童语言能力精准评估。

PDF 资源

ICF 儿童语言
能力评估表

根据评估内容以及儿童语言发展水平，可以从 5 个方面进行语言能力的精准评估，分别是词语理解能力精准评估、词语命名能力精准评估、句子理解能力精准评估、句式仿说能力精准评估、言语语言综合能力评估。儿童语言能力精准评估的详细内容见《ICF 儿童语言能力评估表》PDF 资源。

（9）ICF 儿童语言能力评估。

ICF 框架下的儿童语言功能评估（表 5-1-2）主要是对患者的语言能力进行全面而细致的评估，帮助康复师、特教老师和家长全面了解患者的语言发展情况，确定患者处于哪一阶段，为后续的语言障碍康复训练提供训练起点。

表 5-1-2　ICF 儿童语言能力评估表

身体功能 = 即人体系统的生理功能损伤程度：			无损伤	轻度损伤	中度损伤	重度损伤	完全损伤	未特指	不适用
			0	1	2	3	4	8	9
b16700	口语理解（儿童）	词语理解							
		句子理解							
	对口语信息的解码以获得其含义的精神功能								
	信息来源：☒病史　□问卷调查　□临床检查　☒医技检查								
	问题描述：								

续表

身体功能 = 即人体系统的生理功能损伤程度：			无损伤	轻度损伤	中度损伤	重度损伤	完全损伤	未特指	不适用
			0	1	2	3	4	8	9
b16710	口语表达（儿童）	词语命名							
		双音节词时长 2cvT							
		双音节词基频 $2cvF_0$							
		句式仿说							
	以口语产生有意义的信息所必需的精神功能								
	信息来源：☒病史 □问卷调查 □临床检查 ☒医技检查								
	问题描述：								

（10）ICF 儿童语言治疗计划。

在综合上述分析的基础上，制订系统且有针对性的 ICF 儿童语言治疗计划。治疗计划应主要包括训练目标、内容与方法，根据儿童目前的功能损伤程度选用不同的语言训练内容，以循序渐进的方式进行。ICF 儿童语言治疗计划的详细内容见《ICF 儿童语言能力评估表》PDF 资源。

（11）ICF 儿童语言治疗短期目标监控和疗效评价。

短期目标监控的目的是在阶段训练中根据儿童能力选择相应的训练内容，并对该能力进行训练效果监控，即 ICF 儿童语言治疗短期目标监控表，确保康复训练的有效性。一般来说，短期目标监控在治疗的中期进行。在完整的康复进程中，短期目标监控可以对康复师的训练进行及时监控，为康复师及时调整康复治疗内容以及制订更加符合患者个别化需要的康复方案提供客观依据。ICF 儿童语言治疗短期目标监控的详细内容见《ICF 儿童语言能力评估表》PDF 资源。

对患者开展语言治疗一段时间后，再次使用治疗前所选择的类目及其评估指标对患者的功能水平进行描述，并将评估结果转化为限定值填入疗效评价报表。利用疗效评价报表可以明确、量化地监控治疗效果，并为后续治疗提供参考和依据。ICF 儿童语言疗效评价的详细内容见《ICF 儿童语言能力评估表》PDF 资源。

三、参考书目

医学·教育康复行业人才培养课程建设中的儿童语言能力康复部分，需要系统涵盖儿童语言模块的课程标准、理论学习、实验操作和临床实训 4 个具体环节，本书中儿童语言能力康复实验部分作为实验操作环节，学习过程中可适当参考该模块课程标准、理论学习和临床实训等 3 个环节的内容，形成系统的儿童语言模块课程建设中的 "S-CLP 模式"，具体参考书目详见表 5-1-3。

表 5-1-3 儿童语言模块课程建设 "S-CLP 模式" 参考书目

S-CLP 模式	书目	作者	出版社
S- 课程标准	《儿童语言康复课程标准》	华东师范大学中国言语听觉康复科学与 ICF 应用研究院等	南京师范大学出版社
	《康复仪器设备与教学信息化配备标准》		南京师范大学出版社
C- 理论学习	《儿童语言康复学》	刘巧云	南京师范大学出版社
	《普通话儿童语言能力临床分级评估指导》	刘巧云	南京师范大学出版社
	《儿童语言康复治疗技术》	刘巧云、侯梅	人民卫生出版社
L- 实验操作	《综合康复实验》	杨三华、丁忠冰、周林灿	南京师范大学出版社
P- 临床实训	《儿童语言治疗实验实训》	李孝洁、杨闪闪、庾晓萌	南京师范大学出版社
	《言语语言康复实训教程》	万萍	人民卫生出版社

儿童语言能力评估实验

儿童语言能力评估实验包括词语理解能力评估、词语命名能力评估、句子理解能力评估、句式仿说能力评估和儿童言语语言综合能力评估。本节将对儿童语言能力评估的实验内容、实验目的、实验设备、实验流程及实验练习分别进行介绍。

一、词语理解能力评估

（一）词语理解能力评估的实验内容

词语理解能力是指儿童对实词中常见的名词、动词和形容词的理解能力。词语理解能力评估按照儿童的词语习得规律，选取日常生活中各年龄段具有代表性的名词、动词、形容词等词汇，并配套了色彩丰富、贴近生活场景的图片。词语理解能力测验共 35 个题项，其中名词 19 道，动词 11 道，形容词 5 道，考查儿童对词语的理解能力，为判断儿童词语理解能力的发展水平和儿童语言障碍问题的干预起点，提供了科学有效的依据。词语理解能力评估简单易行，用时简短，是筛查语言发育迟缓、语言理解障碍的理想工具。当儿童词语理解得分的相对年龄低于其实际年龄时，需要进行词语理解能力的针对性训练。

（二）词语理解能力评估的实验操作步骤

1. 实验目的

（1）明确使用早期语言障碍评估与干预仪软件进行词语能力评估的操作步骤。

（2）根据患者信息，通过实验仪器模拟词语理解能力评估的流程。

2. 实验设备

早期语言障碍评估与干预仪软件。

3. 实验流程

（1）开机进入。

1）打开"早期语言障碍评估与干预仪软件"，点击开始按钮，可以进入用户登录系统，输入用户名和登录密码。

2）点击"立即登录"进入用户管理系统，新建用户（或按快捷键 N），根据患者情况如实填写患者的姓名、性别和智力、听力情况等。

3）完成后单击"确定"。

（2）正式评估。

1）在用户管理页面中选中待评估患者，点击"进入"按钮，进入早期语言障碍评估与训练页面。

2）点击"评估"按钮，进入评估界面。

3）点击"词语理解"评估按钮，进入评估界面之后，首先是例题练习环节，目的在于使儿童理解评估规则。界面正中是 4 个选项图，软件自动播放"找一找，……"，儿童单击图片"……"即完成本题评估。若儿童已熟悉指导语，点击左上角白色小喇叭，可关闭提示音，则软件只播放"……"。

4）例题结束后，系统将自动开始正式评估。得分记录为正确计 1 分，错误计 0 分；若儿童连续 8 题没有反应或者反应完全错误，则停止测验。

（3）查阅结果并分析。

1）评估结束后，可查看评估结果记录表（见《ICF 儿童语言能力评估表》PDF 资源）。

PDF 资源

ICF 儿童语言
能力评估表

2）点击词语理解评估中的"导出数据"按钮，系统将自动生成评估结果，并保存。

3）结果显示每道题的得分、每类词汇的平均得分以及词语理解评估的总得分。

4. 实验练习

（1）请简述利用早期语言障碍评估与干预仪软件进行词语理解能力评估的步骤。

（2）案例模拟：假定一名语言发育迟缓患儿，刘某某，女，4 岁，请模拟利用早期语言障碍评估与干预仪软件对其进行词语理解能力评估，并对评估结果进行分析。

二、词语命名能力评估

（一）词语命名能力评估的实验内容

词语命名是语言发展过程中的一个重要环节，是在一定认知基础上从语言理解到语言表达的重要过渡。词语命名是儿童能够用语言对看到、听到、闻到或触摸的东西贴标签的过程。词语命名能力测验共 65 个题项，要求儿童按照指导语对所提供的图片进行命名，其目的是考查儿童对名词、动词、形容词、量词的命名能力。词语命名能力评估简单易行，用时简短，是筛查语言发育迟缓、词语命名障碍的理想工具。当儿童词语命名得分的相对年龄低于其实际年龄时，需要进行词语命名能力的针对性训练。

（二）词语命名能力评估的实验操作步骤

1. 实验目的

（1）明确使用早期语言障碍评估与干预仪软件进行词语命名评估的操作步骤。
（2）根据患者信息，通过实验仪器模拟词组评估流程。

2. 实验设备

早期语言障碍评估与干预仪软件。

3. 实验流程

（1）开机进入。
同"词语理解能力评估"步骤。
（2）正式评估。
1）在用户管理页面中选中待评估患者，点击"进入"按钮，进入早期语言障碍评估与训练页面。
2）点击"评估"按钮，进入评估界面。
3）点击"词语命名"评估按钮，进行例题的学习，共 3 题。
4）例题结束后，系统将自动开始正式评估。得分记录为正确计 1 分，错误计 0 分；若儿童连续 8 题没有反应或者反应完全错误，则停止测验。
（3）查阅结果并分析。
1）评估结束后，可查看评估结果记录表（见《ICF 儿童语言能力评估表》PDF 资源）。
2）点击词语命名评估中的"导出数据"按钮，系统将自动生成评估结果，并保存。
3）结果显示每道题的得分、每类词汇的平均得分以及词语命名评估的总得分。

4. 实验练习

（1）请简述利用早期语言障碍评估与干预仪软件进行词语命名能力评估的步骤。

（2）案例模拟：假定一名语言发育迟缓患儿，王某某，男，4岁，请利用早期语言障碍评估与干预仪软件对其进行词语命名能力评估，并对评估结果进行分析。

三、句子理解能力评估

（一）句子理解能力评估的实验内容

句子理解是指能够将句中的关键信息进行整合，从而明白句子的含义，并做出恰当的回应。句子理解能力测验根据汉语的语法结构，遵循汉语语法构建规则和儿童语言发展规律，主要考查儿童对包括无修饰句、简单修饰句和特殊句式等在内的常用句式的理解。其中简单修饰句是包含了一个或两个修饰成分的修饰句，特殊句式包含了非可逆句、可逆句、把字句、被字句以及比较句，该测验共23个题项，其目的在于考查儿童对句子的理解能力。当儿童句子理解得分的相对年龄低于其实际年龄时，需要进行句子理解能力的针对性训练。

（二）句子理解能力评估的实验操作步骤

1. 实验目的

（1）明确使用早期语言障碍评估与干预仪软件进行句子理解能力评估的操作步骤。

（2）根据患者信息，通过实验仪器模拟句子评估流程。

2. 实验设备

早期语言障碍评估与干预仪软件。

3. 实验流程

（1）开机进入。

同"词语理解能力评估"步骤。

（2）正式评估。

1）在用户管理页面中选中待评估患者，点击"进入"按钮，进入早期语言障碍评估与训练页面。

2）点击"评估"按钮，进入评估界面。

3）点击"句子理解"按钮，进行例题的学习，共2题。

4）例题结束后，系统将自动开始正式评估。得分记录为正确计 1 分，错误计 0 分；若儿童连续 8 题没有反应或者反应完全错误，则停止测验。

（3）查阅结果并分析。

1）评估结束后，可查看评估结果记录表（见《ICF 儿童语言能力评估表》PDF 资源）。

2）点击句子理解评估中的"导出数据"按钮，系统将自动生成评估结果，并保存。

3）结果显示每道题的得分及句子理解评估的总得分。

4. 实验练习

（1）请简述利用早期语言障碍评估与干预仪软件进行句子理解能力评估的步骤。

（2）案例模拟：假定一名语言发育迟缓患儿，周某某，男，4 岁，请利用早期语言障碍评估与干预仪软件对其进行句子理解能力评估，并对评估结果进行分析。

四、句式仿说能力评估

（一）句式仿说能力评估的实验内容

句式是指句子的语法结构格式，即指由一定语法形式显示的表示一定语法意义的句子的结构格式，具体可表述为：由词类序列、特定词（或特征字）、固定格式、语调等形式显示的包含句法结构和语义结构以及语用功能的句子的抽象结构格式。句式仿说能力测验遵循汉语语法构建规则和儿童语言发展规律，主要考查儿童对常用句式，包括无修饰句、简单修饰句（含一个或两个修饰成分）、特殊句式和复句等几种句式的语法结构的提取和迁移能力，每种句式从语法和语义两个方面进行评估，建立句子表达分级评估体系。该测验共 30 个题项，目的在于考查儿童提取句子结构并结合句子内容进行表达的能力。当儿童句式仿说得分的相对年龄低于其实际年龄时，需要进行句子表达能力的针对性训练。

（二）句式仿说能力评估的实验操作步骤

1. 实验目的

（1）明确使用早期语言障碍评估与干预仪软件进行句式仿说评估的操作步骤。

（2）根据患者信息，通过实验仪器模拟句式仿说评估流程。

2. 实验设备

早期语言障碍评估与干预仪软件。

3. 实验流程

（1）开机进入。

同"词语理解能力评估"步骤。

（2）正式评估。

1）在用户管理页面中选中待评估患者，点击"进入"按钮，进入早期语言障碍评估与训练页面。

2）点击"评估"按钮，进入评估界面。

3）点击"句式仿说"评估按钮，进行例题的学习，共2题。

4）例题结束后，系统将自动开始正式评估。得分记录采用0、0.5、1、1.5、2的五点记分法，若儿童连续8题没有反应或反应全部错误，则终止测验。

（3）查阅结果并分析。

1）评估结束后，可查看评估结果记录表（见《ICF儿童语言能力评估表》PDF资源）。

2）点击句式仿说评估中的"导出数据"按钮，系统将自动生成评估结果，并保存。

3）结果显示每道题的得分及句式仿说评估的总得分。

4. 实验练习

（1）请简述利用早期语言障碍评估与干预仪软件进行句式仿说能力评估的步骤。

（2）案例模拟：假定一名语言发育迟缓患儿，刘某某，男，4岁，请利用早期语言障碍评估与干预仪软件对其进行句式仿说能力评估，并对评估结果进行分析。

五、儿童言语语言综合能力评估

（一）言语语言综合能力评估的实验内容

言语语言综合能力评估主要考查儿童在有意义语言（双音节词）中对时长和基频的控制能力，反映其在言语过程中的自然度。选词考虑到辅音是否送气以及韵母的单韵母和复韵母结构对时长的可能影响和声调（四声调）对基频的影响，因此选用了符合以上三个原则的双音节词"橡皮""熊猫""跳舞"和"眼睛"。其目的在于考查儿童复述双音节词时对时长和基频的控制能力，并反映言语的自然度。当儿童双音节词时长、基频参数值低于或高于其实际年龄的正常范围，需要进行双音节时频的针对性训练。

（二）言语语言综合能力评估的实验操作步骤

1. 实验目的

（1）掌握儿童言语语言综合能力评估的实验内容。

（2）明确使用言语语言综合训练仪软件进行言语语言综合能力评估的操作步骤。

（3）根据患者信息，通过实验仪器模拟言语语言综合能力评估的流程。

2. 实验设备

言语语言综合训练仪软件、单通道低通滤波器、话筒。

3. 实验流程

（1）测试准备。

1）打开软件并设置单通道低通滤波器。

2）背景噪声设置和言语等级设置。

3）进行录音和播放设置。由于基频和强度的测量对声音的精度有一定要求，采样频率可选取 44 100 Hz。

4）进行实时测试和分析参数设置。

（2）正式测试并记录。

1）点击"设置"菜单，选择"实时训练和分析参数设置"，选择"言语基频"选项。

2）录音。双音节词时长和基频测量所需的言语材料可以通过复述双音节词"橡皮""熊猫""跳舞""眼睛"获得。测量要求注意患者的声音是否自然舒适；若没有，则要求重新录音。

3）保存声音文件。

4）采集双音节词时长和基频的数据。在主窗口上对声音文件进行剪切，得到所需片段；选择"分析"菜单中的统计报告，显示双音节词时长和基频的相关数据。

（3）记录结果并分析。

将数据记录在相应表格（见《ICF 儿童语言能力评估表》PDF 资源）中，全部测试好之后，将结果输入 ICF 转换器，获得损伤程度等级，就结果进行分析并提出建议，尤其应注意明确临床含义。

4. 实验练习

（1）探讨言语语言综合评估中各个参数的临床含义。

（2）案例模拟：假定一名语言发育迟缓患儿，张某某，男，5 岁，请利用言语语言综合训练仪软件对其进行双音节词时长和基频的评估，并对评估结果进行分析。

儿童语言能力训练实验

儿童语言能力康复训练的实验包括基本沟通技能训练、词语理解与表达能力训练、词组理解与表达能力训练、句子理解与表达能力训练和短文理解与表达能力训练，本节将对儿童语言能力训练的实验内容、实验目的、实验设备、实验流程及实验练习分别进行介绍。

一、基本沟通技能训练

（一）基本沟通技能训练的实验内容

沟通唤醒及前语言唤醒部分可以为基本沟通技能的训练提供训练材料，即为语言发展年龄仍然处于无意识交流阶段的儿童提供音乐刺激。该阶段是向有意识交流阶段的过渡。沟通唤醒的主要内容为视听迁移和视听统合，前语言唤醒的主要内容为生活用品、动物和植物、玩具和学习用品、室外物品和水等。沟通唤醒及前语言唤醒含有刺激听觉、视觉的音乐视频，起到调动儿童情绪、促进儿童与外界沟通交流的意识，一般用于教学中的导入环节。

（二）基本沟通技能训练的实验操作步骤

1. 实验目的

（1）了解沟通唤醒及前语言唤醒训练的作用。

（2）熟练掌握沟通唤醒及前语言唤醒训练的内容和模块的操作。

（3）根据训练对象的信息，为其选择训练内容并进行沟通唤醒及前语言唤醒模拟操作。

2. 实验设备

早期语言障碍评估与干预仪软件。

3. 实验流程

（1）开机进入相应模块。

1）打开早期语言障碍评估与干预仪软件。

2）选择"新建"，填写训练对象的相关基本信息，或者选择已有的历史记录，点击"继续"按钮。

3）完成后进入训练界面，进入"咿呀学语"模块。

（2）选择视频播放方式。

在"沟通唤醒"或"前语言唤醒"页面上，直接点击任一内容即可进入，可根据需要进行选择。

在"沟通唤醒"页面上，有视听迁移中的"第一部分""第二部分""第三部分""第四部分""第五部分"和"第六部分"。另外在视听统合中有"小巴赫""小莫扎特"和"小贝多芬"3种不同类型，可根据需要进行选择；其中"小巴赫"和"小莫扎特"通过舒缓中性的音乐和儿童熟悉的玩具作为视频材料，目的是激起儿童学习的兴趣；"小贝多芬"通过正性音乐调动情绪低落的儿童的积极性。

在"前语言唤醒"页面上，根据不同训练主题划分了不同的训练材料，主要包括生活用品、动物和植物、玩具和学习用品、室外物品和水等；训练目标主要包括感知声音、感知响度、感知音调和感知起音等，可根据不同训练目标选择训练材料；在此阶段我们还可以进行发声意识的训练，提高儿童的注意力，以及为后续的课程内容做铺垫。

（3）进行训练。

可根据儿童反应调整视频播放的次数。

（4）查看训练结果。

通过行为观察的方式观察儿童的情绪反应。

4. 实验练习

（1）简述选择沟通唤醒及前语言唤醒材料的原则。

（2）案例模拟：黄某某，男，3岁，听力、智力正常，只会发一些音节，家长反映该儿童性格孤僻、离群，不愿意和同龄伙伴一起活动，而且容易出现狂躁情绪。语言理解能力评估结果反映其词语理解能力与同龄儿童相比处于迟滞水平，请选择适合他的训练内容，对他进行情绪唤醒等基本沟通技能的训练。

二、词语理解与表达能力训练

（一）词语理解与表达能力训练的实验内容

"学词语"模块帮助儿童建立最核心的词汇库，掌握日常沟通所必需的词语。根据从易到难、由浅入深的原则编排包括词语认识、词语探索、词语沟通和词语认知 4 个部分。通过认识篇、探索篇和沟通篇，学习 125 个核心名词与 50 个核心动词。通过认知篇学习 100 个词语（包括职业、场所）的功能、32 对描述物品特征的概念、23 个表示类别的集合名称、60 对相互匹配的物品。

（二）词语理解与表达能力训练的实验操作步骤

1. 实验目的

（1）熟练掌握词语理解与表达能力训练的内容。

（2）熟练掌握词语理解与表达能力训练模块的操作。

（3）根据训练对象信息，为其选择词语训练内容并进行模拟操作。

2. 实验设备

早期语言障碍评估与干预仪软件。

3. 实验流程

（1）开机进入相应模块。

1）打开早期语言障碍评估与干预仪软件。

2）选择"新建"，填写训练对象的相关基本信息，或者选择已有的历史记录，点击"继续"按钮。

3）完成后进入训练界面，进入"学词语"训练模块。

（2）内容选择。

在"学词语"模块，包括了词语认识、词语探索、词语沟通、词语认知，这些不同的训练篇章代表对同一内容的不同的训练形式，根据儿童目前的语言理解能力水平选择合适的内容进行训练。

1）词语认识。

词语认识部分主要是通过用图片呈现物体或动作的典型形象和语音提示，在词语的语音和语义之间建立对应关系认识核心词语的基本含义，并多层次练习解决听觉感知、听觉记忆问题。词语认识训练分成了认识名词和认识动词两大部分内容，下面以"认识名词"为例。

A. 选择训练内容。该模块设有全面系统的词库，分成 11 个类别，每个类别至少有 9 个词语作为训练的资料库，可通过两种方式完成。一是按照系统设定的类别来选择，直接单击某一类别前的黄色圆圈即可，一次可选择一个或多个类别，点击"已选内容"查看具体的训练内容；二是通过编辑自选课程来选择，该方法可以选择不同类别的词汇作为一次学习的内容。点击"编辑自选课程"按钮，进入编辑自选课程界面。点击要选择的内容，就会看到要求输入课程名称的对话框，填入课程名称后点击"保存"。

B. 选择训练类型。在类型中，设有学习和训练两项可供选择。其中，"学习"主要是呈现实物图片，而"拓展"是呈现卡通抽象图片，可以点击下方的"类型说明"按钮了解具体含义；"训练"有4个难度级别可供选择，分别是启蒙训练、初级训练、中级训练和高级训练，同时可设置应答时限和目标正确率。

C. 正式训练。在"学习"部分，系统提问"这是什么?"，儿童只需点击图片即可完成；在"训练"部分，"启蒙阶段"是在没有干扰项的情况下学习并选择目标词语；"初级训练"是学习目标词后，让儿童在有一个干扰项的情况下选择目标词语，目标词语有提示；"中级训练"与"初级训练"形式相似，只是不提示目标词语；"高级训练"即没有目标词语的学习，也没有相应的提示，要求儿童在有干扰项的情况下选择目标词语。

D. 查看训练结果。完成训练内容后点击"返回"即可查看训练结果，训练结果主要记录了患者的基本信息、训练内容和训练结果。

2）词语探索。

词语探索是将在认识篇中学过的核心词语放到生活情景中，让儿童探索和发现这些词语所指的对象，帮助儿童加深对核心词的理解，有助于儿童在生活中运用这些词语。该软件还通过场景模拟解决迁移和再认问题，包括探索名词和探索动词两部分内容。由于这两部分内容在操作上相同，故现在以探索名词为例，介绍词语探索篇的操作方式。

A. 选择训练内容。在内容模块中选择需要训练哪一类名词，一类名词对应一个场景。当选中一类名词的时候，在内容模块的右边会显示该类别的5个词语，通过是否打勾来增减内容。在附加选项中，可以选择需要训练的非重点词语。

B. 选择训练类型。设有4项，"搜寻名词"指选中物品或动作发出者后，系统自动给出相应的名词、动词的语音和文字；"搜寻名词和描述"指选中物品后，系统自动给出名词的语音和文字，并对该物品进行简单描述；"辨别名词"指按照语音提问找出目标名词或动词，如"找出鸟在叫"；"辨别描述"指系统给出一句描述物品的话，根据描述找出物品。

C. 正式训练。同"词语认识"部分。

D. 查看训练结果。同"词语认识"部分。

3）词语沟通。

词语沟通是把认识篇中学过的核心词语放进句子，通过互动的形式，让儿童自由运用这些核心词语，并培养儿童的沟通意识，初步感知句子结构。内容包括名词沟通图版一和图版二，动词沟通图版一和图版二，共4部分。由于这4部分操作方式相同，故现在以名词沟通图版一为例介绍沟通篇的操作方式。

A. 选择训练内容。首先选择图版的第一面或是第二面，两者分别对应不同的内容，不可同时选择。选择好图版之后，再选择每面图版中的具体词语，每一面图版包括5个类别的词语，根据训练要求选择其中的一类或者几类。

B. 选择训练类型。系统设有4种不同的训练形式，"图片匹配"是强化复习核心词语，根据图片和声音找出与备选图片相同的目标图片；"词语识别"是根据声音从备选图片中找出与目标语音相同的图片；"名词种类"强化复习核心词语，能按种类依次找出目标词语；"相互交流"是指通过点击，能够连词成句并做出简单表达。

C. 正式训练。同"词语认识"部分。

D. 查看训练结果。同"词语认识"部分。

4）词语认知。

通过核心词语功能训练，加深对词语的整体理解，包括功能、特征、分类和匹配 4 个部分。由于这 4 个部分的操作方式相同，故现在以词语认知功能模块为例，介绍认知篇的操作方式。

A. 选择训练内容。该模块设有全面系统的词库，分成 10 个类别，每个类别至少有 6 个词语，作为训练的资料库，可通过两种方式完成。一是按照系统设定的类别来选择，直接单击某一类别前的黄色圆圈即可，一次可选择一个或多个类别，点击"已选内容"查看具体的训练内容；二是通过编辑自选课程来选择，该方法可以选择不同类别的词汇作为一次学习的内容。点击"编辑自选课程"按钮，进入编辑自选课程界面。点击要选择的内容，就会看到要求输入课程名称的对话框，填入课程名称后点击"保存"。

B. 选择训练类型。

词语认知——功能：该部分的内容选择界面与"词语认识——名词"相似。其中，类型中"学习"的练习方式是先出现某样物品的实物图片，点击图片后出现一张描述该物品功能的卡通图片和介绍功能的语音；"找功能"表示根据功能找出物品，"找物品"表示根据物品找出功能。

词语认知——特征：内容选择界面中的"学习"为点击图片中的物体后从某个角度（如大小等）对该物体进行描述，"训练"为根据特征描述找出相应的物品。如果直接在内容中选择一对描述特征的词汇作为学习对象，在实际练习的时候每一对词汇将会有 3—5 组物品作为练习材料，如通过鱼缸、树、罐子、木板、衣橱 5 组物品来学习"有无"。

词语认知——分类：内容选择界面中的"学习分类"为点击物品后，由程序告诉该物品所属类别。"下位训练和下位测试"是找出属于某一类别的物品，"上位训练和上位测试"是找出某一物品所属的类别，"同位训练和同位测试"是找出与某一物品属于同一类别的其他物品。

词语认知——匹配：内容选择界面与"词语认识——名词"相似。

C. 正式训练。同"词语认识"部分。

D. 查看训练结果。同"词语认识"部分。

4. 实验练习

（1）简述词语理解与表达能力训练的内容。

（2）案例模拟：刘某某，女，3 岁，孤独症，语言理解能力评估结果反映其词语理解能力与同龄儿童相比处于落后水平，只能理解日常生活中的名词和动词，请根据上述患者信息，选择训练内容并进行模拟训练。

三、词组理解与表达能力训练

（一）词组理解与表达能力训练的实验内容

词组理解与表达能力训练帮助儿童掌握汉语中最常见的 5 种词组形式，学习内容包括并列词组 40 个、动宾词组 40 个、主谓词组 40 个、偏正词组 40 个、介宾词组 40 个。词组理解与表达能力的掌握是儿童在语言发展过程中必不可少的一个重要阶段，词组认识训练的目标是让儿童认识词组的基本语法结构，在大量感性的视听材料中，感知词语之间的相互搭配规律，形成初步的语法印象。训练内容按照难易程度分为启蒙训练、初级训练、中级训练和高级训练，选择适合的内容进行训练。

（二）词组理解与表达能力训练的实验操作步骤

1. 实验目的

（1）熟练掌握词组理解与表达能力训练的内容。
（2）熟练掌握词组理解与表达能力训练模块的操作。
（3）根据训练对象信息，为其选择词组理解与表达能力训练内容并进行模拟操作。

2. 实验设备

早期语言障碍评估与干预仪软件。

3. 实验流程

（1）开机进入相应模块。
1）打开早期语言障碍评估与干预仪软件。
2）选择"新建"，填写训练对象的相关基本信息，或者选择已有的历史记录，点击"继续"按钮。
3）完成后进入训练界面，进入"学词组"模块。
（2）选择训练内容。
在"学词组"模块，主要包括词组认识篇，根据儿童目前的语言理解能力水平选择合适的内容进行训练，帮助有语言障碍的儿童简单感知生活中经常出现的并列词组、动宾词组、主谓词组、偏正词组、介宾词组。
（3）选择训练类型。
在类型中，设有学习和训练两项可供选择。其中，"学习"主要是呈现实物图片，可以点击下方的"类型说明"按钮了解具体含义；"训练"有 4 个难度级别可供选择，分别是启蒙训练、初级训练、中级训练和高级训练，同时可设置应答时限和目标正确率。

（5）正式进行训练。

操作同"词语认识"。

（6）查看训练结果。

操作同"词语认识"。

4. 实验练习

（1）简述词组理解与表达能力训练的内容。

（2）案例模拟：张某某，女，6岁，语言发育迟缓，平时说话只能用单个词来表达自己的意思。语言理解能力评估结果反映其只能理解2—3个字的词语，对于短语只能记住前面一半或者后面一半内容。请根据上述患者信息，选择训练内容并进行模拟训练。

四、句子理解与表达能力训练

（一）句子理解与表达能力训练的实验内容

句子理解与表达能力训练主要适用于语言水平处于早期造句阶段和熟练造句阶段的儿童，通过认识句子、探索句子、句子沟通和句子认知训练4个步骤，培养儿童理解简单句和常用句，以及运用所学句子表达日常需求的能力。"学句子"模块可以帮助儿童掌握汉语主谓宾的基本句式（主语对比、宾语对比、谓语对比、主宾置换）和4种常用句型（存在句10个、是字句10个、把字句10个、被字句10个），根据从易到难，由浅入深的原则进行编排，包括句子认识和句子认知两个部分。

（二）句子理解与表达能力训练的实验操作步骤

1. 实验目的

（1）熟练掌握句子理解与表达能力训练的内容。

（2）熟练掌握句子理解与表达能力训练模块的操作。

（3）根据训练对象信息，为其选择句子理解与表达能力训练内容并进行模拟操作。

2. 实验设备

早期语言障碍评估与干预仪软件。

3. 实验流程

（1）开机进入相应模块。

1）打开早期语言障碍评估与干预仪软件。

2）选择"新建"，填写训练对象的相关基本信息，或者选择已有的历史记录，点击

"继续"按钮。

3）完成后进入训练界面，进入"学句子"模块。

（2）选择训练内容。

"学句子"模块包括句子认识和句子认知，这些不同的训练篇章代表对同一内容的不同训练形式。根据患者目前的语言理解能力水平选择合适的内容进行训练。

1）句子认识。

通过直观易懂的例子，让儿童认识主谓宾的基本句式和4种常用句型，并通过多层次的练习，帮助儿童感知简单句的正常语序，包括主语、谓语和宾语三类；理解4种常用句型，包括存在句、是字句、把字句、被字句，其他操作同"学词语——词语认识"。

2）句子认知。

A. 多了什么。有两种训练类型，一是同时性训练，指在界面上呈现两张图片，找第一幅图片比第二幅图片多了哪些东西；二是继时性训练，指在界面上呈现一张图片，几秒钟之后呈现第二张图片，找出第二张图片比第一张图片多了哪些东西。两种训练类型都包括4种级别，分别是启蒙训练、初级训练、中级训练和高级训练。

B. 有什么不同。两张图片在细节上存在不一样，需要儿童观察后找出。操作同"多了什么"。

（3）正式进行训练。

操作同"学词语"训练。

（4）查看训练结果。

操作同"学词语"训练。

4. 实验练习

（1）简述句子理解与表达能力训练的内容。

（2）案例模拟：刘某某，男，5岁，脑性瘫痪，说话断断续续，词序倒置，例如当他想向妈妈表达"苹果掉在地上了"时，只会说"妈妈，苹果"。语言理解能力评估结果反映其在理解词语和词组方面良好，但是对多于5个字的句子存在理解困难。请根据上述患者信息，选择训练内容并进行模拟训练。

五、短文理解与表达能力训练

（一）短文理解与表达能力训练的实验内容

短文阶段训练适用于语法派生阶段之后的儿童，这个阶段的儿童已经掌握了基本句法，需要进一步提高的是综合运用语言的能力。短文理解与表达能力训练主要通过短文认识来开展。在该部分训练中，要充分激发儿童的语言表达欲，注意语言使用的规范性。学短文模块帮助提高儿童用语言描述事件或事物的能力，主要为短文认识，共有 40 个小故事，每个故事配有两篇难度不同的短文。

（二）短文理解与表达能力训练的实验操作步骤

1. 实验目的

（1）熟练掌握短文理解与表达能力训练的内容。

（2）熟练掌握短文理解与表达能力训练模块的操作。

（3）根据训练对象信息，为其选择短文理解与表达能力训练内容并进行模拟操作。

2. 实验设备

早期语言障碍评估与干预仪软件。

3. 实验流程

（1）开机进入相应模块。

1）打开早期语言障碍评估与干预仪软件。

2）选择"新建"，填写训练对象的相关基本信息，或者选择已有的历史记录，点击"继续"按钮。

3）完成后进入训练界面，进入"学短文"模块。

（2）选择训练内容。

在"学短文"模块，主要为短文认识，根据儿童目前语言理解能力水平选择合适的内容进行训练。通过直接呈现故事的图片与语音让儿童直观、简单地了解故事内容。内容选择界面上有 5 个主题，分别是动物、春天、夏天、秋天和冬天，每个主题包含 10 个小故事。短文认识中有"A 级语言"和"B 级语言"两个选项，"A 级语言"的内容及句式简单，篇幅短小，适合刚结束句子阶段的儿童学习；"B 级语言"的内容及句式较为复杂，可在 A 级的基础上使用。其他操作同"学词语——词语认识"。

（3）正式进行训练。

操作同"学词语"训练。

（4）查看训练结果。

操作同"学词语"训练。

4. 实验练习

（1）简述短文理解与表达能力训练的内容。

（2）案例模拟：王某某，男，5 岁，中度智力障碍，日常生活中可以与家人进行基本交流，但讲述完整事件的能力较弱。语言理解能力评估结果反映其表达句子基本内容和结构能力尚可，但短文理解和表达能力较差。请根据上述患者信息，选择训练内容并进行模拟训练。

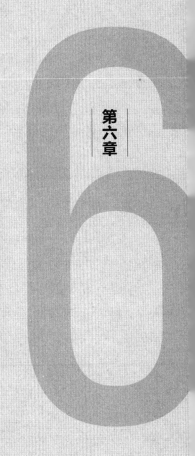

第六章

失语症康复实验

失语症（aphasia）是指在已经习得语言的情况下，由脑部器质性损伤导致的一种继发性语言障碍，患者原先习得的语言功能由于脑部病变而出现损伤，使失语症患者出现沟通障碍，无法正常使用语言符号传递沟通信息和接受他人的语言信息，对患者正常的工作和生活造成不利影响。

失语症康复以语言功能为基础，开展口语理解能力、口语表达能力、书面语理解能力、书面语表达能力、其他特指的语言理解能力的评估与训练。

本章通过介绍失语症康复的实验内容、常用实验设备及实验具体操作步骤，让读者掌握失语症评估与训练的基本方法，为今后临床工作中的实践提供内容与方法的规范化指导。

失语症康复实验概述

本节将对失语症康复实验项目、实验仪器设备及相关参考书目做简要阐述。其中，要求重点把握失语症康复实验项目，熟悉常用的失语症康复实验的仪器设备，简单了解失语症康复参考书目。

一、实验项目

失语症康复实验项目主要包括失语症理解能力评估、失语症表达能力评估、失语症口语与书面语理解训练、失语症口语表达训练和失语症书面语表达训练等 5 个训练项目，每个训练项目由若干具体的实验条目组成，同时配备实验项目相对应的建议学时和实验要求，具体见表 6-1-1。

表 6-1-1　失语症康复实验项目表

序号	实验项目	实验条目	建议学时	实验要求
1	失语症理解能力评估	掌握听觉理解（口语理解）的实验评估方法 掌握视觉理解（书面语理解）的实验评估方法 掌握右脑功能（其他特指的语言理解）的实验评估方法	1	必修
2	失语症表达能力评估	掌握词语命名（口语表达）的实验评估方法 掌握简单复述（口语表达）的实验评估方法 掌握词语复述（口语表达）的实验评估方法 掌握句子复述（口语表达）的实验评估方法 掌握句子时长（口语表达）的实验评估方法 掌握句子基频（口语表达）的实验评估方法 掌握系列言语（口语表达）的实验评估方法 掌握口语描述（口语表达）的实验评估方法 掌握朗读（口语表达）的实验评估方法 掌握双音节词时长 2cvT（口语表达）的实验测量方法 掌握双音节词基频 $2cvF_0$（口语表达）的实验测量方法 掌握书写（书面语表达）的实验评估方法 掌握肢体语言（姿势语表达）的实验评估方法	1	必修

续表

序号	实验项目	实验条目	建议学时	实验要求
3	失语症口语与书面语理解训练	掌握认识训练的实验方法 掌握判断训练的实验方法 掌握选择训练的实验方法 掌握执行指令训练的实验方法 掌握图文匹配训练的实验方法 掌握图形核证训练的实验方法 掌握选词填空训练的实验方法 掌握辅助沟通训练的实验方法	1	必修
4	失语症口语表达训练	掌握命名训练的实验方法 掌握续话训练的实验方法 掌握列名训练的实验方法 掌握辅助沟通训练的实验方法 掌握口腔轮替运动训练的实验方法 掌握塞音构音训练的实验方法 掌握词语复述训练的实验方法 掌握口语诱导训练的实验方法 掌握句子复述训练的实验方法 掌握言语重读治疗的实验方法 掌握韵律语调治疗的实验方法 掌握停顿起音训练的实验方法 掌握音节时长训练的实验方法 掌握音调变化训练的实验方法 掌握响度变化训练的实验方法 掌握系列言训练的实验方法 掌握看图说话训练的实验方法 掌握认字训练的实验方法 掌握朗读训练的实验方法	1	必修
5	失语症书面语表达训练	掌握组字训练的实验方法 掌握抄写训练的实验方法 掌握听写训练的实验方法 掌握看图写词语的实验方法 掌握书写联想视听训练的实验方法	1	必修

二、实验设备

目前，进行失语症康复的实验设备主要是听觉言语语言喉功能检测处理系统（DrHRS-LMB1）、早期语言和语言认知障碍功能检测训练沟通仪。

（一）主要功能

失语症康复设备的主要功能包括：① 失语症评估，包括听觉理解、视觉理解、触觉理解能力评估；口语表达、朗读、书写能力、肢体语言能力评估；右侧大脑半球功能（表情识别、图形匹配）评估。② 失语症康复训练，可通过认识、判断、选择、执行指令、图文匹配、图形核证、选词填空、复述、命名、续话、列名、朗读、看图说话、组字、即时抄写、延迟抄写、听写、看图写词语等方式进行口语、书面语的理解与表达训练。

（二）技术指标

同第二章第一节中"噪音言语障碍功能检测与矫治仪"的技术指标。

（三）主要组成

失语症康复设备由硬件和专用软件组成。硬件部分包括单通道低通滤波器、话筒、电脑主机、显示器、音箱、键盘、鼠标、打印机、台车。软件部分包括语言障碍康复仪软件（失语症评估软件、失语症训练软件）、言语重读干预软件。

1. 语言障碍康复仪软件（失语症评估软件）

语言障碍康复仪软件（失语症评估软件）是在整合国际、国内常用的失语症检查量表[1]的基础上，以中文为基准研发的失语症评估工具。该系统是一套针对失语症患者设计的现代化康复评估设备，主要应用于衡量患者的语言障碍类型及严重程度，判断患者损失或残余的语言能力，为后续训练提供参考依据，使得训练过程更具有针对性、合理性和科学性[2]。该软件包括语言理解能力评估、语言表达能力评估和右侧大脑半球功能评估 3 部分。

失语症评估软件的基本功能有以下几方面。

（1）语言理解能力评估。

1）听觉理解能力评估。

听觉理解能力是指人对口语的理解能力，听觉理解能力评估按照日常口语使用习惯，选择日常常用的物品和简单句式，采用听回答评估、听选择评估、执行口头指令评估的测试形式进行（图 6-1-1）。听觉理解能力测验共 21 个题项，考查患者对口语的理解能力，为判断患者口语理解能力的损伤程度和参与功能，以及干预患者的语言障碍问题提供了科学有效的依据。

视频资源

语言障碍康复
仪软件介绍

① 王小丽，崔刚，李玲 . 失语症康复的发展：理论与实践 [J]. 中国康复医学杂志，2019，34（5）：595-601.
② 杜晓新，黄昭鸣 . 教育康复学导论 [M]. 北京：北京大学出版社，2018：86-87.

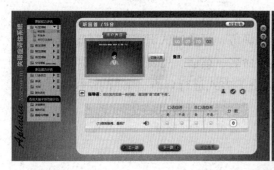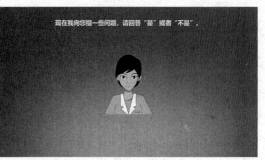

图 6-1-1　听觉理解能力评估

2）视觉理解能力评估。

视觉理解能力是指人对书面语的理解能力，视觉理解能力评估按照日常语言使用的方式，采用图片与实物配对评估、图片与文字配对评估、选词填空评估 3 种形式进行（图 6-1-2）。视觉理解能力测验共 13 个题项，考查患者对书面语的理解能力，为判断患者书面语理解能力的损伤程度和参与功能，以及干预患者的语言障碍问题提供了科学有效的依据。

3）触觉理解能力评估。

触觉理解能力评估包括图片与实物配对评估、文字与实物配对评估两种形式（图 6-1-3）。

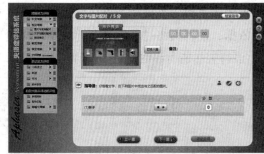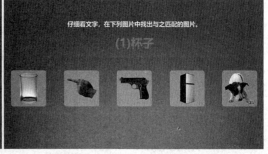

图 6-1-2　视觉理解能力评估

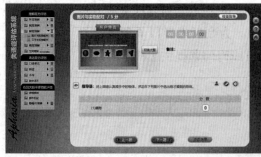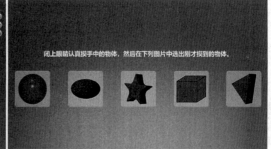

图 6-1-3　触觉理解能力评估

4）嗅觉理解能力评估。

嗅觉理解能力评估包括嗅觉与图片配对评估、嗅觉与文字配对评估两种形式。

5）空间理解能力评估。

空间理解能力评估主要为空间知觉能力评估。

（2）语言表达能力评估。

1）口语表达能力评估。

口语表达能力评估包括词语命名评估、系列言语评估、言语复述评估和口语描述评估。

词语命名是语言能力的重要体现，在一定认知基础上衔接语言理解与语言表达。词语命名评估选择日常生活中常见的事物为评估材料，采用听觉刺激、视觉刺激、视听同时刺激、视听继时刺激和续话反应等 5 种评估形式，组合图片和声音评估患者在不同刺激形式下对生活常见事物的命名能力。通过多种形式的词语命名评估充分了解患者的残余能力以及患者的优势刺激模式，为后续康复治疗提供指导。

系列言语评估通过数数、列星期、唱音阶以及唱歌，了解患者对系列言语的表达能力。

言语复述评估主要考查患者对无意义音节 /pa/、/ta/、/ka/ 以及无意义音节转换 /pa-ta-ka/ 的复述能力。失语症患者脑损伤部位常累及言语运动中枢，且常伴有言语失用症、神经性言语障碍等。通过简单复述能够测试患者的发音器官的运动功能是否受到损伤以及塞音构音功能是否损伤，反映患者口腔轮替运动能力、塞音构音功能及言语流利程度；低于正常同龄者的数值，表示口腔轮替运动能力、塞音构音功能及言语流利程度存在损伤。

口语描述评估采用看图叙述，或限定话题的半结构化自发表达的测试形式，通过看图说话、日常沟通和思维能力 3 方面的评估，了解患者自发性言语的表达能力（图6-1-4）。看图说话为患者呈现反应日常生活情境的一张图片，要求患者描述图片上的内容，选择表达情况最好的三句话，根据患者语言的准确性和丰富性评分；日常沟通就日常生活中的话题与患者进行沟通，引导患者自主表达，考查患者的语言思维和丰富性；思维能力测试考查患者自主表达时的语言思维和语言的逻辑性、丰富性。

2）朗读能力评估。

朗读是书面语理解和语言表达功能的综合体现，朗读测试选择日常常用的词语、句子为材料，反映患者对于词语、句子的朗读能力；低于正常同龄者的数值，表示朗读能力差。

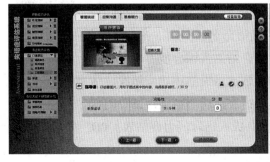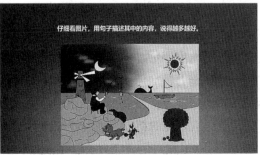

图 6-1-4　口语表达能力评估

3）书写能力评估。

书写能力评估根据常用的书写情境，从写名字、写数字、听写词语、看图写词语和完形填空 5 个方面评估患者的书写能力，反映患者在不同状态下对常用文字的书写能力。依据书写正确字数计分，低于正常同龄者的数值，表示书写功能差。

4）肢体语言能力评估。

肢体语言能力评估选择生活中常用的肢体语言作为测试项目，主要考查患者生活常用肢体语言的运用能力，反映患者对于常用肢体语言的表达能力；低于正常同龄者的数值，表示肢体语言表达能力差。

（3）右侧大脑半球功能评估。

右侧大脑半球功能评估是指对患者右侧大脑半球与语言相关的功能进行评估，语言能力除由左脑的语言中枢控制之外，语言的韵律、节奏等信息需要右脑的参与，因此根据右侧大脑半球相关的语言功能，选择表情辨别（图 6-1-5）、图形匹配和隐喻句理解 3 个评估项目，共包括 8 个题项，了解患者的右侧大脑与语言相关的功能是否受损。表情辨别要求患者在给出的表情中进行辨别，找出目标表情；图形匹配要求患者在给定的选项中找出与目标图形相匹配的图形；隐喻句理解采用短文作为材料，采用听觉与视觉两种评估形式，考查患者对抽象语义的理解能力。右侧大脑半球功能评估为全面了解患者语言能力损伤，制订治疗计划提供了依据。

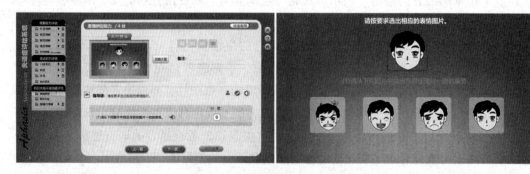

图 6-1-5　右侧大脑半球功能评估

（4）成人语言能力精准评估。

失语症语言功能的精准评估是 ICF 框架下的失语症评估的首要步骤，能够为后续确定语言功能损伤等级以及制订治疗计划奠定基础。失语症语言功能精准评估的主要内容涉及开展听觉理解能力精准评估、视觉理解能力精准评估、右侧大脑半球功能精准评估、词语命名能力精准评估、简单复述能力精准评估、词语复述能力精准评估、言语语言综合能力精准评估、句子复述能力精准评估、系列言语功能精准评估、口语描述功能精准评估、朗读功能精准评估、书写功能精准评估和姿势语表达功能精准评估等内容。失语症语言功能的精准评估的详细内容见《ICF 成人语言能力评估表》PDF 资源。

PDF 资源

ICF 成人语言能力评估表

（5）ICF 成人语言能力功能评估。

ICF 框架下的失语症语言功能评估主要是对患者的语言能力进行全面而细致的评估，

帮助康复师、特教老师和家长全面了解患者的语言损伤情况，确定患者的语言残余功能和优势刺激模式，为后续的语言障碍康复训练提供训练起点。根据精准评估，通过 ICF 转换，得到语言功能损伤等级，随后填写《ICF 失语症语言功能评估表》（表 6-1-2 ），将患者语言能力的定量测量结果，转换为定性评价。

表 6-1-2　ICF 失语症语言功能评估表

身体功能 ＝即人体系统的生理功能损伤程度			无损伤	轻度损伤	中度损伤	重度损伤	完全损伤	未特指	不适用
			0	1	2	3	4	8	9
b16700	口语理解	听觉理解							
	对口语信息的解码以获得其含义的精神功能								
	信息来源：□病史　□问卷调查　☒临床检查　□医技检查								
	问题描述：								
b16701	书面语理解	视觉理解							
	对书面语言信息的解码以获得其含义的精神功能								
	信息来源：□病史　□问卷调查　☒临床检查　□医技检查								
	问题描述：								
b16708	其他特指的语言理解	右脑功能							
	对书面语言信息的解码以获得其含义的精神功能								
	信息来源：□病史　□问卷调查　☒临床检查　□医技检查								
	问题描述：								
b16710	口语表达	词语命名							
		简单复述							
		词语复述							
		双音节词时长 2cvT							
		双音节词基频 $2cvF_0$							
		句子复述							
		句子时长							
		句子基频							
		系列言语							
		口语描述							
		朗读							

续表

身体功能 = 即人体系统的生理功能损伤程度		无损伤	轻度损伤	中度损伤	重度损伤	完全损伤	未特指	不适用
以口语产生有意义的信息所必需的精神功能								
信息来源：□病史　□问卷调查　⊠临床检查　□医技检查								
问题描述：								
b16711　书面语表达	书写							
以书面语产生有意义的信息所必需的精神功能								
信息来源：□病史　□问卷调查　⊠临床检查　□医技检查								
问题描述：								
		0	1	2	3	4	8	9
b16713　姿势语表达	肢体语言							
用非正式授予或其他运动生成信息所必需的精神功能								
信息来源：□病史　□问卷调查　⊠临床检查　□医技检查								
问题描述：								

（6）ICF 成人语言能力治疗计划。

制订失语症治疗计划需要依据失语症语言功能的评估结果，从而科学、规范地填写 ICF 失语症治疗计划表，此表包括治疗任务、治疗方法、计划实施者与监控指标等内容，涵盖了语言治疗的各个方面，根据功能评估的结果和损伤等级，确定治疗任务，以及选择合适的治疗方法，并且确定康复治疗的目标。ICF 成人语言能力治疗计划的详细内容见《ICF 成人语言能力评估表》PDF 资源。

2. 语言障碍康复仪软件（失语症训练软件）

语言障碍康复仪软件（失语症训练软件）是一套针对失语症患者设计的标准化、系统化的现代化康复软件，是以汉语为基准研发的失语症训练工具，符合中国文化及汉语语言学特点[1]。失语症训练软件的特点是选用日常生活常见词语作为训练内容，合理编排，循序渐进；使用大量的听觉刺激、图片刺激等工具，能够吸引患者兴趣；从听觉、视觉等多通道对患者进行刺激，充分利用患者的优势刺激模式[2]。

失语症训练软件可开展语言理解训练和表达能力训练，提供大量的视觉、听觉刺激材料，由 16 类主题词语作为训练材料：人体部位、生活用品、衣物、配饰、家用电器、家具、厨房用品、水果、蔬菜、主食点心、饮料、交通工具、动物、文具、体育

---

[1]　汉语失语症康复治疗专家共识组. 汉语失语症康复治疗专家共识 [J]. 中华物理医学与康复杂志，2019，41（3）：161-169.

[2]　高素荣. 失语症（第 2 版）[M]. 北京：北京大学医学出版社，2006：482-484.

活动和数码产品等常用词语，每类主题下分为多个单元编排组织，每个单元提供 4 个核心词语和 18 种训练方式进行训练（图 6-1-6）。

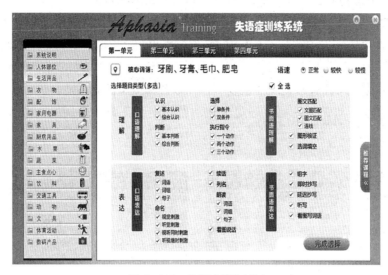

图 6-1-6　失语症训练材料

（1）认识训练。

认识训练根据训练难度分为基本认识与综合认识两种训练形式，通过高强度的重复听觉和视觉刺激，从基本词语认识到综合深入认识物品的各个方面[①]，帮助患者恢复损伤的语言内容（图 6-1-7）。

基本认识训练强调听觉刺激（语音）和视觉刺激（文字、图片）相结合。基本认识训练为患者呈现一个词语以及相应的图片，同时播放语音，如"牙刷"，把视觉刺激和听觉刺激相结合，再结合有关词语的听觉提示刺激，比如认识牙刷时用刷牙的"刷刷"声进行提示，以此帮助患者重新建立语音和语义联系。

综合认识训练强调通过听觉刺激、视觉刺激对功能、特征、分类、匹配进行认识，综合认识训练为患者呈现描述物品功能、特征或属性的句子和使用某种物品的场景、动作，同时播放语音，如"牙刷是生活用品"，并且呈现视觉刺激和听觉刺激，从物品的类别、特征及功能等方面帮助患者认识物品。

（2）判断训练。

判断训练根据训练难度分为基本判断和综合判断[②]（图 6-1-8）。

基本判断训练强调通过听觉语音刺激判断图片与听觉信息是否相符。基本判断训练由康复师呈现一张图片，或者在屏幕中央呈现一个视觉图像，同时播放问题，如"这是

① Robert Chapey. Language Intervention Strategies in Aphasia and Related Neurogenic Communication Disorders[M]. 5th ed Philadelphia: Lippincott Williams & Wilkins, 2008: 191–192.

② Ilias Papathanasiou, Patrick Coppens. Aphasia and Related Neurogenic Communication Disorders [M]. 2nd ed. Sudbury: Jones & Bartlett Learning, 2016: 160–164.

牙刷，是吗？"；患者听问题，将听觉语音线索与看到的图像相关联，然后做出辨别，回答"是"或者"不是"；在训练中可以通过将问题用文字形式呈现给患者进行提示，患者通过听到的信息与图片进行核证，恢复语音和语义的联系。

综合判断训练强调采用听觉刺激，通过功能、特征、分类、匹配进行判断。综合判断训练只为患者呈现关于物品的相应特点和功能的问题，如"牙刷是用来刷牙的吗？"；患者听到问题后，通过回答"是"或者"不是"来综合判断物品的功能和属性。患者通过对物品的功能和属性进行判断，恢复、强化语音和语义的联系。

若患者存在困难，训练可以通过呈现问题的文字，或者呈现视觉图像的形式进行提示。

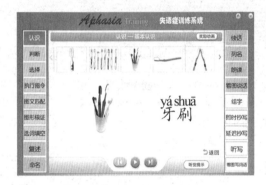
图 6-1-7　认识训练

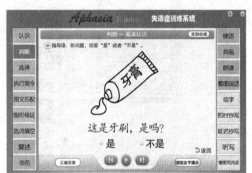
图 6-1-8　判断训练

（3）选择训练。

选择训练强调通过听觉刺激选择图片。根据听觉语言信息，如"请找出牙刷"，选择相应的图片内容，训练可接受视觉文字作为提示，即将文字符号"牙刷"呈现给患者，去除听觉理解的阻滞，促进患者产生语言反应（图 6-1-9）。单条件选择训练要求患者从单一维度进行选择，如"请找出牙刷"，单一条件为牙刷；双条件选择训练则要求患者从两个维度理解指导语，并进行选择，如"请找出红色的牙刷"，双条件分别为红色和牙刷。若患者存在困难，可以借助视觉文字辅助。

（4）执行指令训练。

执行指令训练强调通过听觉刺激引导患者做出相应动作。执行指令训练先给患者呈现听觉语言刺激，要求患者接收语音信息后解码语音信息，理解动作指令后完成相应的动作，动作指令选择基本日常生活活动，如"模仿刷牙的动作"。训练难度从一个动作向两个动作、三个动作逐渐增加，多动作指令之间的转换符合日常活动习惯。若患者执行困难，可借助能体现目标动作的视觉图片辅助。

（5）图文匹配训练。

图文匹配训练形式包括文图匹配、图文匹配和连线训练 3 种（图 6-1-10）。

文图匹配是呈现一个文字刺激，要求患者理解文字的语义后，在不同的图片中选择与文字相匹配的图片。文图匹配强调借助文字符号的刺激进行图片选择，刺激患者对语义的感知，增强文字和语义的联系。

图文匹配是呈现一个图片刺激，要求患者在不同的文字中选择与图片相匹配的词语，匹配训练难度可以从二选一到三选一、四选一逐渐增加。图文匹配强调借助目标词语的图片，刺激患者对语义的感知，然后结合文字符号，恢复文字和语义的联系。

连线训练是同时呈现多个文字刺激和图片刺激，要求将对应的文字和图片连线。连线训练强调综合文字刺激和图片刺激，通过组合训练目标词语的视觉图像与文字，恢复文字和语义的联系。

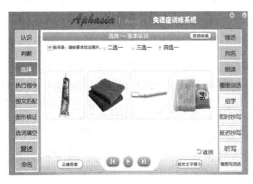
图 6-1-9 选择训练

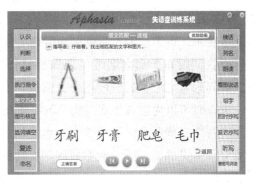
图 6-1-10 图文匹配训练

（6）图形核证训练。

图形核证训练将文字符号与图片组合为一组语言刺激呈现给患者，要求患者判断文字符号代表的语义与图片内容是否相符，并选出文字符号和图片内容匹配的一组，通过直观、具体的视觉图像刺激患者，增强其对文字符号的理解能力。

（7）选词填空训练。

选词填空训练形式为呈现一句不完整的句子，空缺的部分为训练目标词，要求患者在给出的词语中选择正确的词语，将句子补充完整，并使句意正确。选词填空强调在连续语句中刺激患者对文字的感知，恢复文字与语义的联系，训练难度可以从二选一到三选一、四选一逐渐增加。

（8）复述训练。

词语复述训练要求患者根据失语症训练软件呈现的词语，在软件呈现出目标词的语音刺激后进行复述，刺激患者对该词汇的感知（图 6-1-11）。若复述正确，进入下一个目标项的练习；若不正确，则继续复述该目标项。训练时可以给予患者视觉图片提示。

句子复述训练要求患者根据失语症训练软件呈现的词语，在软件呈现出目标词的语音刺激后，患者进行复述，刺激患者对该句子的感知。若复述正确，进入下一个目标项的练习；若不正确，则继续复述该目标项。训练时可以给予患者视觉图片提示。

（9）命名训练。

命名训练包括视觉刺激、听觉刺激、听视同时刺激、听视继时刺激 4 种训练形式[1]。在临床实践中，可以根据患者词语命名能力的精准评估结果，选择患者的优势刺激形式

---

[1] 朱红.不同刺激模式下失语症命名能力的特征及治疗策略的研究 [D]. 上海：华东师范大学，2014.

进行词语命名能力的训练（图6-1-12）。如患者听觉刺激命名测试结果最优，则命名训练中应着重利用听觉语音刺激进行训练。

视觉刺激是给患者呈现与目标训练材料相关的图片，问患者图片上是什么，通过视觉刺激训练患者的命名能力。训练时可以为患者呈现对物品的特点属性及功能的文字解说和语音信息进行提示，如给患者看"它是生活用品"这个句子进行提示，或者播放语音"它是生活用品"，通过文字符号和听觉语音两种刺激形式进行训练提示。

听觉刺激是用提问的方式，要求患者认真听问题，然后根据听到的问题进行命名，如"吃饭的时候用什么盛饭？"。训练时可以对训练目标物品的属性和功能进行语音提示或文字提示，训练患者对听觉刺激的命名能力。

听视同时刺激命名训练呈现训练目标的图片，同时进行提问，如呈现"碗"的图片，提问患者"吃饭的时候用什么盛饭？"。综合听觉刺激和视觉刺激训练患者的命名能力，训练时可以为患者呈现对物品的特点属性及功能的文字提示和语音提示。

听视继时刺激命名训练要求患者先认真听问题，然后再观察图片，进行命名。先为患者呈现听觉刺激，听觉刺激后跟随一个视觉信息，通过先后激活听觉、视觉语言双通道，达到命名训练目的，命名训练可以通过词头音、手势、描述、上下文、书写、描图等形式进行提示。

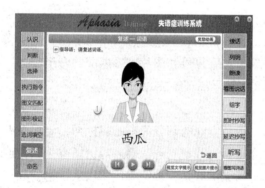

图6-1-11　复述训练

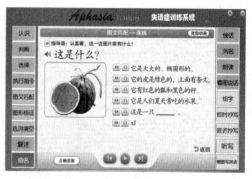

图6-1-12　命名训练

（10）续话训练。

续话训练使用一个完整的句子作为引导，要求患者根据前一个句子的提示，补完含有目标训练词的句子，如"毛巾是用来洗脸的，牙刷是用来_____的"。通过前一个句子去除患者命名的阻滞，结合文字提示和语音刺激，训练患者的命名能力。

（11）列名训练。

列名训练给患者提供一个语言线索，要求患者根据该语言线索尽可能多地扩充语言内容，如"请列举和牙刷相关的物品"，训练时可以根据患者情况进行提示，如词头音、模仿动作等。

（12）朗读训练。

朗读训练在认字训练的基础上，要求患者对目标训练词的文字符号进行解码，然后用口语表达出来。朗读训练包括朗读词语、词组和句子三种，训练难度逐渐增加。朗读训练可以使用失语症训练软件中的"朗读"模块。

（13）看图说话训练。

看图说话训练给患者呈现一张图片，要求患者用句子描述图片中的内容，康复师可以用提问、追问、词头音、模仿动作等方式进行提示。在训练中，可以结合逐字增加句长法。看图说话训练可以使用失语症训练软件中的"看图说话"模块。

（14）组字训练。

组字训练是将文字符号根据偏旁部首和汉字笔画拆分成各个部分，让患者将其重新组合成目标词，提高患者的书写能力，组字训练主要针对构字障碍患者。组字训练可以使用失语症训练软件中的"组字"模块。

（15）即时抄写训练。

即时抄写训练为患者呈现文字提示，要求患者抄写给出的文字。即时抄写训练可以使用失语症训练软件中的"即时抄写"模块。

（16）延迟抄写训练。

延迟抄写训练先给患者呈现一个词语，让患者仔细观察文字并记忆，然后隐藏文字，让患者根据记忆中存储的符号书写目标词。延迟抄写训练可以使用失语症训练软件中的"延迟抄写"模块。

（17）听写训练。

听写训练利用听觉刺激训练患者的书写功能，要求患者根据听到的内容，写出相应的文字。听写训练可以使用失语症训练软件中的"听写"模块。

（18）看图写词语训练。

看图写词语训练利用视觉刺激训练患者的书写功能，要求患者根据看到的内容，写出相应的文字。看图写词语训练使用失语症训练软件中的"看图写词语"模块进行训练。训练中可以使用听觉刺激进行提示，通过视、听双通道刺激患者的书写功能。

（19）ICF 成人语言治疗短期目标监控和疗效评价。

ICF 成人语言治疗短期目标监控作为治疗过程中的监控手段，对评价治疗方法与治疗手段的有效性至关重要，依据短期目标监控的结果及时调整训练目标与训练策略，可以保证失语症治疗的效果。ICF 成人语言治疗短期目标监控的详细内容见《ICF 成人语言能力评估表》PDF 资源。

对患者开展语言治疗一段时间后，再次使用治疗前所选择的类目及其评估指标对患者的功能水平进行描述，并将评估结果转化为限定值填入疗效评价表。利用疗效评价报表可明确、量化地监控治疗效果，并为后续治疗提供参考和依据。ICF 成人语言疗效评价的详细内容见《ICF 成人语言能力评估表》PDF 资源。

PDF 资源

ICF 成人语言
能力评估表

3. 言语重读干预软件

言语重读干预软件基于语音信号处理技术、快速傅里叶变换技术、实时语音反馈技术开发，用于言语韵律障碍的测量评估，提供言语韵律训练和言语重读干预。言语重读干预软件主要针对在重音、重读、语调、节奏

视频资源

言语重读干预
软件介绍

等方面存在问题的语言韵律障碍患者，表现为说话断续、不流畅，停顿不当，语调单一，问句无语气等。言语重读干预软件的主要核心在于为患者设置了多种类型的课程，以便根据实际需要选择最适合的课程进行重读训练。主要功能有：① 言语语言韵律多维测量，可开展超音段音位升降调测量，超音段音位重读测量；② 词句段重读的实时视听反馈训练，进行声母、韵母、声韵组合的慢板、行板、快板的实时视听反馈训练，字、词、句、段重读的对比式实时视听反馈训练；③ 内置康复课程，包括重读治疗课程、音乐干预课程、言语技能课程；④ 重读节奏训练，可进行慢板、行板、快板节奏训练；⑤ 言语韵律电声门图实时评估和康复训练，可开展超音段音位升降调、重读的言语电声门图发声训练；⑥ 言语韵律康复效果监控，采用实时言语韵律多维建模和单一被试技术对韵律康复效果进行全程监控。

言语重读干预软件是根据重读治疗的原理设计而成的综合性训练设备，它的主要核心在于为患者设置了多种类型的课程，以便根据实际需要选择最适合的课程进行重读训练。

言语重读干预软件可用于呼吸功能训练、发声功能训练、共鸣功能训练、构音功能训练，其主要应用有以下几方面。

（1）样本课程设置。

言语重读干预软件中自带了大量的样板文件，可以作为患者训练的首要选择，样板文件均由专业人士录制完成，可以快速地引导患者进入并熟悉重读治疗的过程。此外，还可以自己进行录音，将自己过去的声音或者别人的声音录制成样板，进行匹配训练（图 6-1-13）。

（2）音乐干预课程设置。

此课程设置包含了钢琴等 4 种乐音以及全音等 3 种节拍，患者可以选择自己感兴趣的乐音和节拍组合进行变调训练，这是对发声功能进行的最自然的训练（图 6-1-14）。

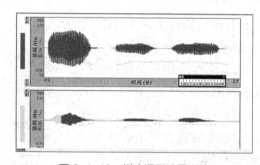

图 6-1-13　样本课程设置训练

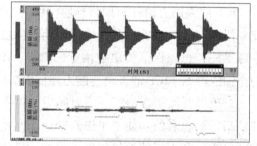

图 6-1-14　音乐干预课程设置

（3）重读治疗课程设置。

重读治疗课程包括慢板、行板、快板 3 种方式，将重读与呼吸、放声、构音功能的训练紧密结合在一起，实现了从变调训练到转调和韵律训练的最佳过渡。

（4）言语技能训练课程设置。

言语技能训练课程是重读课程的最高阶段，采用词、句等 4 个阶段的韵律训练样板，进行自然言语的韵律匹配训练，实现了从构音功能训练到语音功能训练的顺利过渡。

三、参考书目

医学·教育康复行业人才培养课程建设中的失语症康复部分，需要系统涵盖失语症康复模块的课程标准、理论学习、实验操作和临床实训 4 个具体环节，本书失语症康复实验部分作为实验操作环节，学习过程中可适当参考该模块课程标准、理论学习和临床实训等 3 个环节的内容，形成系统的失语症康复模块课程建设中的"S-CLP 模式"，失语症康复模块参考书目详见表 6-1-3。

表 6-1-3　失语症康复模块课程建设"S-CLP 模式"参考书目

S-CLP 模式	书目	作者	出版社
S- 课程标准	《康复仪器设备与教学信息化配备标准》	华东师范大学中国言语听觉康复科学与 ICF 应用研究院等	南京师范大学出版社
C- 理论学习	《语言康复学》	单春雷	人民卫生出版社
L- 实验操作	《综合康复实验》	杨三华、丁忠冰、周林灿	南京师范大学出版社
P- 临床实训	《失语症治疗实验实训》	黄昭鸣、孙进、金河庚	南京师范大学出版社
	《言语语言康复实训教程》	万萍	人民卫生出版社

失语症评估实验

失语症评估实验包括口语理解能力评估、书面语理解能力评估、其他特指的语言理解能力评估、口语表达能力评估、书面语表达能力评估、姿势语表达能力评估和成人言语语言综合能力评估，本节将对失语症各评估模块的实验内容、实验目的、实验设备、实验流程及实验练习分别进行介绍。

一、口语理解能力评估

（一）口语理解能力评估的实验内容

评估实验采用听回答、听选择与执行口头指令的形式进行，"听回答"评估中，患者通过指导语的提问进行回答；"听选择"评估中，患者在听完指导语播放的要求物品（如铅笔）后，在物品中进行选择，检查者根据患者是否选择正确进行评分；"执行口头指令"评估中，患者听完指导语播放的口头指令后，完成指令动作（如指一指门），检查者根据患者的反应进行评分。

（二）口语理解能力评估的实验操作步骤

1. 实验目的

（1）掌握口语理解能力评估的实验内容。
（2）明确使用失语症评估软件进行口语理解能力评估的操作步骤。
（3）根据患者信息，通过实验仪器模拟口语理解能力评估的流程。

2. 实验设备

语言障碍康复仪软件（失语症评估软件）。

3. 实验流程

（1）开机进入。

1）打开失语症评估软件，点击"开始"按钮，可以进入用户登录系统，输入用户名和登录密码。

2）点击"立即登录"进入用户管理系统，新建用户（或按快捷键 N），根据患者情况如实填写患者的姓名、性别和智力、听力情况等。

3）完成后单击"确定"。

（2）正式评估。

1）在用户管理页面中选中待评估患者，点击"进入"按钮，进入失语症评估软件评估页面。

2）点击"听觉理解"评估按钮，进行听觉理解能力评估，分别进行听回答、听选择和执行口头指令评估。

3）点击"听回答"评估按钮，进行听回答评估，听回答评估得分记录规则为 5 秒内回答正确 3 分，5 秒后回答正确 2 分，自我纠正后回答正确 1 分，回答错误 0 分。

4）点击"听选择"评估按钮，进行听选择评估，听选择评估得分记录规则为回答正确 1 分，回答错误 0 分。

5）点击"执行口头指令"评估按钮，进行执行口头指令评估，执行口头指令评估得分记录规则为第 1、2 题 0、2、3 计分，第 3、4 题 0、2、3、4、5、6 计分，第 5、6 题 0、2、3、4、5、6、7、8、9 计分。

（3）查阅结果并分析。

1）评估结束后，点击"评估结果"按钮，可查看听觉理解评估结果用户历史记录表（见《ICF 成人语言能力评估表》PDF 资源）。

2）点击听觉理解评估中的"导出图表"按钮，系统将自动生成评估结果，并保存。

3）结果显示每项的正确率，并且给出诊断结果。

4. 实验练习

（1）请简述利用失语症评估软件进行口语理解能力评估的步骤。

（2）案例模拟：假定一名脑损伤患者，张某某，男，53 岁，请模拟利用失语症评估软件对其进行口语理解能力评估，并对评估结果进行分析。

二、书面语理解能力评估

（一）书面语理解能力评估的实验内容

评估实验采用图片与实物配对、文字与图片配对和选词填空等评估患者的书面语理解能力。"图片与实物配对"评估中，患者观察软件界面上呈现的物品及检查者所展示的实物，找到与实物相匹配的物品，检查者根据患者选择是否正确进行评分；"文字与图片配对"评估中，患者观察软件界面上呈现的物品及词卡上的文字，患者在图片中进行选择，找到与文字相匹配的物品，检查者根据患者选择是否正确进行评分；"选词填空"评估中，患者观察软件界面上的短句，患者需在 4 个选项中进行选择，找到与短句相匹配的选项，检查者根据患者选择是否正确进行评分。

（二）书面语理解能力评估的实验操作步骤

1. 实验目的

（1）掌握书面语理解能力评估的实验内容。

（2）明确使用失语症评估软件进行书面语理解能力评估的操作步骤。

（3）根据患者信息，通过实验仪器模拟书面语理解能力评估的流程。

2. 实验设备

语言障碍康复仪软件（失语症评估软件）。

3. 实验流程

（1）开机进入。

1）打开失语症评估软件，点击"开始"按钮，可以进入用户登录系统，输入用户名和登录密码。

2）点击"立即登录"进入用户管理系统，新建用户（或按快捷键 N），根据患者情况如实填写患者的姓名、性别和智力、听力情况等。

3）完成后单击"确定"。

（2）正式评估。

1）在用户管理页面中选中待评估患者，点击"进入"按钮，进入失语症评估软件评估页面。

2）点击"视觉理解"评估按钮，进行视觉理解能力评估，分别进行图片与实物配对、文字与图片配对和选词填空评估。

3）点击"图片与实物配对"评估按钮，进行图片与实物配对评估，图片与实物配对评估得分记录规则为回答正确 1 分，回答错误 0 分。

4）点击"文字与图片配对"评估按钮，进行文字与图片配对评估，文字与图片配对评估得分记录规则为回答正确 1 分，回答错误 0 分。

5）点击"选词填空"评估按钮，进行选词填空评估，选词填空评估得分记录规则为回答正确 3 分，自我纠正后回答正确 2 分，回答错误 0 分。

（3）查阅结果并分析。

1）评估结束后，点击"评估结果"按钮，可查看视觉理解评估结果用户历史记录表（见《ICF 成人语言能力评估表》PDF 资源）。

PDF 资源

ICF 成人语言
能力评估表

2）点击视觉理解评估中的"导出图表"按钮，系统将自动生成评估结果，并保存。

3）结果显示每项的正确率，并且给出诊断结果。

4. 实验练习

（1）请简述利用失语症评估软件进行书面语理解评估的步骤。

（2）案例模拟：假定一名脑卒中患者，刘某某，男，48 岁，请模拟利用失语症评估软件对其进行书面语理解能力进行评估，并对评估结果进行分析。

三、其他特指的语言理解能力评估

（一）其他特指的语言理解能力评估的实验内容

实验包括表情辨别、图形匹配和隐喻句理解 3 个评估项目。"表情辨别"评估中，患者需根据软件界面上出示的问题，选择与之相匹配的表情，检查者根据患者选择是否正确进行评分；"图形匹配"评估中，患者需根据软件界面上出示的目标图形，通过观察其他图形，选择与目标图形相同的图形，检查者根据患者选择是否正确进行评分；"隐喻句理解"评估中，患者需认真听或者阅读软件界面上呈现的问题，然后选出正确的答案。检查者将依据患者的选择是否正确进行评分。

（二）其他特指的语言理解能力评估的实验操作步骤

1. 实验目的

（1）掌握其他特指的语言理解能力评估的实验内容。

（2）明确使用失语症评估软件进行其他特指的语言理解能力评估的操作步骤。

（3）根据患者信息，通过实验仪器模拟其他特指的语言理解能力评估的流程。

2. 实验设备

语言障碍康复仪软件（失语症评估软件）。

3. 实验流程

（1）开机进入。

1）打开失语症评估软件，点击"开始"按钮，可以进入用户登录系统，输入用户名和登录密码。

2）点击"立即登录"进入用户管理系统，新建用户（或按快捷键 N），根据患者情况如实填写患者的姓名、性别和智力、听力情况等。

3）完成后单击"确定"。

（2）正式评估。

1）在用户管理页面中选中待评估患者，点击"进入"按钮，进入失语症评估软件评估页面。

2）点击"右侧大脑半球功能评估"按钮，进行右侧大脑半球功能评估模块，分别进行表情辨别、图形匹配和隐喻句理解评估。

3）点击"表情辨别"评估按钮，进行表情辨别评估，表情辨别评估得分记录规则为回答正确 1 分，回答错误 0 分。

4）点击"图形匹配"评估按钮，进行图形匹配评估，图形匹配评估得分记录规则为回答正确 2 分，回答错误 0 分。

5）点击"隐喻句理解"评估按钮，进行隐喻句理解评估，隐喻句理解评估得分记录规则为回答正确 10 分、重复听取或视觉呈现 2 分钟后回答正确记 5 分，回答错误 0 分。

（3）查阅结果并分析。

1）评估结束后，点击"评估结果"按钮，可查看右侧大脑半球功能评估结果用户历史记录表（见《ICF 成人语言能力评估表》PDF 资源）。

2）点击右侧大脑半球功能评估中的"导出图表"按钮，系统将自动生成评估结果，并保存。

3）结果显示每项的正确率，并且给出诊断结果。

4. 实验练习

（1）请简述利用失语症评估软件进行其他特指的语言理解能力评估的步骤。

（2）案例模拟：假定一名脑卒中患者，刘某某，男，48 岁，请模拟利用失语症评估软件对其进行其他特指的语言理解能力进行评估，并对评估结果进行分析。

四、口语表达能力评估

（一）口语表达能力评估的实验内容

口语表达能力评估的实验内容有以下几类，包括词语命名评估、简单复述评估、词语复述评估、句子复述评估、言语语言综合评估（双音节时长 2cvT、双音节基频 $2cvF_0$、句子时长、句子基频）、系列言语评估、口语描述评估和朗读评估等项目。其中，① 词语命名评估采用听觉刺激、视觉刺激、视听同时刺激、视听继时刺激和续话反应等 5 种评估形式，患者通过听问题，或者观察软件界面上的图片并说出这是什么。

检查者通过患者的回答是否正确进行评分。② 简单复述评估时，患者听到软件播放的音节后，以最快速度复述。利用秒表测量患者每秒重复的次数，检查者根据患者重复的次数进行评分。③ 词语复述评估时，患者听到软件播放的目标词语后，进行跟读。检查者通过患者跟读发音是否正确进行评分。④ 句子复述评估时，患者听到软件播放的目标语句后，进行跟读。检查者通过患者跟读发音是否正确进行评分。⑤ 双音节时长和双音节基频主要考查成人在有意义语言（双音节词）中对于时长和基频的控制能力，选词考虑到辅音的送气与不送气，韵母的单韵母和复韵母结构对时长的可能影响以及声调（四声调）对基频的影响，因此选用了符合以上 3 个原则的双音节词，"橡皮""熊猫""跳舞"和"眼睛"，若患者双音节词时长、基频参数值低于或高于成人的正常范围，则现阶段需要进行言语功能的针对性训练。⑥ 句子时长和基频主要考查成人在有意义语言（句子）中对于时长和基频的控制能力，考查患者在表达中是否存在异常停顿、延长、语调变化情况。⑦ 系列言语评估时，患者需根据指导语播放的指令，做出相应回答。检查者根据患者回答的正确性进行评分。⑧ 口语描述通过看图说话、日常沟通和思维能力 3 方面的评估，了解患者自发性言语的表达能力。"看图说话"评估中，患者需观察软件界面上显示的图片，并用句子描述其中的内容；"日常沟通"和"思维能力"评估中，患者需听完软件播放的问题，并用句子回答。检查者根据患者回答的内容进行评分。⑨ 朗读评估时，患者需朗读出软件界面上显示的词卡，检查者根据患者朗读的情况进行评分。

有关⑤与⑥的具体实验流程详见本节第七部分。

（二）口语表达能力评估的实验操作步骤

1. 实验目的

（1）掌握口语表达能力评估的实验内容。
（2）明确使用失语症评估软件进行口语表达能力评估的操作步骤。
（3）根据患者信息，通过实验仪器模拟口语表达能力评估的流程。

2. 实验设备

语言障碍康复仪软件（失语症评估软件）。

3. 实验流程

（1）开机进入。
1）打开失语症评估软件，点击"开始"按钮，可以进入用户登录系统，输入用户名和登录密码。
2）点击"立即登录"进入用户管理系统，新建用户（或按快捷键 N），根据患者情况如实填写患者的姓名、性别和智力、听力情况等。
3）完成后单击"确定"。

（2）正式评估。

1）在用户管理页面中选中待评估患者，点击"进入"按钮，进入失语症评估软件评估页面。

2）点击"表达能力"评估按钮，进行表达能力评估，分别进行词语命名评估、简单复述评估、词语复述评估、言语语言综合评估（双音节时长2cvT、双音节基频2cvF$_0$）、句子复述评估、言语语言综合评估（句子时长、句子基频）、系列言语评估、口语描述评估和朗读评估。

3）点击"词语命名"评估按钮，进行词语命名评估，词语命名评估得分记录规则为正确2分，自我纠正、5秒内无反应，重复听指令后反应、视觉/听觉提示后反应正确记1分，错误0分。

4）点击"简单复述"评估按钮，进行简单复述评估，简单复述评估得分记录规则为1—3题每秒5次以上3分、每秒3—4次2分、每秒1—2次1分、每秒1次不到0分；4—5题每秒2次以上3分、每秒1次2分、每秒1次不到1分、无法发音0分。

5）点击"词语复述"评估按钮，进行词语复述评估，词语复述评估得分记录规则为正确2分、自我纠正后正确1分、错误0分。

6）点击"句子复述"评估按钮，进行句子复述评估，句子复述评估得分记录规则为1—2题正确3分、语序颠倒或再次复述后正确2分、再次复述后语序颠倒或再次复述后只能复述半句1分、错误0分；3—5题正确5分、再次复述后正确4分、语序颠倒3分、只能复述半句或再次复述后语序颠倒2分、再次复述后只能复述半句1分、错误0分。

7）点击"系列言语"评估按钮，进行系列言语评估，系列言语评估得分记录规则为1、2、3、5题按照正确个数计分，如有添加或遗漏，则将添加或遗漏的部分删除，剩余个数计分，如果顺序出错，将顺序错误的部分删除计分，第4题按歌曲小节数计分。

8）点击"口语描述"评估按钮，进行口语描述评估，口语描述评估包括看图说话、日常沟通和思维能力3种形式，得分记录规则为看图说话总分30分，选择患者表达最好的3句话进行评分，每句最高10分，无反应记0分。日常沟通评分，第一题，回答正确记5分，引导后回答正确记3分，无反应记0分。第二题，用一句以上正确的句子描述记10分，用一句以上的句子描述但意义不准确记7分，用一句以上的句子描述与问题无关的内容记3分，无反应记0分。思维能力评分为用一句以上正确的句子描述记10分，用一句以上的句子描述但意义不准确记7分，用一句以上的句子描述与问题无关的内容记3分，无反应记0分。

9）点击"朗读"评估按钮，进行朗读评估，朗读评估得分记录规则为朗读词语正确1分、错误0分；朗读句子6—7句每部分0.5分、8—10句每部分1分，发音延长或不准确不扣分。

（3）查阅结果并分析。

1）评估结束后，点击"评估结果"按钮，可查看表达能力评估结果用户历史记录表（见《ICF成人语言能力评估表》PDF资源）。

PDF 资源

ICF 成人语言
能力评估表

2）点击表达能力评估中的"导出图表"按钮，系统将自动生成评估结果并保存。

3）结果显示每项的正确率，并且给出诊断结果。

4. 实验练习

（1）请简述利用失语症评估软件进行口语表达能力评估的步骤。

（2）案例模拟：假定一名脑外伤患者，黄某某，男，46岁，请模拟利用失语症评估软件对其进行口语表达能力评估，并对评估结果进行分析。

五、书面语表达能力评估

（一）书面语表达能力评估的实验内容

书面语表达能力评估根据常用的书写情境，主要从写名字、写数字、听写词语、看图写词语和完形填空5方面评估患者的书写能力，反映患者在不同状态下对常用文字的书写能力。低于正常同龄者的数值，表示书写功能差。

（二）书面语表达能力评估的实验操作步骤

1. 实验目的

（1）掌握书面语表达能力评估的实验内容。

（2）明确使用失语症评估软件进行书面语表达能力评估的操作步骤。

（3）根据患者信息，通过实验仪器模拟书面语表达能力评估的流程。

2. 实验设备

语言障碍康复仪软件（失语症评估软件）。

3. 实验流程

（1）开机进入。

1）打开失语症评估软件，点击"开始"按钮，可以进入用户登录系统，输入用户名和登录密码。

2）点击"立即登录"进入用户管理系统，新建用户（或按快捷键N），根据患者情况如实填写患者的姓名、性别和智力、听力情况等。

3）完成后单击"确定"。

（2）正式评估。

1）在用户管理页面中选中待评估患者，点击"进入"按钮，进入失语症评估软件评估页面。

2）点击"书写"评估按钮，进行书写评估，分别进行写名字、写数字、听写词语、看图写词语和完形填空评估。

3）点击"写名字"评估按钮，进行写名字评估，写名字评估得分记录规则为四字名字第一字记2分，其余各一分；三字名第一、二字2分，第三字1分；两字名字第一字3分，第二字2分。

4）点击"写数字"评估按钮，进行写数字评估，写数字评估得分记录规则为如有添加、遗漏或顺序错误，将错误部分剔除不计分，正确1—2个，记1分；正确3—4个，记2分；正确5—6个，记3分；正确7—8个，记4分；正确9—10个，记5分。

5）点击"听写词语"评估按钮，进行听写词语评估，听写词语评估得分记录规则为第一题正确3分，错误0分；第二题正确3分，正确一个字2分，错误0分；第三题正确3分，正确两个字2分，正确一个字1分，错误0分。

6）点击"看图写词语"评估按钮，进行看图写词语评估，看图写词语得分记录规则为第一题正确3分，正确两个字2分，正确一个字1分，错误0分；第二题和第三题正确3分，正确一个字2分，错误0分。

7）点击"完形填空"评估按钮，进行完形填空评估，完形填空得分记录规则为正确3分，第一个字正确3分，第二个字正确2分，错误0分。

（3）查阅结果并分析。

1）评估结束后，点击"评估结果"按钮，可查看书写评估结果用户历史记录表（见《ICF成人语言能力评估表》PDF资源）。

2）点击书写评估中的"导出图表"按钮，系统将自动生成评估结果，并保存。

3）结果显示每项的正确率，并且给出诊断结果。

4. 实验练习

（1）请简述利用失语症评估软件进行书面语表达能力评估的步骤。

（2）案例模拟：假定一名脑出血患者，张某某，女，67岁，请模拟利用失语症评估软件对其进行书面语表达能力评估，并对评估结果进行分析。

六、姿势语表达能力评估

（一）姿势语表达能力评估的实验内容

姿势语表达能力评估选择生活中常用的肢体语言作为测试项目，主要考查患者对生活中常用肢体语言的运用能力，反映患者对于常用肢体语言的表达能力。低于正常同龄者的数值，表示姿势语表达能力差。

（二）姿势语表达能力评估的实验操作步骤

1. 实验目的

（1）掌握姿势语表达能力评估的实验内容。

（2）明确使用失语症评估软件进行姿势语表达能力评估的操作步骤。

（3）根据患者信息，通过实验仪器模拟姿势语表达能力评估的流程。

2. 实验设备

语言障碍康复仪软件（失语症评估软件）。

3. 实验流程

（1）开机进入。

1）打开失语症评估软件，点击"开始"按钮，可以进入用户登录系统，输入用户名和登录密码。

2）点击"立即登录"进入用户管理系统，新建用户（或按快捷键 N），根据患者情况如实填写患者的姓名、性别和智力、听力情况等。

3）完成后单击"确定"。

（2）正式评估。

1）在用户管理页面中选中待评估患者，点击"进入"按钮，进入失语症评估软件评估页面。

2）点击"肢体语言"评估按钮，进行肢体语言评估，肢体语言评估得分记录规则为反应正确 3 分、重复听指令后正确 2 分、反应错误 0 分。

（3）查阅结果并分析。

1）评估结束后，点击"评估结果"按钮，可查看肢体语言评估结果用户历史记录表（见《ICF 成人语言能力评估表》PDF 资源）。

2）点击肢体语言评估中的"导出图表"按钮，系统将自动生成评估结果，并保存。

3）结果显示每项的正确率，并且给出诊断结果。

4. 实验练习

（1）请简述利用失语症评估软件进行姿势语表达能力评估的步骤。

（2）案例模拟：假定一名神经性言语障碍患者，李某某，男，55 岁，请模拟利用失语症评估软件对其姿势语表达能力进行评估，并对评估结果进行分析。

七、成人言语语言综合能力评估

（一）成人言语语言综合能力评估的实验内容

成人言语语言综合能力评估包括双音节时长、双音节基频和句子时长、句子基频两大部分。

双音节时长和双音节基频主要考查成人在有意义语言（双音节词）中对于时长和基频的控制能力，反映患者在言语过程中的自然度。选词考虑到辅音的送气与不送气以及韵母的单韵母和复韵母结构对时长的可能影响及声调（四声调）对基频的影响，因此选用了符合以上三个原则的双音节词"橡皮""熊猫""跳舞"和"眼睛"。若患者双音节词时长、基频参数值低于或高于成人的正常范围，则现阶段需要进行言语功能的针对性训练。

句子时长和句子基频主要考查成人在有意义句子中对于时长和基频的控制能力，考查患者在表达中是否存在异常停顿、延长、语调变化情况，反映患者在言语过程中的自然度。句子时长和基频的语料为"我吃过饭了"。

（二）成人言语语言综合能力评估的实验操作步骤

1. 实验目的

（1）掌握成人言语语言综合能力评估的实验内容。

（2）明确使用言语语言综合训练仪软件进行成人言语语言综合能力评估的操作步骤。

（3）根据患者信息，通过实验仪器模拟成人言语语言综合能力评估的流程。

2. 实验设备

言语语言综合训练仪软件、单通道低通滤波器、话筒。

3. 实验流程

（1）测试准备。

1）打开软件并设置单通道低通滤波器。

2）背景噪声设置和言语等级设置。

3）进行录音和播放设置。由于基频和强度的测量对声音的精度有一定要求，采样频率可选取 44 100 Hz。

4）进行实时测试和分析参数设置。

（2）正式测试并记录。

1）点击"设置"菜单，选择"实时训练和分析参数设置"，选择"言语基频"选项。

2）录音。双音节词时长和基频测量所需的言语材料可以通过复述双音节词"橡皮""熊猫""跳舞"和"眼睛"获得。测量应注意患者的声音是否自然舒适；若没有，则要求重新录音。

3）保存声音文件。

4）采集双音节词时长和基频的数据。在主窗口上对声音文件进行剪切，得到所需片断；选择"分析"菜单中的统计报告，显示双音节词时长和基频的相关数据。

（3）记录结果并分析。

将数据记录在相应表格（见《ICF 成人语言能力评估表》PDF 资源）中，全部测试好之后，将结果输入到 ICF 转换器获得损伤程度等级，就结果进行分析并提出建议，尤其应注意明确临床含义。

4. 实验练习

（1）探讨成人言语语言综合能力评估各个参数的临床含义。

（2）案例模拟：假定一名脑损伤患者，刘某某，男，53 岁，请利用言语语言综合训练仪软件对其进行双音节词时长和基频的评估，并对评估结果进行分析。

失语症训练实验

失语症康复训练的实验包括口语理解能力训练、书面语理解能力训练、口语表达能力训练、书面语表达能力训练和成人言语语言综合能力训练，本节将对失语症训练的实验内容、实验目的、实验设备、实验流程及实验练习分别进行介绍。

一、口语理解能力训练

（一）口语理解能力训练的实验内容

口语理解能力训练的实验内容主要包括认识训练、判断训练、选择训练和执行指令训练4部分。

认识训练根据训练难度分为基本认识与综合认识两种训练形式。认识训练通过高强度的重复听觉和视觉刺激，从基本词语认识到综合深入认识物品的各个方面。基本认识训练强调听觉刺激（语音）和视觉刺激（文字、图片）相结合，帮助患者重新建立语音和语义的联系；综合认识训练强调通过听觉刺激、视觉刺激对功能、特征、分类、匹配进行认识，从物品的类别、特征及功能等方面帮助患者认识物品。

判断训练根据训练难度分为基本判断和综合判断两种训练形式。基本判断训练强调通过听觉语音刺激判断图片与听觉信息是否相符，在训练中将问题用文字形式呈现给患者进行提示，患者通过将听到的信息与图片进行核证，恢复语音和语义的联系；综合判断训练强调采用听觉刺激，通过功能、特征、分类、匹配进行判断，患者通过对物品的功能和属性进行判断，恢复、强化语音和语义的联系。

选择训练强调通过听觉刺激选择图片，分为单条件选择和双条件选择两种形式。单条件选择训练要求患者从单一维度进行选择；双条件选择训练则要求患者从两个维度理解指导语。若患者存在困难，可以借助视觉文字。

执行指令训练强调通过听觉刺激引导患者做出相应动作，训练难度从一个动作向两个动作、3个动作逐渐增加，多动作指令之间的转换应符合日常活动习惯，若患者执行困难，可借助于能体现目标动作的视觉图片。

（二）口语理解能力训练的实验操作步骤

1. 实验目的

（1）熟练掌握口语理解能力训练的实验内容。

（2）熟练掌握口语理解能力训练模块的操作。

（3）根据训练对象信息，为其选择口语理解能力训练的内容并进行模拟操作。

2. 实验设备

语言障碍康复仪软件（失语症训练软件）。

3. 实验流程

（1）开机进入训练模块。

1）打开失语症训练软件，点击"开始"按钮，可以进入用户登录系统，输入用户名和登录密码。

2）点击"立即登录"进入用户管理系统，新建用户（或按快捷键 N），根据患者情况如实填写患者的姓名、性别和智力、听力情况等，完成后单击"确定"。

3）在用户管理页面中选中待评估患者，点击"进入"按钮，进入失语症训练软件训练页面。

（2）正式训练。

口语理解能力训练模块包括认识训练、判断训练、选择训练和执行指令训练部分，这些不同的训练部分代表对同一内容的不同训练形式，根据患者目前的语言理解能力水平选择合适的内容与形式进行训练。

1）认识训练。

A. 选择训练类型。在类型中，认识训练根据训练难度分为基本认识与综合认识两种训练形式，可任意选择一种训练形式进行认识训练；同时，训练时可以选择训练的语速，包括正常、较快和较慢 3 种语速，根据患者目前的语言理解能力水平进行适当选择。

B. 选择训练内容。该模块设有全面、系统的认识训练词库，分成 16 个类别，包括人体部位、生活用品、衣物、配饰、家用电器、家具、厨房用品、水果、蔬菜、主食点心、饮料、交通工具、动物、文具、体育用品和数码产品等，每个类别至少有 1 个训练单元，包括 4 个主题类别词语，作为认识训练资料库，可通过两种方式完成。一是按照系统设定的类别来选择，点击"推荐课程"，系统按照失语症类型选择需要的认识训练课程，完成后点击"完成选择"按钮；二是通过自选认识训练课程来选择，该方法可以选择不同类别的词汇作为一次学习的内容。点击要选择的认识训练内容，选择完成后，点击"完成选择"按钮。

C. 进行正式训练。认识能力训练可以结合失语症训练软件中的"认识"模块进行。

基本认识为患者呈现一个词语以及相应的图片，同时播放语音，如"牙刷"。把视觉刺激和听觉刺激相结合，再结合有关词语的听觉提示刺激，比如认识牙刷时用刷牙的"刷刷"声进行提示；综合认识为患者呈现描述物品功能、特征或属性的句子和使用某种物品的场景、动作，同时播放语音，如"牙刷是生活用品"。

2）判断训练。

A. 选择训练类型。在类型中，判断训练根据训练难度分为基本判断和综合判断两种训练形式，可任意选择两种训练形式进行判断训练；同时，训练时可以选择训练的语速，包括正常、较快和较慢 3 种语速，根据患者目前的语言理解能力水平进行适当选择。

B. 选择训练内容。选择方法同"口语理解能力训练—认识训练—选择训练内容"。

C. 进行正式训练。判断能力训练可以结合失语症训练软件中的"判断"模块进行。基本判断由治疗师呈现一张图片，或者在屏幕中央呈现一个视觉图像，同时播放问题，如"这是牙刷，是吗？"，患者听到问题后，在听觉语音线索与看到的图像之间做出辨别，回答"是"或者"不是"；综合判断训练只为患者呈现关于物品的相应特点和功能的问题，如"牙刷是用来刷牙的吗？"，患者听到问题后，回答"是"或者"不是"。

3）选择训练。

A. 选择训练类型。在类型中，选择训练根据训练难度分为单条件选择和双条件选择两种训练形式，可任意选择两种训练形式进行选择训练；同时，训练时可以选择训练的语速，包括正常、较快和较慢 3 种语速，根据患者目前的语言理解能力水平进行适当选择。

B. 选择训练内容。选择方法同"口语理解能力训练—认识训练—选择训练内容"。

C. 进行正式训练。选择能力训练可以结合失语症训练软件中的"选择"模块进行。单条件选择训练要求患者从单一维度进行选择，如"请找出牙刷"，单一条件为牙刷；双条件选择训练则要求患者从两个维度理解指导语，并进行选择，如"请找出红色的牙刷"，双条件分别为红色和牙刷。若患者存在困难，可以借助于视觉文字。

4）执行指令训练。

A. 选择训练类型。在类型中，执行指令训练根据训练难度分为一个动作、两个动作和 3 个动作 3 种训练形式，可任意选择 3 种训练形式进行执行指令训练；同时，训练时可以选择训练的语速，包括正常、较快和较慢 3 种语速，根据患者目前的语言理解能力水平进行适当选择。

B. 选择训练内容。选择方法同"口语理解能力训练—认识训练—选择训练内容"。

C. 进行正式训练。执行指令能力训练可以结合失语症训练软件中的"执行指令"模块进行。执行指令训练先给患者呈现听觉语言刺激，要求患者接收语音信息后解码语音信息，理解动作指令后完成相应的动作，动作指令选择基本日常生活活动，如"模仿刷牙的动作"。若患者执行困难，可借助于能体现目标动作的视觉图片。

4. 实验练习

（1）简述口语理解能力训练的内容。

（2）案例模拟：假定一名脑卒中患者，刘某某，男，69 岁，请模拟利用失语症训练软件对其口语理解能力训练进行评估，并对评估结果进行分析。

二、书面语理解能力训练

（一）书面语理解能力训练的实验内容

书面语理解能力训练的实验内容主要包括图文匹配训练、图形核证训练和选词填空训练 3 部分。

图文匹配训练形式包括文图匹配、图文匹配和连线 3 种训练形式；图形核证训练将文字符号与图片组合为一组语言刺激呈现给患者，要求选出文字符号和图片内容匹配的一组；选词填空训练形式包括二选一、三选一、四选一 3 种训练形式。

（二）书面语理解能力训练的实验操作步骤

1. 实验目的

（1）熟练掌握书面语理解能力训练的实验内容。
（2）熟练掌握书面语理解能力训练模块的操作。
（3）根据训练对象信息，为其选择书面语理解能力训练的内容并进行模拟操作。

2. 实验设备

语言障碍康复仪软件（失语症训练软件）。

3. 实验流程

（1）开机进入训练模块。
方法同"口语理解能力训练—开机进入训练模块"。
（2）正式训练。
在书面语理解能力训练模块，包括了图文匹配训练、图形核证训练和选词填空训练 3 部分，这些不同的训练部分代表对同一内容的不同训练形式，根据患者目前的语言理解能力水平选择合适的内容与形式进行训练。
1）图文匹配训练。
A. 选择训练类型。在类型中，图文匹配训练根据训练难度分为文图匹配、图文匹配和连线 3 种训练形式，可任意选择 3 种训练形式进行认识训练；同时，训练时可以选择训练的语速，包括正常、较快和较慢 3 种语速；并且可以包括二选一、三选一、四选一 3 种训练形式，根据患者目前的语言理解能力水平进行适当选择。

B. 选择训练内容。选择方法同"口语理解能力训练—认识训练—选择训练内容"。

C. 进行正式训练。图文匹配能力训练使用失语症训练软件中的"图文匹配"模块进行训练。文图匹配是呈现一个文字刺激，要求患者理解语义后，在不同的图片中选择与文字相匹配的图片，如"仔细看文字（牙刷），找出相匹配的图片"；图文匹配是呈现一个图片刺激，要求患者在不同的文字中选择与图片相匹配的词语，匹配训练难度可以从二选一到三选一、四选一逐渐增加，如"仔细看图片（牙刷），找出相匹配的文字"；连线训练是同时呈现多个文字刺激和图片刺激，要求将对应的文字和图片连线，如"仔细看，找出相匹配的文字和图片"。

2）图形核证训练。

A. 选择训练类型。在类型中，图形核证训练可以选择训练的语速，包括正常、较快和较慢 3 种语速，根据患者目前的语言理解能力水平进行适当选择。

B. 选择训练内容。选择方法同"口语理解能力训练—认识训练—选择训练内容"。

C. 进行正式训练。图形核证能力训练使用失语症训练软件中的"图形核证"模块进行训练。图形核证训练将文字符号与图片组合为一组语言刺激呈现给患者，要求患者判断文字符号代表的语义与图片内容是否相符，并选出文字符号和图片内容匹配的一组，如"请找出图片和文字对应的一组"。

3）选词填空训练。

A. 选择训练类型。在类型中，选词填空训练可以选择训练的语速，包括正常、较快和较慢 3 种语速，根据患者目前的语言理解能力水平进行适当选择。

B. 选择训练内容。选择方法同"口语理解能力训练—认识训练—选择训练内容"。

C. 进行正式训练。选词填空能力训练使用失语症训练软件中的"选词填空"模块进行训练。选词填空训练形式为呈现一句不完整的句子，空缺的部分为训练目标词，要求患者在给出的词语中选择正确的词语，将句子补充完整，并使句意正确，如问题"梳头的时候要用＿＿"，答案"梳子或雨伞"。

4. 实验练习

（1）简述书面语理解能力训练的内容。

（2）案例模拟：假定一名脑外伤患者，张某某，男，68 岁，请模拟利用失语症训练软件对其书面语理解能力训练进行评估，并对评估结果进行分析。

三、口语表达能力训练

（一）口语表达能力训练的实验内容

口语表达能力训练的实验内容主要包括复述能力训练、命名能力训练、续话能力训练、列名能力训练、朗读能力训练和看图说话能力训练 6 部分。其中，复述能力训练包括词语复述训练、词组复述训练和句子复述训练；命名训练包括视觉刺激、听觉刺激、听视同时刺激、听视继时刺激 4 种训练形式，在临床实践中，可以根据患者词语命名能力的精准评估结果，选择患者的优势刺激形式进行词语命名能力的训练；朗读训练的内容分为朗读词语、词组和句子 3 种，训练难度逐渐增加，朗读能力训练包括认字训练和朗读训练。

（二）口语表达能力训练的实验操作步骤

1. 实验目的

（1）熟练掌握口语表达能力训练的实验内容。
（2）熟练掌握口语表达能力训练模块的操作。
（3）根据训练对象信息，为其选择口语表达能力训练的内容并进行模拟操作。

2. 实验设备

语言障碍康复仪软件（失语症训练软件）。

3. 实验流程

（1）开机进入训练模块。
方法同"口语理解能力训练—开机进入训练模块"。
（2）正式训练。
口语表达能力训练模块包括复述能力训练、命名能力训练、续话能力训练、列名能力训练、朗读能力训练和看图说话能力训练 6 部分，这些不同的训练部分代表对同一内容的不同训练形式，根据患者目前的语言表达能力水平选择合适的内容与形式进行训练。
1）复述能力训练。
A. 选择训练类型。在类型中，复述能力训练根据训练难度分为词语复述训练、词组复述训练和句子复述训练 3 种训练形式，可任意选择 3 种训练形式进行认识训练；同时，训练时可以选择训练的语速，包括正常、较快和较慢 3 种语速，根据患者目前的语言表达能力水平进行适当选择。
B. 选择训练内容。选择方法同"口语理解能力训练—认识训练—选择训练内容"。
C. 进行正式训练。复述能力训练可以结合失语症训练软件中的"复述"模块进行。词语复述训练要求患者根据失语症训练软件呈现的词语，进行复述，刺激患者对该词汇的感知，若复述正确，进入下一个目标项的练习，若不正确，则继续复述该目标项，如"请复述词语梳子"；同样，词组复述和句子复述训练形式类似，如词组复述"红色的梳子"，句子复述"弟弟有一把红色的梳子"。

2）命名能力训练。

A. 选择训练类型。在类型中，命名能力训练根据训练难度分为视觉刺激、听觉刺激、听视同时刺激、听视继时刺激 4 种训练形式，可任意选择 4 种训练形式进行判断训练；同时，训练时可以选择训练的语速，包括正常、较快和较慢 3 种语速，根据患者目前的语言表达能力水平进行适当选择。

B. 选择训练内容。选择方法同"口语理解能力训练—认识训练—选择训练内容"。

C. 进行正式训练。命名能力训练可以结合失语症训练软件中的"命名"模块进行。视觉刺激给患者呈现与目标训练材料相关的图片视觉刺激，询问患者图片上是什么，通过视觉刺激训练患者的命名能力，如给患者看"它是生活用品"这个句子进行提示，或者播放语音"它是生活用品"，通过文字符号和听觉语音两种刺激形式进行提示；听觉刺激用提问的方式，要求患者认真听问题，然后根据听到的问题进行命名，如"吃饭的时候用什么盛饭？"，训练时可以对训练目标物品的属性和功能进行语音提示或文字提示；听视同时刺激呈现训练目标的图片，同时进行提问，如呈现"碗"的图片，提问患者"吃饭的时候用什么盛饭？"，训练时可以为患者呈现关于物品的特点属性和功能的文字提示和语音提示；听视继时刺激要求患者先认真听问题，再观察图片进行命名，即先为患者呈现听觉刺激，听觉刺激后跟随一个视觉信息，可以通过词头音、手势、描述、上下文、书写、描图等形式进行提示。

3）续话能力训练。

A. 选择训练类型。在类型中，续话能力训练可以选择训练的语速，包括正常、较快和较慢 3 种语速，根据患者目前的语言表达能力水平进行适当选择。

B. 选择训练内容。选择方法同"口语理解能力训练—认识训练—选择训练内容"。

C. 进行正式训练。续话能力训练可以结合失语症训练软件中的"续话"模块进行。续话训练使用一个完整的句子作为引导，要求患者根据前一个句子的提示，补完含有目标训练词的句子，如"毛巾是用来洗脸的，牙刷是用来_____的"。

4）列名能力训练。

A. 选择训练类型。在类型中，列名能力训练可以选择训练的语速，包括正常、较快和较慢 3 种语速，根据患者目前的语言表达能力水平进行适当选择。

B. 选择训练内容。选择方法同"口语理解能力训练—认识训练—选择训练内容"。

C. 进行正式训练。列名能力训练可以结合失语症训练软件中的"列名"模块进行。列名训练给患者提供一个语言线索，要求患者根据该语言线索尽可能多的扩充语言内容，如"请列举和牙刷相关的物品"。训练时可以根据患者情况进行提示，如词头音、模仿动作等。

5）朗读能力训练。

A. 选择训练类型。在类型中，朗读能力训练根据训练难度分为认字训练和朗读训练两种训练形式，可任意选择两种训练形式进行朗读能力训练；同时，训练时可以选择训练的语速，包括正常、较快和较慢 3 种语速，根据患者目前的语言表达能力水平进行适当选择。

B. 选择训练内容。选择方法同"口语理解能力训练—认识训练—选择训练内容"。

C. 进行正式训练。朗读能力训练可以结合失语症训练软件中的"朗读"模块进行。认字训练是朗读训练的基础，为患者呈现文字符号，提高患者文字理解能力。认字训练可以结合书写联想视听训练软件（TH5-3）进行；朗读训练在认字训练的基础上，要求患者对目标训练词的文字符号进行解码，然后用口语表达出来，朗读的内容分为朗读词语、词组和句子3种，训练难度逐渐增加，如指导语"请朗读词语：桌子""请朗读词组：踩在椅子上""请朗读句子：踩在椅子上拿东西容易摔跤"。

6）看图说话能力。

A. 选择训练类型。在类型中，看图说话能力训练可以选择训练的语速，包括正常、较快和较慢3种语速，根据患者目前的语言表达能力水平进行适当选择。

B. 选择训练内容。选择方法同"口语理解能力训练—认识训练—选择训练内容"。

C. 进行正式训练。看图说话能力训练可以结合失语症训练软件中"看图说话"模块进行。看图说话训练给患者呈现一张图片，要求患者用句子描述图片中的内容，可以用提问、追问、词头音、模仿动作等方式进行提示，如指导语"仔细看图片，用句子描述其中的内容"。

4. 实验练习

（1）简述口语理解能力训练的内容。

（2）案例模拟：假定一名脑卒中患者，刘某某，男，69岁，请模拟利用失语症训练软件对其口语理解能力训练进行评估，并对评估结果进行分析。

四、书面语表达能力训练

（一）书面语表达能力训练的实验内容

书面语表达能力训练的实验内容主要包括组字能力训练、即时抄写能力训练、延时抄写能力训练、听写能力训练、看图写词语能力训练等5部分。

（二）书面语表达能力训练的实验操作步骤

1. 实验目的

（1）熟练掌握书面语表达能力训练的实验内容。

（2）熟练掌握书面语表达能力训练模块的操作。

（3）根据训练对象信息，为其选择书面语表达能力训练的内容并进行模拟操作。

2. 实验设备

语言障碍康复仪软件（失语症训练软件）。

3. 实验流程

（1）开机进入训练模块。

方法同"口语理解能力训练—开机进入训练模块"。

（2）正式训练。

书面语表达能力训练模块包括组字能力训练、即时抄写能力训练、延时抄写能力训练、听写能力训练和看图写词语能力训练等 5 部分，这些不同的训练部分代表对同一内容的不同的训练形式，根据患者目前的语言表达能力水平选择合适的内容与形式进行训练。

1）组字能力训练。

A. 选择训练类型。在类型中，组字能力训练可以选择训练的语速，包括正常、较快和较慢 3 种语速，根据患者目前的语言表达能力水平进行适当选择。

B. 选择训练内容。选择方法同"口语理解能力训练—认识训练—选择训练内容"。

C. 进行正式训练。组字训练使用失语症训练软件中的"组字"模块进行训练。组字训练是将文字符号根据偏旁部首和汉字笔画拆分成各个部分，让患者将其重新组合成目标词，如指导语"请将下列文字部件组合成目标词语（桌子）"；

2）即时抄写能力训练。

A. 选择训练类型。在类型中，即时抄写能力训练可以选择训练的语速，包括正常、较快和较慢 3 种语速，根据患者目前的语言表达能力水平进行适当选择。

B. 选择训练内容。选择方法同"口语理解能力训练—认识训练—选择训练内容"。

C. 进行正式训练。即时抄写能力训练使用失语症训练软件中的"即时抄写"模块进行训练。即时抄写训练为患者呈现文字提示，要求患者抄写给出的文字，如指导语"请抄写词语（椅子）"。

3）延时抄写能力训练。

A. 选择训练类型。在类型中，延时抄写能力训练可以选择训练的语速，包括正常、较快和较慢 3 种语速，根据患者目前的语言表达能力水平进行适当选择。

B. 选择训练内容。选择方法同"口语理解能力训练—认识训练—选择训练内容"。

C. 进行正式训练。延时抄写能力训练使用失语症训练软件中的"延时抄写"模块进行训练。延迟抄写训练先给患者呈现一个词语，让患者仔细观察文字并记忆，然后隐藏文字，让患者根据工作记忆中存储的符号书写目标词，如指导语"认真看词语，看完后点击文字，隐藏词语并默写（沙发）"。

4）听写能力训练。

A. 选择训练类型。在类型中，听写能力训练时可以选择训练的语速，包括正常、较快和较慢 3 种语速，根据患者目前的语言表达能力水平进行适当选择。

B. 选择训练内容。选择方法同"口语理解能力训练—认识训练—选择训练内容"。

C. 进行正式训练。听写能力训练使用失语症训练软件中"听写"模块进行训练。听写训练利用听觉刺激训练患者的书写功能，要求患者根据听到的内容，写下相应的文字，如指导语"请听写词语（桌子）"。

5）看图写词语能力训练。

A. 选择训练类型。在类型中，看图写词语能力训练可以选择训练的语速，包括正常、较快和较慢 3 种语速，根据患者目前的语言表达能力水平进行适当选择。

B. 选择训练内容。选择方法同"口语理解能力训练—认识训练—选择训练内容"。

C. 进行正式训练。看图写词语能力训练使用失语症训练软件中"看图写词语"模块进行训练。看图写词语训练利用视觉刺激训练患者的书写功能，要求患者根据听到的内容，写出相应的文字，如指导语"请根据图面内容（西瓜）写词语"，训练中可以使用听觉刺激进行提示，通过视、听双通道刺激患者的书写功能。

4. 实验练习

（1）简述书面语表达能力训练的内容。

（2）案例模拟：假定一名脑损伤患者，王某某，男，74 岁，请模拟利用失语症训练软件对其书面语表达能力训练进行评估，并对评估结果进行分析。

五、成人言语语言综合能力训练

（一）成人言语语言综合能力训练的实验内容

成人言语语言综合能力训练的实验内容主要包括音节时长训练、停顿起音训练、音调梯度训练、响度梯度训练、啭音训练、口腔轮替运动训练、逐字增加句长训练和韵律语调治疗等部分。其中，音调梯度训练主要是通过阶梯式音调上升或下降复述目标词语或句子；响度梯度训练主要是通过响度梯度法进行词语复述训练，通过阶梯式限度上升或下降复述目标词语；啭音训练主要有快速啭音、慢速啭音和快慢交替啭音；口腔轮替运动训练主要训练下颌、唇、舌及其他口部肌群运动功能及运动协调性；逐字增加句长训练结合词语和句子进行复述训练；韵律语调治疗用音乐的节奏和音调的高低变化促进语言表达能力的恢复，可以用于词语复述、词语命名、句子复述、口语描述训练。

（二）成人言语语言综合能力训练的实验操作步骤

1. 实验目的

（1）熟练掌握成人言语语言综合能力训练的实验内容。

（2）熟练掌握成人言语语言综合能力训练模块的操作。

（3）根据训练对象信息，为其选择成人言语语言综合能力训练的内容并进行模拟操作。

2. 实验设备

言语语言综合训练仪软件、单通道低通滤波器、话筒。

3. 实验流程

（1）训练准备。

1）打开软件并设置单通道低通滤波器。

2）背景噪声设置和言语等级设置。

3）进行录音和播放设置。由于基频和强度的测量对声音的精度有一定要求，采样频率可选取 44 100 Hz。

4）进行实时训练和分析参数设置。

（2）正式训练并记录。

1）音节时长训练。

A. 点击"设置"菜单，选择"实时训练和分析参数设置—言语基频"。

B. 录音。分别结合唱音法、最长声时训练进行音节时长、音节时长变化的感知和控制训练，结合韵律语调治疗 MIT 和音节时长训练进行词语复述训练。唱音法训练时让患者用长音、短音或长短音交替的形式复述目标词语。以"毛巾"为例，患者用短音复述牙刷后，用长音再次复述目标词"毛巾"，训练时进行音节时长的实时言语基频反馈训练，并测量正常发声和延长发声的时长进行训练监控。正常发声和延长发声的时长间差异达到 20%，表明音节时长差异显著；最长声时训练通过训练患者一次性尽可能长的发声来进行音节时长训练，通过声波测量为患者提供训练的实时言语基频反馈，治疗师也可以选择监控患者发声的时段；结合韵律语调的变化和音节时长的变化，进行词语复述的强化训练。以"脸盆"为例，将"低—高"音调模式的吟唱语调和长短音交替的唱音方式相结合复述目标词语，患者先用"低—高"吟唱语调和短音复述词语"脸盆"，然后用"低—高"吟唱语调发长音"脸—盆—"，最后在用短音吟唱语调复述词语。

2）停顿起音训练。

A. 点击"设置"菜单，选择"实时训练和分析参数设置—言语基频"。

B. 录音。分别结合词语复述训练和韵律语调治疗进行停顿起音训练。在词语复述训练时，结合停顿起音训练让患者进行一次词语复述发声，然后平静吸气，短暂停顿后再次复述发声，通过波形帮助患者感知声音的出现，提供停顿起音训练的实时言语基频反馈，并监控患者不同停顿状态下的停顿时长差异。以"牙刷"为例，记录患者正常停顿时间和延长停顿时间，若两者差异达到 20%，表明停顿时长差异显著；在词语复述训练时，结合韵律语调的高低变化和停顿起音变化，让患者用吟唱语调进行一次词语复述发声，然后平静吸气，短暂停顿后再次复述发声，治疗师用"高—低"类型的吟唱语调在正常停顿起音和延长停顿后起音的状态下示范目标词"牙刷"，让患者进行模仿。

3）音调梯度训练。

A. 点击"设置"菜单，选择"实时训练和分析参数设置—言语基频"。

B. 录音。分别结合音调梯度训练法进行词语复述和句子复述训练，通过阶梯式音调上升或下降复述目标词语或句子，如患者用音调由低到高、阶梯式上升的方式复述词语"毛巾"，或治疗师用音调逐渐升高然后逐渐降低的方式示范句子"我用牙刷刷牙"，由患者进行模仿匹配。患者通过训练的实时言语基频反馈能够感知音调变化，治疗师选择患者发声段进行参数分析，同时监控基频变化情况。

4）响度梯度训练。

A. 点击"设置"菜单，选择"实时训练和分析参数设置—幅度"。

B. 录音。结合响度梯度法进行词语复述训练，通过阶梯式上升或下降复述目标词语，如患者用响度由低到高再由高到低、阶梯式上升的方式复述词语"脸盆"，治疗师为患者提供响度变化实时幅度反馈，并实现训练监控。

5）哼音训练。

A. 点击"设置"菜单，选择"实时训练和分析参数设置—基频和幅度"。

B. 录音。结合哼音训练强化词语复述训练效果，以快速哼音为例，示范哼音法与词语复述相结合训练。训练要领是发以浊音开头的单音节词，重复用哼音发出，然后过渡到正常嗓音，用正常嗓音发该单音节词。如治疗师先示范用哼音发 /mi- 米 /，再从哼音过渡到正常嗓音发"米"，然后由患者进行模仿发声。

6）口腔轮替运动训练。

A. 点击"设置"菜单，选择"实时训练和分析参数设置—声波"。

B. 录音。口腔轮替运动训练要求患者一口气连续发音，进行口腔构音器官的轮替运动，包括双唇音 /pa/、舌尖音 /ta/、舌根音 /ka/ 以及 3 个音节的组合 /pata/、/paka/、/kata/、/pataka/，通过声波图为患者提供发声的实时反馈，辅助治疗师监控患者的发音次数及发声时长，实现训练监控。

7）逐字增加句长训练。

A. 点击"设置"菜单，选择"实时训练和分析参数设置—声波"。

B. 录音。结合逐字增加句长训练进行词语复述、句子复述训练，通过声波能够为患者提供发声的实时反馈，并且治疗师可以监控患者时长及基频情况，患者借助逐字增加句长的方法进行复述训练，如"牙刷—牙刷刷牙—我用牙刷刷牙"。

8）韵律语调治疗。

A. 点击"设置"菜单，选择"实时训练和分析参数设置—声波"。

B. 录音。韵律语调治疗通过循序渐进的方式，逐渐从吟唱的发声方式过渡到正常的发声方式，使得患者能够连贯、流畅地说出词语、词组和句子，共包括 3 个阶段。第一阶段，治疗师参照与目标项相关的图片或者训练情境提示，哼唱目标项的旋律。哼唱之后，依照自然的音调、重音使用高 / 低音调唱这个目标词。例如患者用吟唱语调复述目标词"西红柿"。齐唱之后，进行即刻复述训练，治疗师唱目标词并且打拍子，立刻让患者重复唱，并且辅以打拍子。在即刻复述训练之后进行词语命名训练，即最后一步提问，在患者复述词语后进行提问"你说什么？"。第二阶段，从齐唱开始训练，依照自然的音调、重音使用高／低音调吟唱这个目标词。让患者模仿治疗师一起齐唱目标词，进行词语复述。齐唱之后，进行延迟复述训练，治疗师唱目标词并且打拍子，延迟 6 秒让患者重复唱，并且辅以打拍子。在延迟复述训练之后进行词语命名训练，即在患者复述词语后，延迟 6 秒钟再进行提问"你说什么？"，韵律语调治疗同样可用于词组复述训练。第三个阶段，句子复述、口语描述训练，首先，延迟重复，结合具体图片或训练情境，治疗师唱目标句并且打拍子，延迟 6 秒后，让患者重复唱目标句，如让患者用吟唱语调复述句子"我用毛巾洗脸"；其次，延迟后用吟唱语调复述句子后，过渡到正常语调的句子复述训练，治疗师用正常的语调呈现刺激项，延迟 6 秒后，让患者用正常的语调重复刺激项；最后进行口语描述训练，治疗师针对训练目标句的图片或情境，用正常的语调提问适合的问题，患者用正常的语调回应问题。

（3）记录结果并分析。

1）保存声音文件。

2）采集成人言语语言综合能力训练时声波、言语基频和幅度的数据。在主窗口上对声音文件进行剪切，得到所需片段；选择"分析"菜单中的统计报告，显示言语时长、基频和幅度的相关数据。

3）将数据记录在相应表格（见《ICF 成人语言能力评估表》PDF 资源）中，进行实时训练结果监控，对结果进行分析并提出建议，尤其应注意明确临床含义。

PDF 资源

ICF 成人语言
能力评估表

4. 实验练习

（1）简述成人言语语言综合能力训练的内容。

（2）案例模拟：假定一名神经性言语障碍患者，王某某，女，72 岁，请模拟利用言语语言综合训练仪软件对其言语语言综合能力进行训练，并对训练结果进行分析。

第七章

认知能力康复实验

认知能力康复是针对各类认知障碍患者的发展需求，有目的、有计划、有组织地对其认知发展施加影响的过程，其目的是通过教育与康复训练促进认知发展，提高其语言水平、学习能力以及适应生活的基本能力。

认知能力可分为启蒙知识和认知能力，启蒙知识包括颜色、图形、数字、时间、空间和物体的量6方面的基础能力；认知能力包括注意力、观察力、记忆力、分类能力和推理能力等。

本章通过介绍认知能力康复的实验内容、常用实验设备及实验具体操作步骤，使读者掌握认知能力评估与训练的基本方法，为今后临床工作中的实践提供内容与方法的规范化指导。

认知能力康复实验概述

本节将对认知能力康复实验项目、实验仪器设备及相关参考书目做简要阐述。其中，要求重点把握认知能力康复实验项目，熟悉常用的认知能力康复实验的仪器设备，简单了解认知能力康复参考书目。

一、实验项目

认知能力康复实验项目主要包括启蒙知识评估、认知能力评估、启蒙知识训练和认知能力训练 4 个训练项目，每个训练项目由若干具体的实验条目组成，同时配备实验项目相对应的建议学时和实验要求，具体见表 7-1-1。

表 7-1-1　认知能力康复实验项目表

序号	实验项目	实验条目	建议学时	实验要求
1	启蒙知识评估	掌握颜色的实验评估方法 掌握图形理解的实验评估方法 掌握数字的实验评估方法 掌握时间理解的实验评估方法 掌握空间的实验评估方法 掌握物体的量的实验评估方法	1	必修
2	认知能力评估	掌握图形推理的实验评估方法 掌握空间次序的实验评估方法 掌握动作序列的实验评估方法 掌握逻辑类比的实验评估方法 掌握目标辨认的实验评估方法	1	必修
3	启蒙知识训练	掌握认识颜色训练的实验方法 掌握认识空间训练的实验方法 掌握认识时间训练的实验方法 掌握认识图形训练的实验方法 掌握认识物体的量训练的实验方法 掌握认识数概念训练的实验方法	1	必修

序号	实验项目	实验条目	建议学时	实验要求
4	认知能力训练	掌握注意力训练的实验方法 掌握观察力训练的实验方法 掌握记忆力训练的实验方法 掌握数字认知训练的实验方法 掌握图形认知训练的实验方法 掌握序列认知训练的实验方法 掌握异类鉴别训练的实验方法 掌握同类匹配训练的实验方法	1	必修

二、实验设备

目前，进行认知能力康复的实验设备主要是听觉言语语言喉功能检测处理系统（DrHRS-LMB1）、早期语言和语言认知障碍功能检测训练沟通仪。

（一）主要功能

认知能力康复设备的主要功能有两方面：① 认知能力测试与评估，内容包含空间次序、动作序列、目标辨认、图形推理、逻辑类比、数字推理、问题解决、异类鉴别、情景认知、记忆策略等；② 对感知觉、注意、观察、记忆、思维（推理）等能力进行针对性训练。其中认知能力训练内容包括注意力、观察力、记忆力、数字认知、图形认知、序列认知、异类鉴别、同类匹配等；语言认知能力训练内容包括情景认知、记忆策略、坐标推理、网状推理、图形推理、数字推理、逻辑类比、异类鉴别、语义理解、问题解决等。

（二）技术指标

同第二章第一节中"噪音言语障碍功能检测与矫治仪"的技术指标。

（三）主要组成

认知能力康复设备由硬件和专用软件组成。硬件部分包括单通道低通滤波器、话筒、电脑主机、显示器、音箱、键盘、鼠标、打印机、台车。软件部分包括认知能力评估与康复训练仪软件、综合康复支持（认知能力）软件。

1. 认知能力评估与康复训练仪软件

视频资源

认知能力评估
与康复训练仪
软件介绍

认知能力评估与康复训练仪软件是依据当代认知心理学理论，采用先进的计算机技术对 2—18 岁患者进行认知能力定量评估和实时训练的现代化认知康复设备，是目前国内应用最广泛的认知能力评估与训练设备之一[①]。

认知能力评估与康复训练仪软件的认知能力测验模块依据 PASS 理论，重点考查患者在认知过程中的继时性信息加工能力和同时性信息加工能力。该测验采取非文字的图形或符号为测验材料，以多媒体的形式呈现测验题目，以人机交互为测验形式，适用于 2—18 岁患者[②]。

该软件分为认知能力的测试与训练两部分，可同时对启蒙认知知识与基本认知能力进行测评及针对性训练，适用于认知障碍儿童或成人。认知能力训练模块在认知能力评估的基础上，以提高患者的基本认知能力和信息加工能力为目的，采用人机交互、计算机游戏的形式对 2—18 岁患者进行认知能力训练。其中，启蒙认知知识评估包括颜色、图形、数字、时间、空间及物体的量（图 7-1-1）；基本认知能力评估包括空间次序、动作序列、目标辨识、图形推理、逻辑类比等 5 项评估内容，对患者的注意力、观察力、记忆力、推理能力及分类能力进行评估（图 7-1-2）。该设备还包括 8 项认知训练内容，主要有注意力、观察力、记忆力、数字认知、图形认知、序列认知、异类鉴别、同类匹配[③]。

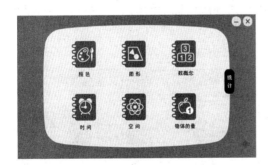

图 7-1-1　启蒙认知知识评估

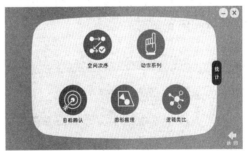

图 7-1-2　认知能力评估

其基本功能包括以下几方面。

（1）基本信息录入。

用户可通过键盘输入被试的姓名、性别、出生日期，系统自动生成测试日期、记录编号。

① 杜晓新.特殊儿童认知能力训练的原理与方法 [M]. 上海：华东师范大学出版社，2012：1-7.
② 易海燕，杜晓新，黄昭鸣，等.学前聋儿认知能力的评估及训练 [J]. 中国听力语言康复科学杂志，2007（2）：41-45.
③ 陈彦，孙喜斌，杜晓新，等.学龄听障儿童和健听儿童五项认知能力的比较研究 [J]. 中国康复理论与实践，2012，18（8）：704-706.

（2）直观反馈测验结果。

儿童在进行测验过程中，系统会自动计算每道题的答题时间并判断对错。分测验全部做完后，系统可自动计算被试分数，并将其与内置常模比较，判断个体在每项认知能力上的发展水平，以统计图表形式直观地反馈测验结果。

（3）用户档案管理。

系统为每名被试均建立了一个档案库。儿童在进行测验训练的过程中，系统会自动记录并储存其个人信息以及在每个测题上的回答时间、得分情况等。用户通过"档案"管理窗口，可实现对上述信息的浏览、查询、统计、删除、打印等多项功能。

（4）认知能力测试。

可以对启蒙知识（颜色、图形、数字、时间、空间和物体的量）和认知能力（空间次序、动作序列、目标辨认、图形推理、逻辑类比）进行测试评估。该功能的实现方式有鼠标点击和触摸屏操作两种，适应患者操作的要求。

（5）八大认知训练项目。

八大认知训练项目包括注意力、观察力、记忆力、数字认知、图形认知、序列认知、异类鉴别、同类匹配等（图7-1-3）。其中，注意力、观察力和记忆力是训练患者的基本认知能力（图7-1-4），序列认知是训练患者继时性加工能力，图形认知、异类鉴别和同类匹配是用于训练患者的同时性信息加工能力。每类训练项目下设置5级难度，按照由易到难的顺序排列。每类训练项目都配有两种训练模式以供用户自由选择，即默认模式和自定义模式。默认模式是指用户必须按照软件预设的训练等级依次完成各级项训练题；而自定义模式下，用户则可以根据认知能力评估的结果，自行选择合适的训练等级和内容。

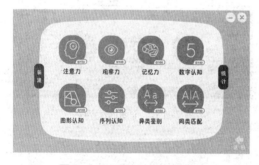

图 7-1-3 八大认知训练项目

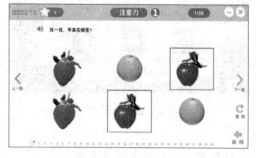

图 7-1-4 注意力训练

（6）认知能力精准评估。

认知功能的精准评估是 ICF 框架下认知功能评估的首要步骤，能够为后续确定认知功能损伤等级以及制订认知治疗计划奠定基础，认知功能的精准评估内容主要涉及启蒙认知知识精准评估和基本认知能力精准评估。认知能力精准评估的详细内容见《ICF 认知功能评估表》PDF 资源。

PDF 资源

ICF 认知功能
评估表

（7）ICF认知功能评估。

ICF框架下的认知功能评估主要是对患者的认知能力进行全面而细致的评估，帮助康复师、特教教师和家长全面了解患者的认知发展情况，为后续的康复训练提供训练起点。前期对患者进行认知功能精准评估，获得了评估结果，以此为基础可以确定认知功能损伤等级，填写ICF认知功能评估表（表7-1-2），获得患者认知功能损伤的问题描述，为后续认知治疗计划的制订奠定基础。

表7-1-2　ICF认知功能评估表

身体功能 ＝即人体系统的生理功能损伤程度：			无损伤	轻度损伤	中度损伤	重度损伤	完全损伤	未特指	不适用
			0	1	2	3	4	8	9
b1561	视觉	颜色							
		图形							
		数字							
		时间							
		空间							
		物体的量							
	涉及辨别形状、大小、颜色和其他视觉刺激的精神功能								
	信息来源：□病史　□问卷调查　□临床检查　□医技检查								
	问题描述：								
			0	1	2	3	4	8	9
b163	基础认知功能	图形推理							
	涉及获取物体、事件和经历的启蒙知识的精神功能，组织及应用那些需要心理活动的任务和启蒙知识。 包括：认知发展的功能、推理功能 不包括：高水平认知功能								
	信息来源：□病史　□问卷调查　□临床检查　□医技检查								
	问题描述：								
			0	1	2	3	4	8	9
b1400	保持注意力	空间次序							
	在要求的时间段内将注意力集中的精神功能								
	信息来源：□病史　□问卷调查　□临床检查　□医技检查								
	问题描述：								

续表

身体功能 ＝即人体系统的生理功能损伤程度：			无 损伤	轻度 损伤	中度 损伤	重度 损伤	完全 损伤	未 特指	不 适用
			0	1	2	3	4	8	9
b1440	短时记忆力	动作序列							
产生一种大约可存贮30秒的瞬间、可被中断的记忆的精神功能，如果不能巩固进入长时记忆，信息就会被遗忘									
信息来源：□病史　□问卷调查　□临床检查　□医技检查									
问题描述：									
			0	1	2	3	4	8	9
b1441	长时记忆	逻辑类比							
产生一种记忆系统的精神功能，它可以把来自短时记忆以及对过去事件的情景性记忆和对语言及事实的语义性记忆信息长时间存贮									
信息来源：□病史　□问卷调查　□临床检查　□医技检查									
问题描述：									
			0	1	2	3	4	8	9
b1565	视觉空间觉	目标辨认							
涉及通过观察物体在环境中的位置或与自身的相对位置而做出辨别的精神功能									
信息来源：□病史　□问卷调查　□临床检查　□医技检查									
问题描述：									

（8）ICF认知治疗计划。

制订认知治疗计划需要依据患者认知功能的评估结果，以此为依据科学规范地填写《ICF认知功能评估表》，此表包括治疗任务、治疗方法、计划实施者与监控指标等内容，涵盖了认知功能训练的各个方面。ICF认知治疗计划的详细内容见《ICF认知功能评估表》PDF资源。

PDF 资源

ICF 认知功能
评估表

（9）ICF认知治疗短期目标监控和疗效评价。

ICF认知治疗短期目标监控作为认知治疗过程中的实时监控手段，对评价治疗方法与治疗手段的有效性至关重要，依据短期目标监控的结果实时调整训练目标与训练策略，可以保证认知治疗的实时疗效。因此，在进行康复训练的过程中要做好短期目标完成情况的监控，确保康复训练的有效性。ICF认知治疗短期目标监控的详细内容见《ICF认知功能评估表》PDF资源。

ICF认知疗效评价作为认知干预规范化的最后一环，是整个认知功能训练的最终评价，可以有效地反映认知干预的效果，主要包括初期评估、中期评估和末期评估3部分，分阶段对认知训练效果做监控，实时有效。ICF 认知疗效评价的详细内容见《ICF认知功能评估表》PDF 资源。

2. 综合康复支持（认知能力）软件

视频资源

综合康复支持
（认知能力）
软件介绍

综合康复支持（认知能力）软件是为认知训练所设计的一套软件，围绕启蒙知识训练、基本认知能力训练的内容设计，包括认识颜色、认识方位、认识时间、认识图形、认识物体的量、建立数概念、记忆力、注意力、观察力 9 个训练主题。每个训练主题分单元进行训练，每一单元各有侧重，循序渐进，帮助患者提升认知能力。

（1）认识颜色。

主要包括认识红色、认识黄色、认识蓝色、认识黑色、认识白色、认识紫色、认识棕色、认识橙色和认识绿色，共 9 种训练内容。训练形式丰富多样，环节难度循序渐进，训练内容妙趣横生。

适用对象主要包括以下几类：不能有意识地选择颜色，对颜色混淆不清，不会给颜色命名，不能对比两种或以上的颜色，不能将物体与其对应的颜色特征联系起来。

认识红色训练包括配一配、认一认、找一找和玩一玩（图 7-1-5），共 4 个训练环节，涵盖指认和命名两种训练形式。

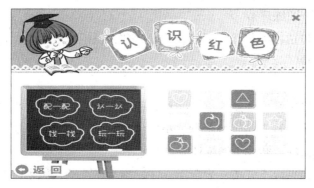

图 7-1-5　认识红色训练

（2）认识方位。

主要包括认识上下、认识里外、认识旁边和中间、认识前后和认识左右，共 5 种训练内容。内容包括学一学、指一指和排一排，共 3 个训练环节。

适用对象主要包括以下几类：无法描述物体的空间方位，对空间方位辨别力差，不会根据某一参照物确定物体方位，不理解空间的相对性、连续性、可变性。

（3）认识时间。

主要包括认识白天 / 黑夜、认识时钟和认识星期，共 3 种训练内容。内容包括学一学、找一找和连一连，共 3 个训练环节。

适用对象主要包括以下几类：对时间顺序的认知存在困难，对时间的周期性认知存在困难，不会根据时间特征安排生活事件，认识钟表和整点、半点存在困难。

（4）认识图形。

主要包括认识三角形、对称图形、分合图形、认识梯形、认识圆形、认识长方形和认识正方形，共7种训练内容。内容包括学一学、找一找和玩一玩，共3个训练环节。

适用对象主要包括以下几类：无法辨别和区分形状，无法从日常物体中总结出形状的基本特征，不会命名形状，辨认形状常受到图形大小、颜色、摆放位置的影响，对图形分合和对称的空间想象存在困难。

（5）认识物体的量。

主要包括认识大小、认识多少、认识高矮、认识胖瘦、认识轻重和认识长短，共6种训练内容。内容包括学一学、找一找和玩一玩，共3个训练环节。

适用对象主要包括以下几类：不会通过做比较的方式感知物体间的差异，对物体的量区分的精确度较低，不能理解物体的量的相对性，不能用准确的语言表达物体的量。

（6）建立数概念。

主要包括按物点数、按数取物、相邻数、口头数数和序数，共5种训练内容。内容包括学一学、练一练和玩一玩，共3个训练环节。

适用对象主要包括以下几类：口头数数存在困难，不会按物点数或按物点数之后不能算出总数，不了解数的实际意义，不能区分基数和序数，不了解相邻数之间的关系。

（7）记忆力训练。

主要包括运动记忆、情绪记忆和形象记忆，共3种相关方法的训练内容。内容包括再认和回忆，共2个训练环节。

适用对象主要包括以下几类：记忆缺乏目的性，识记速度缓慢，记忆容量小，保持不牢固和再现不准确。

（8）注意力训练。

主要包括注意稳定性、注意广度、注意转移和注意分配，共4种训练内容。内容包括划消游戏、小蜜蜂采蜜、鸟妈妈喂食、小白兔拔萝卜、星宝宝睡觉、宝贝不哭、变色龙变变变和照顾小植物，共8个训练环节。

适用对象主要包括以下几类：表现不专注、多动、冲动，做事没有计划，在同一对象或同一活动上注意持续时间短，同一时间内不能把注意指向不同对象，在同一时间内无法清楚把握对象数量和无法根据新任务进行注意的转移。

（9）观察力训练。

主要包括顺序观察法、特征观察法、视觉分割法和插图观察法，共4种相关方法的训练内容。内容包括学一学、玩一玩、找一找和拼一拼，共4个训练环节。

适用对象主要包括以下几类：缺乏观察的计划性，不会运用一定的方法进行观察，无法找出观察对象的主要特征，不会按部就班地观察，不会将对象分割成几个部分进行观察和无法通过观察得知事物间的关系。

三、参考书目

医学·教育康复行业人才培养课程建设中的认知能力康复部分，需要系统涵盖认知能力康复模块的课程标准、理论学习、实验操作和临床实训 4 个具体环节，本书认知能力康复实验部分作为实验操作环节，学习过程中可适当参考该模块课程标准、理论学习和临床实训等 3 个环节的内容，形成系统的认知能力康复模块课程建设中的"S-CLP 模式"，认知能力康复模块参考书目详见表 7-1-3。

表 7-1-3 认知能力康复模块课程建设"S-CLP 模式"参考书目

S-CLP 模式	书目	作者	出版社
S- 课程标准	《儿童认知障碍康复课程标准》	华东师范大学中国言语听觉康复科学与 ICF 应用研究院等	南京师范大学出版社
	《康复仪器设备与教学信息化配备标准》		南京师范大学出版社
C- 理论学习	《儿童认知功能评估与康复训练》	张茂林	南京师范大学出版社
	《特殊儿童认知能力训练的原理与方法》	杜晓新	华东师范大学出版社
L- 实验操作	《综合康复实验》	杨三华、丁忠冰、周林灿	南京师范大学出版社
P- 临床实训	《认知治疗实验实训》	宿淑华、许文飞、丁忠冰	南京师范大学出版社

认知能力评估实验

认知能力评估实验包括启蒙知识评估和认知能力评估，本节将对认知能力各评估模块的实验内容、实验目的、实验设备、实验流程及实验练习分别进行介绍。

一、启蒙知识评估

（一）启蒙知识评估的实验内容

启蒙知识评估主要考查儿童对常见的颜色、图形、数字、时间、空间和物体的量的指认和命名能力。

颜色评估内容：辨认并说出花朵的颜色，分别是红、黄、蓝、绿、黑、紫、橙、粉、棕和灰等。颜色评估有"指认"与"命名"两种测试形式，指认是根据提示选出正确颜色的花朵，命名是辨认并说出花朵的颜色。

图形评估内容：辨认并说出图形的名称，包括三角形、正方形、圆形、五角星、长方形、心形、半圆形、扇形、梯形、椭圆形、正六边形、平行四边形、正方体、圆柱体、球体、长方体、圆锥体等。图形评估有"指认"与"命名"两种测试形式，指认是根据提示选出正确形状的图形，命名是辨认并说出图形的形状。

数字评估内容：根据测试要求，选择相应的正确答案，包括基数、序数、表象计算、加法运算和减法运算。

时间评估内容：根据时间认知的规律，辨别包含时间的人物和钟表，包括年龄、电子表和时钟表。

空间评估内容：根据空间认知的规律，辨别相对空间方位，说出书包的位置，包括里外、上下、前后、旁中、左右等方位。

物体的量评估内容：按照要求辨别物体的特征，包括大、长、胖、矮、粗、干净、少、深、厚、重。

进行启蒙知识评估时，记录正确错误情况，正确计 1 分，错误计 0 分，共 10 分。启蒙知识评估简单易行，是评估和诊断儿童认知发育迟缓、启蒙知识落后的主要工具。

（二）启蒙知识评估的实验操作步骤

1. 实验目的

（1）熟练掌握启蒙知识评估的内容。

（2）根据患者信息，通过实验仪器模拟启蒙知识评估流程。

（3）明确使用认知能力评估与康复训练仪软件进行启蒙知识评估的操作步骤。

2. 实验设备

认知能力评估与康复训练仪软件。

3. 实验流程

（1）开机进入。

1）打开认知能力评估与康复训练仪软件，点击"开始"按钮，可以进入用户登录系统，输入用户名和登录密码。

2）点击"立即登录"，进入用户管理系统，新建用户（或按快捷键 N），根据患者情况如实填写患者的姓名、性别和智力、听力情况等。

3）完成后单击"确定"。

（2）正式评估及评判。

1）在用户管理页面中选中待评估患者，点击"进入"按钮，进入认知测试与认知训练页面。

2）选中认知测试，进入"启蒙知识评估"，依次开展启蒙知识各项评估。

颜色评估：点击"颜色"，选择"指认"或"命名"训练形式；按照提示语音或提示文字，使用鼠标点击对应图片或指导老师根据用户的答案直接点击小花或小树；作答正确则下方红色的小花加框，作答错误则下方绿色的小树加框。

图形评估：点击"图形"，选择"指认"或"命名"训练形式；按照提示语音或提示文字，使用鼠标点击对应图片或指导老师根据用户的答案直接点击小花或小树；作答正确则下方红色的小花加框，作答错误则下方绿色的小树加框。

数字评估：点击"数字"，按照提示语音或提示文字，作答；数数题由指导老师根据用户的答案点击小花或小树，作答正确则下方红色的小花加框，作答错误则下方绿色的小树加框；序数及表象计算题，用户点击正确花朵或指导老师根据用户的答案点击；加法运算和减法运算，用户使用键盘输入答案或指导老师根据用户的答案输入答案。

时间评估：点击"时间"，进入时间评估，按照提示语音或提示文字，作答；指导老师根据用户的答案点击小花或小树，作答正确则下方红色的小花加框，作答错误则下方绿色的小树加框。

空间评估：点击"空间"，进入物体的量评估，按照提示语音或提示文字，作答；

指导老师根据用户的答案点击小花或小树，作答正确则下方红色的小花加框，作答错误则下方绿色的小树加框。

物体的量评估：点击"物体的量"，进入物体的量评估，按照提示语音或提示文字，作答；指导老师根据用户的答案点击小花或小树，作答正确则下方红色的小花加框，作答错误则下方绿色的小树加框。

（3）显示并查阅分析结果。

1）完成启蒙知识各项评估后，点击"统计"按钮，查看启蒙知识评估结果。

2）结果显示每道题的得分及启蒙知识各项的总得分。

3）点击"导出"按钮，可将启蒙知识评估结果导出，获得启蒙知识评估结果分析表，从而得到启蒙知识结果分析与建议。

4. 实验练习

（1）请简述利用认知能力评估与康复训练仪软件进行启蒙知识评估的步骤。

（2）案例模拟：假定一名发育迟缓患儿，王某某，男，4岁，请模拟利用认知能力评估与康复训练仪软件对其进行启蒙知识评估，并对评估结果进行分析。

二、认知能力评估

（一）认知能力评估的实验内容

认知能力评估主要考查儿童的注意力、观察力、记忆力、分类能力和推理能力，主要评估项目包括空间次序、动作序列、目标辨认、图形推理和逻辑类比，各评估项目均为8道题，共40道题。

空间次序评估内容：主要用于评估在继时性加工中对图片出现位置的短时记忆能力，同时也考查注意力和观察力，正确计1分，错误计0分，共8分。

动作序列评估内容：主要用于评估在继时性加工中对动作排列次序的短时记忆能力，同时也考查注意力和观察力，1道例题，8道测试题，正确计1分，错误计0分，共8分。

目标辨认评估内容：主要用于评估在同时性加工中对事物、人物、空间关系的观察力、辨认能力及语言理解能力，1道例题，8道测试题，正确计1分，错误计0分，共8分。

图形推理评估内容：主要用于评估在同时性加工中依据图形所蕴含的关系进行分析、比较、逻辑推理的能力，1道例题，8道测试题，正确计1分，错误计0分，共8分。

逻辑类比评估内容：主要用于评估在同时性加工中依据数字、符号及与事物之间逻辑关系进行类比推理的能力，1道例题，8道测试题，正确计1分，错误计0分，共8分。

认知能力评估简单易行，是评估诊断儿童认知发育迟缓、认知能力落后的理想工具。

（二）认知能力评估的实验操作步骤

1. 实验目的

（1）熟练掌握认知能力评估的内容。
（2）根据患者信息，通过实验仪器模拟认知能力评估流程。
（3）明确使用认知能力评估与康复训练仪软件进行认知能力评估的操作步骤。

2. 实验设备

认知能力评估与康复训练仪软件。

3. 实验流程

（1）开机进入。
方法同"启蒙知识评估"。
（2）正式评估及评判。
1）在用户管理页面中选中待评估患者，点击"进入"按钮，进入认知测试与认知训练页面。
2）选中认知测试，进入"认知能力评估"，依次开展认知能力各项评估。
空间次序评估：点击"空间次序"，进入空间次序评估；仔细观察蓝色方框内出现的水果，倒计时结束后，其中一种水果会消失；作答时，用户或指导老师根据用户的答案点击下方的备选答案。
动作序列评估：点击"动作序列"，进入动作序列评估；白色方框中将会出现手部的动作，记住它们出现的先后顺序；作答时，用户或者指导老师根据用户的答案，按顺序点击黄色方框中的图片，黄色方框中的图片就会出现在页面底部的绿色方框中。
目标辨认评估：点击"目标辨认"，进入目标辨认评估；你会看到一些图片，按照提示语音或提示文字，找出符合语音或文字描述的内容；作答时，用户或者指导老师根据用户的答案，点击符合语音或文字描述的内容。
图形推理评估：点击"图形推理"，进入图形推理评估；上面一排最后一个方框是空的，根据前三个图片的规律推测空白方框中是什么；作答时，用户或指导老师根据用户的答案，从下面一排中选择一个补上空白方框。
逻辑类比评估：点击"逻辑类比"，进入逻辑类比评估；上面一排最后一个方框是空的，根据前两个图片的关系推测后两个图片的关系；作答时，用户或指导老师根据用户的答案，从下面一排中选择一个补上空白方框。
（3）显示并查阅分析结果。
方法同"启蒙知识评估"。

4. 实验练习

（1）请简述利用认知能力评估与康复训练仪软件进行认知能力评估的步骤。
（2）案例模拟：假定一名发育迟缓患儿，张某某，女，4岁，请模拟利用认知能力评估与康复训练仪软件对其进行认知能力评估，并对评估结果进行分析。

认知能力训练实验

认知能力训练实验包括启蒙知识训练和认知能力训练，本节将分别从启蒙知识训练和认知能力训练的实验内容、实验目的、实验设备、实验流程及实验练习进行介绍。

一、启蒙知识训练

（一）启蒙知识训练的实验内容

启蒙知识训练是培养儿童对常见的颜色、图形、数字、时间、空间和物体的量的指认和命名能力，涵盖认识颜色、认识形状、认识数字、认识时间、认识空间和认识物体的量6方面的训练主题，每个训练主题分单元进行，每个单元各有侧重，循序渐进，使儿童掌握日常生活所必需的初级阶段认知能力。根据从易到难、由浅入深的原则编排，启蒙知识训练主要包括配对、指认和命名3种形式。

（二）启蒙知识训练的实验操作步骤

1. 实验目的

（1）熟练掌握启蒙知识训练的内容。
（2）熟练掌握启蒙知识训练模块的操作。
（3）根据训练对象信息，为其选择启蒙知识训练内容并进行模拟操作。

2. 实验设备

综合康复支持（认知能力）软件。

3. 实验流程

（1）开机进入相应模块。

1）打开"综合康复支持（认知能力）软件"。

2）点击"启蒙知识训练"按钮，进入启蒙知识训练界面。

（2）选择训练内容。

启蒙知识训练模块包括认识颜色、认识形状、认识数字、认识时间、认识空间和认识物体的量等主题内容，这些不同的训练主题中包含很多具体的训练内容，根据患者目前的启蒙知识能力水平选择合适的内容进行训练。

（3）选择训练类型。

在确定训练内容后，需要选择不同训练内容对应的训练类型，主要训练类型包括配一配、指一指和说一说等。

（4）正式训练。

1）"配一配"部分，系统会提示要求患者找出与目标物一样的图片，患者只需点击图片即可完成。

2）"指一指"部分，系统呈现两张或多张图片，要求患者找出与目标物对应的图片。

3）"说一说"部分，系统呈现一张图片，要求患者说出目标物的名称。

4. 实验练习

（1）简述启蒙知识训练的内容。

（2）案例模拟：王某某，女，3岁，孤独症，启蒙知识评估结果反映其与正常同龄者相比处于落后水平，请根据上述患者信息，选择训练内容并模拟进行启蒙知识训练。

二、认知能力训练

（一）认知能力训练的实验内容

认知能力训练是培养儿童的注意力、观察力、记忆力、分类能力和推理能力等基本认知能力，训练项目主要包括注意力训练、观察力训练、记忆力训练、数字认知训练、图形认知训练、序列认知训练、异类鉴别训练和同类匹配训练等主题，每个训练主题包含5—7个难度级别的训练内容，每级有20—30个训练题目，各有侧重，循序渐进，使儿童掌握日常生活所必需的初级和中级认知能力。

（二）认知能力训练的实验操作步骤

1. 实验目的

（1）熟练掌握认知能力训练的内容。

（2）熟练掌握认知能力训练模块的操作。

（3）根据训练对象信息，为其选择认知能力训练内容并进行模拟操作。

2. 实验设备

认知能力评估与康复训练仪软件。

3. 实验流程

（1）开机进入相应模块。

1）打开认知能力评估与康复训练仪软件，点击开始按钮，可以进入用户登录系统，输入用户名和登录密码。

2）点击"立即登录"进入用户管理系统，选中用户管理系统中的目标患者，点击"进入"按钮。

3）点击"认知能力训练"按钮，进入认知能力训练界面。

（2）选择训练内容。

在认知能力训练板块，包括了注意力训练、观察力训练、记忆力训练、数字认知训练、图形认知训练、序列认知训练、异类鉴别训练和同类匹配训练等主题内容，这些不同的训练主题中包含很多具体的训练内容，根据患者的目前认知能力水平选择合适的内容与难度级别进行训练。

1）注意力训练包括由易到难的 5 个训练级别，分别为视觉注意稳定性训练、听觉注意稳定性训练、强化视觉注意稳定性训练、强化听觉注意稳定性训练、注意稳定性训练。

2）观察力训练包括由易到难的 5 个训练级别，分别为顺序观察法训练、特征观察法训练、顺序观察法和特征观察法训练（根据资源不同分为第 3 级和第 4 级）、视觉分割法训练。

3）记忆力训练包括由易到难的 5 个训练级别，分别为短时记忆训练、内涵记忆训练、外部特征记忆训练、情景记忆训练、序列记忆训练。

4）数字认知训练包括由易到难的 5 个训练级别，分别为点物报数和按数取物训练、序数认知训练、单数和双数训练、等量代换训练、加减运算训练。

5）图形认知训练包括由易到难的 5 个训练级别，分别为认识平面图形和立体图形训练、分解与组合常见图形训练、图形认知和数字认知相结合训练、图形推理训练（根据训练方式不同分为第 4 级和第 5 级）。

6）序列认知训练包括由易到难的 5 个训练级别，分别为动作排序训练（根据动作难易程度分为第 1 级、第 2 级、第 3 级）、时间排序训练、故事情节排序训练。

7）异类鉴别训练包括由易到难的 5 个训练级别，分别为动物和人物的鉴别训练、蔬菜和水果的鉴别训练、餐具和衣物的鉴别训练、文具电器和家具的鉴别训练、玩具交通工具和乐器的鉴别训练。

8）同类匹配训练包括由易到难的 7 个训练级别，分别为找出一样的水果训练、找出一样的动物训练、找出一样的蔬菜训练、找出同类水果、动物和蔬菜训练、找出同类玩具和餐具训练、找出同类事物训练、物品分类训练。

在确定训练内容与难度级别后，需要选择不同训练内容对应的训练类型，主要训练类型设置包括练习时间、训练形式与每题练习时间。

（3）正式训练。

进入选择好的训练内容，用户按照提示语音或提示文字作答，指导老师根据用户的答案点击对应图片；完全作答正确，则下方对应题号右上角出现红勾（√），未完全作答正确或作答错误，则下方对应题号右上角出现红叉（×）。

训练结束后或训练过程中，可点击"统计"查看认知训练各训练项目的得分情况，并且每次训练的结果都可以在训练记录中查找。

4. 实验练习

（1）简述认知能力训练的内容。

（2）案例模拟：周某某，女，3 岁，孤独症，认知能力评估结果反映其与正常同龄者相比处于落后水平，请根据上述患者信息，选择训练内容并模拟进行认知能力训练。

第八章

可视音乐与情绪行为康复实验

情绪和行为之间是相互依存的，情绪可以跨过个体的认知活动直接作用于行为反应，反之，当个体受到强烈的外界刺激之后，又会引发一系列相应的情绪状态。

情绪和行为是个体适应生存、适应社会生活的重要工具。情绪行为障碍是个体经常表现出与刺激情境不符合的情绪与行为反应，令他人难以接受或产生困扰，严重影响个体的学习、社会交往和正常生活。良好的情绪行为能力是康复对象进行其他功能康复、课程学习、发展生存和社会性技能的基础。

情绪行为康复的目标就是通过情绪表达、情绪理解、情绪调节、可视音乐、听觉统合的训练，增强康复对象的情绪认知和情绪调控能力，帮助他们形成良好的情绪和行为，消除或减少问题行为，从而提高障碍康复对象的学习、社会交往和正常生活的质量。

本章通过介绍情绪行为康复的实验内容、常用实验设备及实验具体操作步骤，让读者掌握情绪行为功能评估与训练的基本方法，为今后临床工作中的实践提供内容与方法的规范化指导。

可视音乐与情绪行为康复实验概述

本节将对情绪行为康复实验项目、实验仪器设备及相关参考书目做简要阐述。其中，要求重点把握情绪行为干预实验项目，熟悉常用的情绪行为干预的仪器设备，简单了解情绪行为干预参考书目。

一、实验项目

情绪行为康复实验项目主要包括情绪行为评估、情绪功能干预、可视音乐情绪干预、听觉统合训练与社交行为干预等 5 个训练项目，每个训练项目由若干具体的实验条目组成，同时配备实验项目相对应的建议学时和实验要求，具体见表 8-1-1。

表 8-1-1　情绪行为康复实验项目表

序号	实验项目	实验条目	建议学时	实验要求
1	情绪行为评估	掌握情绪理解能力的实验评估方法 掌握情绪表达能力的实验评估方法 掌握情绪调节能力的实验评估方法 掌握情绪表现能力的实验评估方法 掌握亲子关系的实验评估方法 掌握同伴关系的实验评估方法 掌握师生关系的实验评估方法	2	必修
2	情绪功能干预 （情绪理解） （情绪表达） （情绪调节）	掌握基本情绪识别训练的实验方法 掌握复杂情绪识别训练的实验方法 掌握基本情绪表达训练的实验方法 掌握复杂情绪表达训练的实验方法 掌握情绪情境理解训练的实验方法 掌握情绪原因理解训练的实验方法 掌握情绪诱导训练的实验方法 掌握情绪外部调节训练的实验方法 掌握情绪自我调节训练的实验方法	2	必修

续表

序号	实验项目	实验条目	建议学时	实验要求
3	可视音乐情绪干预（情绪表现）	掌握可视音乐童趣篇干预的实验方法 掌握可视音乐动漫篇干预的实验方法 掌握可视音乐频谱篇干预的实验方法 掌握可视音乐联想视听篇干预的实验方法 掌握可视音乐外倾型干预的实验方法 掌握可视音乐内倾型干预的实验方法	2	必修
4	听觉统合训练（情绪表现）	掌握情绪行为听觉统合训练的实验方法 掌握听觉脱敏训练的实验方法 掌握听觉双耳平衡训练的实验方法 掌握脑电波诱导音乐训练的实验方法	2	
5	社交行为干预	掌握同伴适应行为训练的实验方法 掌握家庭适应行为训练的实验方法 掌握学校适应行为训练的实验方法 掌握公共场所适应行为训练的实验方法	2	必修

二、实验设备

目前，进行情绪行为干预评估与干预的实验仪器设备主要为听觉言语语言喉功能检测处理系统（DrHRS-LMB2）、可视音乐与情绪行为干预仪。

（一）主要功能

可视音乐与情绪行为康复设备的主要功能包括：① 选用正性、中性、负性音乐，脑电波 α、β、θ、α/θ 波嵌入童趣、频谱、动漫、联想视听音乐，与速写、镜像、三基色、滚屏、浮雕等画面效果相配合；② 音乐与脑电波干预，即通过音乐、灯光、图像、童趣动画、联想视听画面等多重刺激方式诱导出期望的脑电波状态，通过不同主题的童趣动画与3D图画结合日常生活常接触到的基本问题及故事等多重刺激方式诱导出期望的脑电波状态，进行行为矫正[1]；③ 视听唤醒，即利用视觉和听觉刺激提高患者有意注意力；④ 情绪调节选用正性、中性、负性音乐，嵌入 δ 波与速写、镜像、三基色、滚屏、浮雕、卡通、绘画等画面效果相配合，由情绪诱导和情绪认知所组成，情绪诱导主要通过视交叉条件下的具有现实和幻觉双重画面的动漫音乐刺激来实现，而情绪认知包括表情认知和情绪体验两个部分[2]；⑤ 行为干预由生活自理、行为矫正、交往技能组成，而交往技能又可分为早期交往技巧、生活情境交往和综合交往能力 3 个部分，

---

① 黄昭鸣，李立勤，金野. 特殊需要儿童可视音乐干预的原理与方法 [J]. 中国听力语言康复科学杂志，2008（6）：67-69.
② 金野. 可视音乐对自闭症儿童情绪与行为干预的个案研究 [J]. 现代特殊教育，2011（C1）：81-84.

生活自理包括基本问题的回答能力、是否判断、同类匹配、概念、归类、对比、比较等7方面内容，行为矫正和交往技能有12个主题训练，包括助人、分享、交朋友、合作、讲礼貌、不断尝试、认识声音、倾听习惯、自信、情绪理解、人际交流和礼貌用语；⑥ 早期语言沟通由非语言沟通和语言沟通组成，采用沟通辅具中的图形替代方式完成沟通①。

（二）技术指标

同第二章第一节中"嗓音言语障碍功能检测与矫治仪"的技术指标。

（三）主要组成

视频资源

可视音乐干预仪软件介绍

可视音乐与情绪行为康复设备由硬件和专用软件组成。硬件部分包括单通道低通滤波器、话筒、电脑主机、显示器、音箱、键盘、鼠标、打印机、台车。软件部分包括可视音乐干预仪软件、自闭与多动障碍干预仪软件、情绪行为干预仪软件。

1. 可视音乐干预仪软件

可视音乐干预仪软件是在音乐生理学、心理学、视听感统等原理的基础上进行定量评估和实时训练的现代化仪器设备，选用与儿童情绪状态匹配的音乐、灯光等进行情绪调节。综合应用音乐治疗、视交叉原理、脑电波诱导技术、虚拟现实技术等，通过仪器与设备将音乐、图片、动态画面以及灯光效果有机组合起来，并根据相应的评估结果，开具不同性质的音乐治疗处方，施以渐进性的音乐干预，从而最大限度地诱导儿童的正性情绪，缓解紧张情绪，改善生理功能、调适心理状态、开发大脑潜能②。该软件共包括4个模块（以篇命名），内容分为童趣篇、动漫篇、频谱篇、联想视听篇，每个模块皆根据不同的音乐性质归为3大类，即正性音乐（刺激型音乐）、中性音乐（过渡型音乐）和负性音乐（松弛型音乐）③。

（1）童趣篇模块。

童趣篇共包含11个主题内容，即宠物进行曲、唤醒交响曲、聪明小画家、玩具小天地、四季之歌、动物世家、欢乐小乐队、大千世界、野生动物园、欢乐圣诞节与立体卡通。每一个主题内容都轻松愉快，将丰富的动画和美妙的音乐结合在一起，视觉素材

① 金野. 可视音乐在特殊儿童运动障碍康复中的应用 [J]. 中国特殊教育，2010（3）：3-7.

② 金野，汪佳蓉，李立勤，等. 特殊儿童可视音乐治疗系统的构建与应用 [J]. 中国特殊教育，2008（5）：7-12.

③ 金野. 特殊儿童可视音乐治疗的理论与实践 [C]// 中国康复医学会儿童康复专业委员会、中国残疾人康复协会小儿脑瘫康复专业委员会. 第三届全国儿童康复学术会第十届全国小儿脑瘫学术研讨会论文汇编. 中国康复医学会儿童康复专业委员会、中国残疾人康复协会小儿脑瘫康复专业委员会，2008.

采用大量的图片和动画，听觉素材采用自然声和用各种乐器演奏出的风格迥异的乐曲。音乐素材包括了速写、镜像、滚屏、浮雕 4 种画面效果，主题内容多为轻松愉快，又具有可学性。因此，在趣味十足的视听欣赏中，患者不仅能得到情绪的疏解与宣泄，还进一步发展了认知等多项能力[①]。

速写：绘画是传达情感的最好方法，也是最直接的情感信息传递方式。借助画面的线条呈现，能激发他们的自我察觉，产生一种洞悉与顿悟的感觉，唤醒其自由心象联想（图 8-1-1）。例如，特殊儿童对于事物的感知在大脑中呈现的是简单的黑白线条的组合（线条现象），通过速写与实物的同时再现，可唤起其对现实世界的正确认识与重构。

镜像：镜像的画面效果使人在大脑中不断重构外界现实，在富有变化的视觉效果中，情绪得到激活或缓解（图 8-1-2）。例如，孤独症儿童对于事物的感知在大脑中呈现的是镜像（镜像现象），通过镜像与实物的同时再现，可唤起其对现实世界的正确认识与重构。

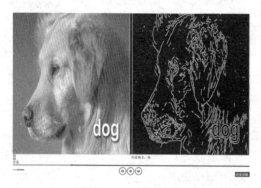

图 8-1-1 速写画面

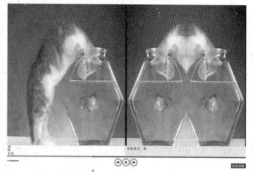

图 8-1-2 镜像画面

滚屏：通过模拟电视闪频的效果，给予患者一种强烈的视觉冲击，尤其对于孤独症儿童，自上而下不停闪烁的滚动条，能更好地吸引他们的注意，激发他们内心世界的联想（图 8-1-3）。例如，孤独症儿童对于事物的感知是机械的、刻板的（重复现象）。滚屏与实物的同时再现使其注意力集中、想象力迸发，可加强其对现实世界的正确认识与重构。

浮雕：画面所呈现出的全新立体效果使画面更加生动新奇，对于轮廓的强调能更好地抓住人们的视线（图 8-1-4）。例如，特殊儿童对于事物的感知是模糊的、缺乏主体性的，同时对色彩的感知是单一的、没有层次概念的。通过浮雕与实物的同时再现，可以帮助他们认识事物的轮廓，从而唤起其对现实世界的正确认识与重构。

---

① 王素丽，李文妍，岳保珠，等 . 可视音乐治疗对小儿精神发育迟滞的康复影响 [J]. 中国儿童保健杂志，2017，25（7）：718-721.

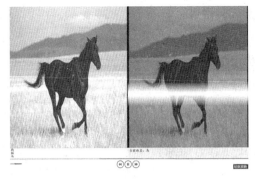
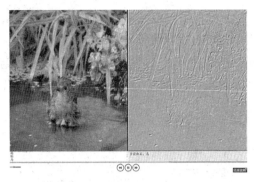

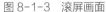

图 8-1-3　滚屏画面　　　　　　　　　　　图 8-1-4　浮雕画面

（2）动漫篇模块。

动漫篇共包含 4 个主题素材，即动画世界、卡通天地、动漫乐园、花之旋律。界面以动画为主体，具象与抽象相结合，并配以具有代表性的古典音乐，帮助儿童在视觉的辅助下，更深入地体验音乐、理解音乐、抚慰心灵、调整情绪。音乐素材包括镜像、三基色、滚屏、浮雕等画面效果，它们是由一个富于活力、勇于创新的艺术家群体创意完成的。他们以动画为主体，同时亦采用美术传统技法、流派并结合雕塑、摄像、高科技多媒体等多种艺术手法，为古典音乐中各个历史时期的一些具有代表性的音乐作品编配精美画面，帮助人们在视觉上更加直接又轻松愉悦地去理解、认识古典音乐。

镜像：内容同"童趣篇"。

三基色：根据正性、中性、负性三种音乐性质，将画面色彩分为红色画面、绿色画面以及蓝色画面，且与灯光颜色相对应，更好地激发人们内心的情感。正性音乐配以红色画面使人兴奋，负性音乐配以蓝色画面使人沉静，中性音乐配以绿色画面使人处于兴奋与沉静两种感觉之间。

滚屏：内容同"童趣篇"。

浮雕：内容同"童趣篇"。

（3）频谱篇模块。

频谱篇共包含 8 个自然主题风光，即阿拉斯加风光、大沙海滩、海底世界、维瓦尔第的四季、峡谷探幽、灵魂的奥秘、探险旅程、黄石公园，采用了这些世界闻名且各具特色的景观素材。与此同时，耳熟能详的音乐以及大自然的声音与画面格调融为一体，给人听觉与视觉上的双重震撼，达到了调整人们情绪的作用。

频谱篇中的音乐素材以频谱这个画面效果为主，根据正性、中性、负性三种音乐性质将相应的动态视听素材配以频谱画面，频谱画面是通过傅里叶变换，将音乐的时间域信号转换成频率域信号，并用颜色代表不同的频谱能量，频谱效果所指示的颜色深度代表频谱能量的高低，可多参数、多指标地诱导特殊儿童，使其进行深度、理性的思考。例如，在以高音为主的音乐中，声音中的高频比例高，频谱画面就会显示代表高频的颜色（如红色）增高。通过动态视听画面与频谱画面的完美结合，儿童可以更加充分地感受到音乐的起伏变化，从而引起情绪的变化，按照音乐处方的预期，诱导儿童将消极负性的情绪向积极正性的情绪转化。

从童趣篇过渡到动漫篇，再从动漫篇过渡到频谱篇，是一个逐渐过渡的过程。童趣篇中的素材内容简单易懂，且富有趣味性；动漫篇中的素材内容在具有较强的卡通性的同时，多了一层对情节的理解与思考；频谱篇中的素材内容以现实风景为主，适合年龄稍大的儿童。所以，这三个单元的排列次序以年龄发展为依据，遵循了儿童认知能力的发展规律。

（4）联想视听篇模块。

联想视听的核心思想是将可视序列诱导式注意力训练和视交叉视听诱导治疗相结合，序列诱导是通过在音乐的每个乐段中插入一个有特定含义的图像来完成的。音乐素材采用左（或右）屏实物画面，右（或左）屏效果画面的双屏显示技术训练。

其中，视听素材由中国音乐和外国音乐组成。外国音乐包括4个主题，中国音乐包括2个主题。每一主题音乐给人以不同的感受，有的有助于舒缓情绪，释放压力；有的有助于转换情绪，体验情绪变化；有的有助于放松心情、缓解忧郁。在欣赏音乐的同时，激发儿童的无限遐想，从而产生愉悦的心情与奋发向上的心态。

联想视听篇中的音乐素材包括龟裂、彩笔、浮雕和滚屏等画面效果。

龟裂：通过不规则的裂痕效果，将画面分为极细小的部分，同时又不失为一个整体，使得画面具有质感，给予患者视觉上的不同刺激（图8-1-5）。例如，特殊儿童对于事物的感知是模糊的、缺乏主体性的。通过龟裂与实物的同时再现，可以帮助他们认识事物的轮廓，从而唤起其对现实世界的正确认识与重构。

彩笔：通过明朗丰富的色彩，为画面营造一种清新的视觉感受，使人在富有童趣的意境中，唤起童年的记忆，在淡然的情绪中回归自然（图8-1-6）。例如，特殊儿童对于事物色彩的感知是比较单纯的，缺乏明了的认识，没有层次概念。通过彩笔与实物的同时再现，可以帮助他们认识事物的主体，从而唤起其对现实世界的正确认识与重构。

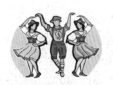 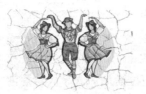 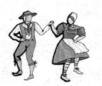 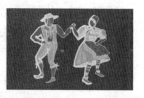

图8-1-5　龟裂画面　　　　　　　　　　图8-1-6　彩笔画面

浮雕：画面所呈现出的全新立体效果使画面更加生动新奇，对于轮廓的强调能更好地抓住人们的视线（图8-1-7）。例如，特殊儿童对于事物的感知是模糊的，缺乏主体性，同时对色彩的感知是单一的，没有层次概念。通过浮雕与实物的同时再现，可以帮助他们认识事物的轮廓，从而唤起其对现实世界的正确认识与重构。

滚屏：通过模拟电视闪频的效果，给予患者一种强烈的视觉冲击，尤其对于孤独症儿童，自上而下不停闪烁的滚动条，能更好地引起他们的注意，激发他们内心世界的联想（图8-1-8）。例如，孤独症儿童对于事物的感知是机械的、刻板的（重复现象）。滚屏与实物的同时再现可以使其注意力集中、想象力迸发，加强其对现实世界的正确认识与重构。

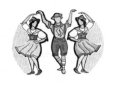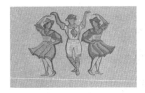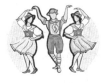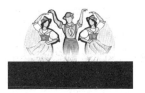

图 8-1-7　浮雕画面　　　　　　　　　　图 8-1-8　滚屏画面

此模块乐曲的选择多带有抒情性、叙事性、哲理性，需要高层次思考，从趣味视听到联想视听有一个从娱乐思维到理性思维过渡的过程。

2. 自闭与多动障碍干预仪软件

视频资源

自闭与多动障碍干预仪软件介绍

自闭与多动障碍干预仪软件的主要适用对象为自闭与多动障碍儿童及其他具有情绪行为障碍的儿童，此外该软件也适用于由注意力缺陷、语言发育迟滞、语言沟通障碍等障碍引发的具有情绪障碍与行为障碍的儿童，可用于疏导儿童的不良情绪，帮助儿童形成平和积极的心态，同时可培养儿童建立正确的行为模式，减少攻击性行为，并且缓解儿童语言沟通障碍，便于沟通交流。对于注意力缺陷儿童，该软件可改善儿童注意力缺陷问题，增强其对周围环境的认知能力，并培养儿童基本的生活自理能力，适应社会生活。

该软件的主要功能为视听唤醒、情绪干预、行为干预、早期语言沟通、认知支持。

（1）视听唤醒。

视听唤醒是根据人眼视觉追踪原理，遵循事物的发展规律，将视频呈现与音频刺激相结合，利用各种缓慢连续的线条变化，将儿童的注意目标逐渐引到有意义的事物上，提高儿童的视听觉注意力（图 8-1-9）。通过不同风格的有声动画视频，呈现从抽象到具体，再从具体到抽象的线条变化，激发孤独症及其他发展性障碍儿童的沟通动机，使其迈出与人沟通的第一步。

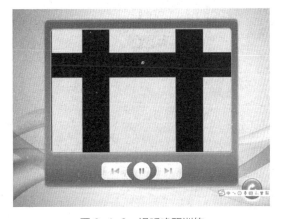

图 8-1-9　视听唤醒训练

（2）情绪干预。

　　情绪干预由情绪诱导、情绪认知和情绪外部调节组成。情绪诱导主要通过视交叉条件下的具有现实和幻觉双重画面的动漫音乐刺激来实现（图8-1-10）；情绪认知分为情绪识别（图8-1-11）、情绪表达（图8-1-12）、情绪理解（图8-1-13）、情绪自我调节等模块；情绪外部调节分为呼吸放松、肌肉放松、冥想放松、情绪宣泄等模块。

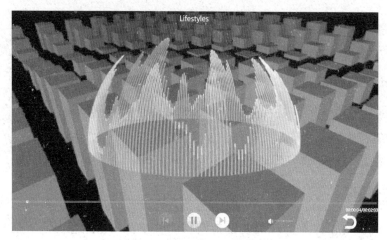

图 8-1-10　情绪诱导干预

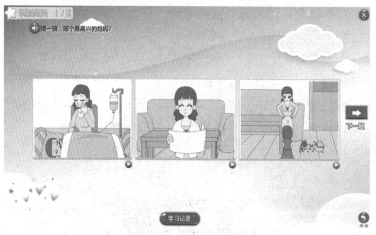

图 8-1-11　情绪识别训练

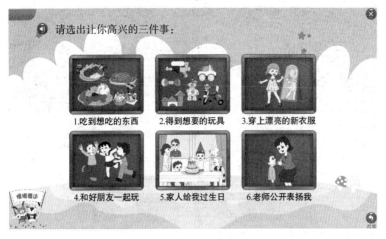

图 8-1-12　情绪表达训练

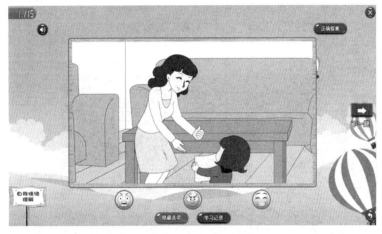

图 8-1-13　情绪理解训练

（3）行为干预。

行为干预由交往技能、行为矫正和生活自理组成。交往技能包括早期交往技巧（图 8-1-14）、生活情境交往（图 8-1-15）和综合交往能力 3 个部分，主要采用社会故事法，以动画的形式向儿童呈现行为引导的内容。社会交往是人生存的一项基本需求，特殊儿童尤其是孤独症儿童，普遍存在不能与人主动交往、模仿力弱、缺乏合作等社交障碍 [①]。该部分训练通过社会故事法、生活情境法、角色扮演法对儿童进行交往技能的行为引导，能够促进他们理解人与人之间的交流和接纳，提高社会交往能力，帮助儿童加深对日常生活情境的认识，引导他们养成良好的行为习惯。

———————
① 刘亚鹏，邓慧华，梁宗保，等 . 早期情绪性对学前儿童问题行为和社交能力的影响 [J]. 心理发展与教育，2019，35（6）：719-728.

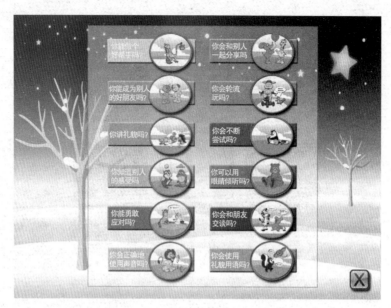

图 8-1-14　早期交往技巧训练

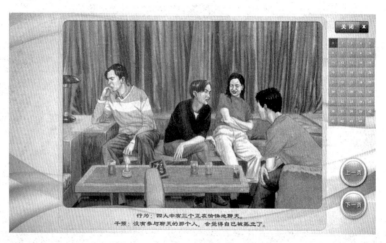

图 8-1-15　生活情境交往训练

　　行为矫正主要是通过图片对比的方式，同时呈现正确的行为和错误的行为，让儿童进行选择。儿童选择正确，则通过表扬进行强化；儿童选择错误，则示范正确的行为（图 8-1-16）。

　　交往技能和行为矫正共有 12 个主题训练，包括助人、分享、交朋友、合作、讲礼貌、不断尝试、认识声音、倾听习惯、自信、情绪理解、人际交流和礼貌用语，从心理、发音、情绪与行为、反应能力方面进行训练。

　　生活自理是指个人有能力和技能过有质量的生活，包括生活认知能力以及自我照顾技能，提高特殊儿童的生活自理能力是康复训练的主要目标（图 8-1-17）。康复训练通过对儿童进行日常生活所需要的基本认知及常见动作的训练，来提高儿童的生活适应能力。生活自理包括基本问题的回答能力、是否判断、同类匹配、概念、分类、对比、比较等 7 方面内容；例如分类篇，通过乐乐熊的场景展示，儿童可在系统中练习对乐乐熊所持物品的概念分类，然后点击"正确"按钮，系统再次强化答案。

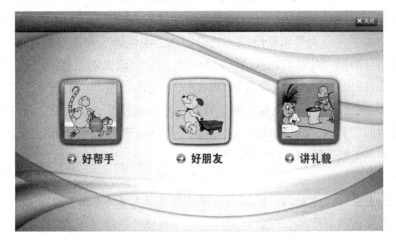

图 8-1-16　行为矫正训练

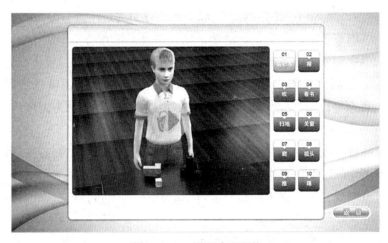

图 8-1-17　生活自理训练

（4）早期语言沟通。

早期语言沟通由非语言沟通和语言沟通所组成。非语言沟通是一种具有替代性及扩大性的沟通方式，主要采用沟通辅具来完成。沟通辅具能提供多感觉通道的学习，增强仿说能力、触觉记忆能力和听觉理解能力，从而达到引起患者对语言的兴趣，并建立语言意识的目的。非语言沟通训练主要采用语音沟通板进行，内容包括词语、词组、句子和简单会话 4 个部分。词语具体包含 384 个，涉及 21 个不同功能类别，涵盖绝大多数日常高频词汇；词组具体包含 5 种类别；句子具体包含 14 种简单句表达结构；简单会话为在各种生活场景中应用上述词语、词组、句子进行简单沟通交流。沟通辅具可开展的训练包括词语的理解和表达、词组的理解和表达、句子的理解和表达、认知拓展训练和言语训练。

语言沟通训练采用认识、沟通、探索、认知4个阶梯加深对核心词语的理解，培养日常生活的简单语言沟通能力。① 词语认识部分包含早期语言中的124个核心名词、50个核心动词和54个形容词，依据类别及习得难易程度划分为4个单元，可进行词语学习与词语训练。可对训练参数进行设置，包括训练难度、应答时限和目标正确率。训练难度有4个水平，分别是启蒙阶段、初级训练、中级训练和高级训练。② 词语沟通部分包含名词与动词，可对名词或动词的图片匹配、词语识别、名词种类、相互交流等进行搜索。③ 词语探索部分包含名词与动词，可对名词或动词的搜寻、辨别、描述等进行探索。④ 词语认知部分包含功能、特征、分类和匹配4个模块，可对训练参数进行设置，包括训练类型、训练难度、应答时限和目标正确率。训练难度有3个水平，分别是初级训练、中级训练和高级训练。

（5）认知支持。

认知支持主要针对注意力、记忆力和观察力这三大基本认知能力提供训练。注意力训练的目标是提升注意广度、注意稳定性、注意转移、注意分配能力。注意广度指的是个体能同时注意到的客体数量；注意稳定性指将注意力在一定时间内保持在某个认识的客体或活动上；注意转移指根据任务需要，将注意力从一个活动转移到另一个活动；注意分配指将注意力分配到不同的活动中。以上4个方面均是注意力品质的重要体现。

记忆力训练内容包括形象记忆、情绪记忆、逻辑记忆和动作记忆4个方面。形象记忆以感知过的事物形象为记忆内容，如苹果、电脑等；情绪记忆以曾体验过的情绪和情感为记忆内容，如高兴、伤心等；逻辑记忆以词语为中介，以逻辑思维成果为记忆内容，如公式、观点等；动作记忆指以操作过的动作、运动、活动为记忆内容，如跳高、走路等。

观察力训练旨在教授特殊儿童观察的方法和策略。其主要内容包括三种方法：特征观察法，根据事物的细节信息进行观察；顺序观察法，根据事物的颜色、形状等特征进行观察；视觉分割观察法，将事物划分为若干部分，分别进行观察比较，一般用于观察对象复杂无序时。

综合训练通过游戏系统地训练儿童的注意力、记忆力和观察力。

3. 情绪行为干预仪软件

情绪行为干预仪软件的主要适用对象为具有情绪行为障碍的儿童，此外该软件也适用于由注意力缺陷、语言发育迟滞、语言沟通障碍等障碍引发的具有情绪障碍与行为障碍儿童，可用于疏导儿童的不良情绪，帮助儿童形成平和积极的心态。同时可引导儿童建立正确的行为模式，减少攻击性行为，改善儿童注意力缺陷问题，增强其对周围环境的认知能力，并帮助儿童养成基本的生活自理能力，适应社会生活。该软件的主要功能为可开展情绪干预和行为干预。具体介绍详见"自闭与多动障碍干预仪软件"中的情绪干预与行为干预。

三、参考书目

医学·教育康复行业人才培养课程建设中的情绪行为部分，需要系统涵盖情绪行为模块的课程标准、理论学习、实验操作和临床实训 4 个具体环节，本书情绪行为干预实验部分作为实验操作环节，学习过程中可适当参考该模块课程标准、理论学习和临床实训等 3 个环节的内容，形成系统的情绪行为模块课程建设中的"S-CLP 模式"，情绪行为模块参考书目详见表 8-1-2。

表 8-1-2　情绪行为模块课程建设"S-CLP 模式"参考书目

S-CLP 模式	书目	作者	出版社
S- 课程标准	《儿童情绪行为障碍干预课程标准》	华东师范大学中国言语听觉康复科学与 ICF 应用研究院等	南京师范大学出版社
	《康复仪器设备与教学信息化配备标准》		南京师范大学出版社
C- 理论学习	《情绪与行为障碍的干预》	张畅芯、李孝洁	南京师范大学出版社
L- 实验操作	《综合康复实验》	杨三华、丁忠冰、周林灿	南京师范大学出版社
P- 临床实训	《情绪行为干预实验实训》	庾晓萌、李孝洁、谭模遥	南京师范大学出版社

情绪行为评估实验

情绪行为评估实验包括人际关系、行为、情绪和其他情绪行为评估，本节将对情绪行为各评估模块的实验内容、实验目的、实验设备、实验流程及实验练习分别进行介绍。

一、实验内容

情绪行为问题评估主要通过主观评估的形式进行。主观评估可采用情绪行为专项筛查问卷，分为 4 个分测验（表 8-2-1）。

表 8-2-1　情绪行为问题主观评估内容

人际关系	行为	情绪	其他
亲子关系	分心多动	情绪理解	精神质
同伴关系	自伤行为	情绪表达	躯体化
师生关系	攻击破坏	情绪表现	
	叛逆行为	情绪调节	
	刻板怪异		

情绪行为问题评估主要考查以特殊儿童为主体的对象在情绪和行为方面存在的问题，并了解这些问题的严重程度。其中人际关系包括亲子关系、同伴关系、师生关系，共 6 题；行为包括分心多动、自伤行为、攻击破坏、叛逆行为和刻板怪异，共 24 题；情绪包括情绪理解、情绪表达、情绪表现和情绪调节，共 25 题，其他方面主要包括精神质和躯体化，共 5 题。情绪行为问题评估简单易行，用时简短，是筛查儿童是否存在情绪行为问题的理想工具。

二、操作步骤

1. 实验目的

（1）熟练掌握情绪行为问题评估的内容。

（2）明确使用康复云平台进行情绪行为问题筛查的操作步骤。

（3）根据患者信息，通过康复云平台，模拟情绪行为问题筛查流程。

2. 实验设备

情绪行为问题评估主要通过"康复云平台"进行。

3. 实验流程

（1）开机进入。

1）打开"康复云平台"，可以进入用户登录系统，输入用户名和登录密码。

2）点击"登录"，进入用户管理系统。

3）进入用户管理系统后，点击"康复云"下拉菜单，选择并点击"精准康复"选项，进入"康复云—精准评估"页面（图8-2-1）；选中"情绪行为"选项，点击"情绪行为筛查评估"页面中的"开始评估"按钮，开始进行情绪行为专项筛查评估。

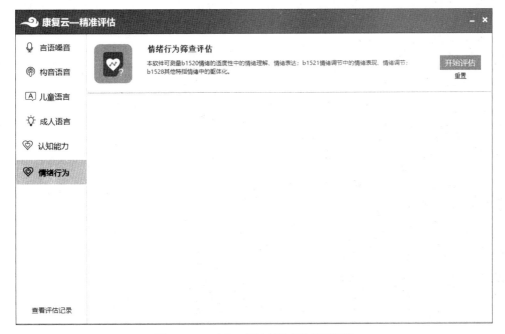

图 8-2-1　康复云平台情绪行为精准评估

（2）正式评估及评判。

1）点击"专项筛查"按钮，进入情绪行为专项筛查问卷页面。

2）筛查问卷分为基本信息和筛查题目两大部分。基本信息中标有"*"的均为必填项，包括姓名、性别、出生日期、障碍类型等；其余为选填项，主要包括障碍程度和备注等。

3）筛查问卷基本信息填写完成后，点击"开始筛查"按钮，依次开展情绪行为专项筛查问卷的各项评估。问卷筛查题目分为人际关系、行为、情绪、其他4大部分。

（3）显示并查阅分析结果。

1）完成启蒙知识各项评估后，点击"提交"按钮，查看情绪行为专项筛查问卷的各项评估结果。

2）点击"导出"按钮，可将情绪行为专项筛查问卷的各项评估结果导出，获得情绪行为专项筛查报告单，详见《ICF儿童情绪功能和社交参与评估表》PDF资源，结果显示情绪行为专项筛查问卷各项评估每道题的得分及总得分。

PDF 资源

ICF 儿童情绪
功能和社交参
与评估表

（4）实验练习。

（1）请简述利用"康复云平台"进行情绪行为问题评估的步骤。

（2）案例模拟：张某某，女，5岁，外倾型情绪行为障碍，表现为喜欢哭闹，攻击性行为，请利用"康复云平台"对其进行情绪行为专项筛查评估，并对评估结果进行分析。

可视音乐与情绪行为干预实验

可视音乐与情绪行为干预训练的实验包括情绪理解干预、情绪表达干预、情绪调节干预、可视音乐情绪干预、听觉统合训练、社交行为干预和多感官训练实验，本节将对情绪行为训练的实验内容、实验目的、实验设备、实验流程及实验练习分别进行介绍。

一、情绪理解干预

（一）情绪理解干预的实验内容

情绪理解干预通过图片、绘本故事、视频实时反馈等方式让患者进行表情认知，理解自己和他人的情绪，为其更好地适应社会打下坚实的基础。

（二）情绪理解干预的实验操作步骤

1. 情绪识别训练

（1）实验目的。

1）了解自闭与多动障碍干预仪软件中表情认知训练的作用。

2）熟练掌握自闭与多动障碍干预仪软件中表情认知训练的内容和模块的操作。

3）根据训练对象信息，为其选择适合的表情认知训练内容，并进行模拟操作。

（2）实验设备。

自闭与多动障碍干预仪软件。

（3）实验流程。

1）开机进入相应模块。

A. 打开自闭与多动障碍干预仪软件。

B. 选择"新建"，填写训练对象的相关基本信息，或者选择已有的历史记录，点击"继续"按钮。

C. 点击"情绪干预—情绪认识—情绪识别"。

2）选择训练内容。

情绪识别界面提供了7个训练内容，分别是：识别害怕、识别高兴、识别惊讶、识别生气、识别讨厌、识别难过、识别其他情绪，康复师可以根据患者的实际情况选择相应训练内容。

3）正式训练。

A. 点击进入"识别高兴"等训练内容，每个训练内容分成"感知""体验""识别"3个训练过程。

B. 通过"感知高兴"等表情匹配训练让患者认识和理解不同表情。

C. 通过"体验高兴"，运用视频反馈技术，让患者模仿相应表情。

D. 通过"识别高兴"，监控患者是否已经认识相应表情。

（4）实验练习。

1）简述自闭与多动障碍干预仪软件中情绪识别训练的主要内容。

2）案例模拟：黄某某，男，5岁，不能辨认高兴、悲伤、愤怒的面部表情，运用自闭与多动障碍干预仪软件中的相应模块对其进行训练。

2. 情绪理解训练

（1）实验目的。

1）了解自闭与多动障碍干预仪软件中情绪理解训练的作用。

2）熟练掌握自闭与多动障碍干预仪软件中情绪理解训练的内容和模块的操作。

3）根据训练对象信息，为其选择适合的情绪理解内容，并进行模拟操作。

（2）实验设备。

自闭与多动障碍干预仪软件。

（3）实验流程。

1）开机进入相应模块。

A. 打开自闭与多动障碍干预仪软件。

B. 选择"新建"，填写训练对象的相关基本信息，或者选择已有的历史记录，点击"继续"按钮。

C. 点击"情绪干预—情绪认识—情绪理解"。

2）选择训练内容。

情绪理解分为情绪情境理解和情绪原因理解，情绪情境理解又分为自我情绪理解和他人情绪理解；情绪原因理解又分为场景推理和联想推理模式。康复师可以根据患者的实际情况选择相应训练内容。

3）正式训练。

点击进入"情绪情境理解"训练内容，分别按照"自我情绪理解"和"他人情绪理解"进行训练。

点击进入"情绪原因理解"训练内容，分别按照"场景推理"和"联想推理"进行训练。

（4）实验练习。

1）简述自闭与多动障碍干预仪软件中情绪理解训练的主要内容。

2）案例模拟：张某某，男，5 岁，不能理解他人情绪，运用自闭与多动障碍干预仪软件中的相应模块对其进行训练。

二、情绪表达干预

（一）情绪表达干预的实验内容

情绪表达是指患者使用手势、体态、语言、面部表情等来表达自己的情绪，同时能够根据相应的情境表达和调整自己的情绪表现，从而让患者能理解自己和他人的情绪，并能通过适合的方式表达自己的情绪，为其更好地适应社会打下坚实的基础。

（二）情绪表达干预的实验操作步骤

1. 实验目的

（1）了解自闭与多动障碍干预仪软件中情绪表达训练的作用。

（2）熟练掌握自闭与多动障碍干预仪软件中情绪表达训练的内容和模块的操作。

（3）根据训练对象信息，为其选择适合的情绪表达内容，并进行模拟操作。

2. 实验设备

自闭与多动障碍干预仪软件。

3. 实验流程

（1）开机进入相应模块。

1）打开自闭与多动障碍干预仪软件。

2）选择"新建"，填写训练对象的相关基本信息，或者选择已有的历史记录，点击"继续"按钮。

3）点击"情绪干预—情绪认识—情绪表达"。

（2）选择训练内容。

在情绪表达界面，提供了 5 个训练内容，分别是表达高兴、表达生气、表达难过、表达害怕和表达其他情绪，康复师可以根据患者的实际情况选择相应训练内容。

（3）正式训练。

点击进入"表达高兴"等训练内容，每个训练内容分成"情绪再认""模仿表达""情境表达""自由表达"4 个训练过程。

4. 实验练习

（1）简述自闭与多动障碍干预仪软件中情绪表达训练的主要内容。

（2）案例模拟：张某某，男，5 岁，不能表达高兴、害怕，运用自闭与多动障碍干预仪软件中的相应模块对其进行训练。

三、情绪调节干预

（一）情绪调节干预的实验内容

情绪调节包括动感视频的情绪诱导、放松训练的情绪外部调节和情绪自我调节等。动感视频通过不同颜色、深度和运动速度的视频内容给患者带来视觉影响，同时结合不同情绪性质的音乐给患者带来听觉影响，诱发个体的生理反应，从而导向不同的情绪状态。放松训练包括呼吸训练、肌肉放松和冥想放松，将心理放松技术和生物反馈技术相结合，以达到调节情绪的目的。

（二）情绪调节干预的实验操作步骤

1. 情绪诱导训练

（1）实验目的。

1）了解情绪诱导干预的主要原理。

2）熟练掌握自闭与多动障碍干预仪软件中动感视频训练内容和模块的操作。

3）根据训练对象信息，为其选择训练内容，并进行动感视频的情绪诱导模拟操作。

（2）实验设备。

自闭与多动障碍干预仪软件。

（3）实验流程。

1）开机进入相应模块。

A. 打开自闭与多动障碍干预仪软件。

B. 选择"新建"，填写训练对象的相关基本信息，或者选择已有的历史记录，点击"继续"按钮。

C. 选择情绪诱导模块，进入训练界面。

2）内容选择。

根据患者的偏好选择相应主题，在训练界面上选择"涟漪耀斑""发光物体""动态几何图形""模糊色彩"，点击任一内容即可进入。

3）参数设置。

A. 动感视频情绪诱导遵循同质性和渐进性原则。针对外倾型情绪行为障碍患者，初始干预内容应先使用近端位置、高强度运动的长波颜色线条的视频内容，搭配正性音乐；诱导干预应使用近端位置、中强度或近—中段运动的中波颜色线条的视频内容，搭配中性音乐，以稳定患者的情绪状态。针对内倾型情绪行为障碍患者，初始干预应先使用中段位置、中等强度运动的短波颜色线条的视频内容，搭配负性音乐；诱导干预应使用中段位置、高强度运动或者远—中段位置运动的中波颜色线条的视频内容，搭配负性音乐，以提高患者的兴奋度。

B. 针对不同患者的情绪状态。在初始干预下选择相应性质（正性、中性、负性）的动感视频；在诱导干预下选择相应性质（正性、中性、负性）的动感视频。

C. 参数设置后，点击"确定"，系统自动生成本次训练内容。

4）正式训练。

A. 指导语："接下来你将看到电脑播放一段视频，在播放过程中，请你全身心放松，静静地观看。"

B. 请患者坐在双屏电脑前的座位上，观看视频、欣赏音乐。期间主试应密切关注被试的各种表现，如发现患者出现不适反应，应及时停止或者更换训练内容。更换训练内容时，明确想要患者出现的目标情绪，采用异质原则，选择与患者原本情绪不一样的音乐。

（4）实验练习。

1）简述使用自闭与多动障碍干预仪软件中动感视频进行情绪诱导时遵循的原则。

2）案例模拟：周某某，女，5岁，外倾型情绪行为障碍，表现为喜欢哭闹，攻击性行为；由于不配合，每次训练需要大量强化物，并且时常从老师手里抢强化物，致使教学无法顺利开展。请选择适合她的训练内容，并对其进行情绪诱导。

2. 情绪自我调节训练

（1）实验目的。

1）了解自闭与多动障碍干预仪软件中情绪自我调节训练的作用。

2）熟练掌握自闭与多动障碍干预仪软件中情绪自我调节训练的内容和模块的操作。

3）根据训练对象信息，为其选择适合的情绪自我调节内容，并进行模拟操作。

（2）实验设备。

自闭与多动障碍干预仪软件。

（3）实验流程。

1）开机进入相应模块。

A. 打开自闭与多动障碍干预仪软件。

B. 选择"新建"，填写训练对象的相关基本信息，或者选择已有的历史记录，点击"继续"按钮。

C. 点击"情绪干预—情绪认识—情绪自我调节"。

2）选择训练内容。

在情绪自我调节界面，提供了8个训练内容，分别是调控难过、调控沮丧、调控生气、调控讨厌、调控害怕、调控骄傲、调控紧张、调控嫉妒，康复师可以根据患者的实际情况选择相应训练内容。

3）正式训练。

A. 点击进入"调控骄傲"等训练内容，每个训练内容分成"那些××的时候""调控策略学习""调控策略练习"3个训练过程。

B. 通过"那些××的时候"，总结某一情绪的体验特征和常见场景，提高患者识别相应情绪的能力。

C. 通过"调控策略学习"，向患者展示调控某一情绪的多种策略，让患者学习应对该情绪的方法。

D. 通过"调控策略练习"，在不同的情境下，让患者对习得的调控策略进行运用。

（4）实验练习。

1）简述自闭与多动障碍干预仪软件中情绪自我调节训练的主要内容。

2）案例模拟：黄某某，男，5岁，不能调节难过情绪，运用自闭与多动障碍干预仪软件中的相应模块对其进行训练。

四、可视音乐情绪干预

（一）可视音乐情绪干预的实验内容

可视音乐情绪干预是为有情绪行为问题的患者提供音乐刺激、动画刺激、灯光刺激。将音乐、动画、灯光等治疗要素与患者的情绪状态、行为表现紧密结合，通过康复师与患者的互动，将听觉、视觉、运动有机结合，达到抚慰、稳定、鼓舞患者情绪的目的，改善其不良行为，促进其社会适应能力的全面发展。

（二）可视音乐情绪干预的实验操作步骤

1. 实验目的

（1）了解可视音乐情绪干预的作用。

（2）熟练掌握可视音乐干预仪软件的内容和模块的操作。

（3）根据训练对象信息，为其选择训练内容，并进行可视音乐情绪干预模拟操作。

2. 实验设备

可视音乐干预仪软件。

3. 实验流程

（1）开机进入相应模块。

1）打开可视音乐干预仪软件（童趣篇、动漫篇、频谱篇、联想视听篇）。

2）选择"新建"，填写训练对象的相关基本信息，或者选择已有的历史记录，点击"继续"按钮。

3）完成后进入训练界面。

（2）内容选择。

进入主题后，根据同质原则，从"正性曲""负性曲""中性曲"中选择与患者情绪类型一致的音乐；在训练界面上的音乐检索结果内，选择任一内容点击"添加"。

（3）参数设置。

在处方列表，选择添加过的音乐素材，点击"设置"，从参数设置中调节视频效果及合适的灯光。

1）画面变化效果：双屏显示更有利于患者不断转换自己注意的焦点，分配注意，从而延长了注意的时间。画面效果包括卡通、三基色、滚屏、速写、镜像、浮雕等模式。

2）灯光诱导模式：根据 β 代表兴奋、α 代表平静、θ 代表安静、δ 代表深度睡眠的基本原则，选择不同灯光诱导模式。

（4）处方列表。

根据以上参数设置定制推荐处方，分为情绪外倾型干预处方和情绪内倾型干预处方，制成列表，便于训练时快捷提取。每一类处方分为 4 个阶段，每个处方时长为 5—8 分钟。每个阶段的音乐性质、画面效果由弱到强。

（5）正式训练。

1）指导语："接下来你将听到电脑播放一段音乐，在播放过程中，前面两个电脑屏幕呈现不一样的图片，期间还会有不同颜色的灯光出现，请你全身心放松，静静地聆听音乐。"

2）请患者坐在双屏电脑前的座位上，观看视频、欣赏音乐。期间主试应密切关注被试的各种表现，如发现患者出现不适反应，应及时停止或者更换音乐。更换音乐时，明确目标情绪，采用异质原则，选择与患者原本情绪不一样的音乐。

4. 实验练习

（1）简述可视音乐干预仪软件的主要内容。

（2）模拟：黄某某，男，4 岁，外倾型情绪行为障碍，表现为喜欢哭闹，攻击性行为；由于不配合，每次训练需要大量强化物，并且时常从老师手里抢强化物，致使教学无法顺利开展。请选择适合他的训练内容对其进行情绪干预。

五、听觉统合训练

（一）听觉统合训练的实验内容

听觉统合训练选用经过特殊声学处理的音乐素材，刺激患者的耳内肌、听神经及听觉中枢，调节听觉神经系统对声音的处理，最终实现改善患者情绪行为障碍的目的。

（二）听觉统合训练的实验操作步骤

1. 实验目的

（1）了解听觉统合训练的作用。
（2）熟练掌握听觉统合训练仪软件的内容和模块的操作。
（3）根据训练对象信息，为其选择训练内容，并进行听觉统合训练的模拟操作。

2. 实验设备

听觉统合训练仪软件。

3. 实验流程

（1）开机进入相应模块。
1）打开听觉统合训练仪软件。
2）选择"新建"，填写训练对象的相关基本信息，或者选择已有的历史记录，点击"继续"按钮。
3）完成后进入康复方案选择界面。
（2）内容选择。
进入康复方案后，从情绪行为干预（外倾型干预、内倾型干预）、听觉脱敏训练（高频脱敏训练、低频脱敏训练）、双耳平衡训练（定向训练、平衡训练）、脑电波诱导音乐（δ 波：舒缓压力、α 波：激发灵感、θ 波：增强记忆）中选择与患者情绪类型一致的方案。
（3）参数设置。
选择康复方案以后，选定当前康复的天数。
（4）正式训练。
请患者坐在电脑前的座位上，观看视频、欣赏音乐。期间主试应密切关注被试的各种表现，如发现患者出现不适反应，应及时停止或者更换音乐。

4. 实验练习

（1）简述听觉统合训练仪软件的主要内容。

（2）模拟：黄某某，男，5岁，发育迟缓儿童，请选择适合他的训练内容对其进行训练。

六、社交行为干预

（一）社交行为干预的实验内容

社交行为干预旨在解决患者人际互动技巧和交往礼仪不足的问题，如不会分享、不会等待、不会轮替等，帮助患者掌握适当的互动方式，提升人际互动的能力，扩大互动范围，如师生互动、同伴互动等。社交行为干预的目标是使患者能在自理能力、简单生活、家人互动、休闲活动中表现出恰当的家庭适应行为；能在校园适应、情感适应、人际适应、校园规则中表现出恰当的学校适应行为；能在社区适应、社区规则、安全适应中表现出恰当的公共场所适应行为。

（二）社交行为干预的实验操作步骤

1. 实验目的

（1）了解自闭与多动障碍干预仪软件中行为干预的作用。

（2）熟练自闭与多动障碍干预仪软件中行为干预的内容和模块的操作。

（3）根据训练对象信息，为其选择适合的行为干预内容，并进行模拟操作。

2. 实验设备

自闭与多动障碍干预仪软件。

3. 实验流程

（1）开机进入相应模块。

1）打开自闭与多动障碍干预仪软件。

2）进入自闭与多动障碍干预仪软件界面，选择行为干预训练模块。

3）完成后进入行为干预训练的交往技能模块界面。

（2）主题选择。

在交往技能训练界面上选择"早期交往技巧"或"生活情境交往"主题模块，点击任一模块即可进入。

1）点击进入"早期交往技巧"后，进行同伴适应行为训练内容的选择。

2）点击进入"生活情境交往"后，进行家庭、学校、公共场所适应行为训练内容的选择。

（3）内容选择。

1）"早期交往技巧"主题有12个情境，分为两部分：你能做个好帮手吗？（自我管理）、你会和别人一起分享吗？（学会分享）、你能成为别人的好朋友吗？（学会做朋友）、你会轮流玩吗？（学会轮流）、你讲礼貌吗？（礼貌行为）、你会不断尝试吗？（克服困难）等6种社会行为的训练；你会正确地使用声音吗？（学会控制音量）、你可以用眼睛倾听吗？（学会倾听）、你能勇敢应对吗？（学会拒绝）、你知道别人的感受吗？（体谅他人）、你会和朋友交谈吗？（学会交谈）、你会使用礼貌用语吗？（礼貌用语）等6种基本生活能力和交往行为的训练。

进入主题后，根据患者的能力及现实需要，选择与患者匹配的社交故事。

2）"生活情境交往"主题有44个情境，根据实际情况选择与患者匹配的社交故事。

（4）正式训练。

"早期交往技巧"训练模块。

1）指导语："接下来你将听到电脑播放的一段故事，在播放过程中，请你静静地聆听故事，注意相应的图片与文字。"

2）引言部分，向患者解释故事主题的内容。

3）故事部分，请患者坐在电脑前的座位上，聆听社交故事、观看社交图片；期间康复师应密切关注被试的各种表现，确定故事聆听的进展节奏，如发现患者出现不适反应，应及时停止或者更换训练内容。

4）问题部分，根据相应故事的内容进行提问，提供不同情境中的问题，让患者做出选择，考查患者是否真正理解了什么是良好的行为品质。

"生活情境交往"训练模块。

教师要对良好行为的要求进行说明讲解，对错误行为进行分析，指出不良之处，促进患者理解在学校、家庭、公共场所的正确行为，并鼓励他们在日常生活中表现出相应的良好行为，遵守相应的行为规则。

4. 实验练习

（1）简述自闭与多动障碍干预仪软件中行为干预的主要内容。

（2）案例模拟：刘某某，男，5岁，不懂得与他人分享玩具，活动课时常常独霸自己喜欢的玩具。如果他人想玩这个玩具，刘某某则会攻击其他小朋友，朝人吐口水；如果玩具被强行夺走，则会大发脾气，满地打滚。请针对该患者的情绪与行为问题，选择合适的行为干预内容。

七、多感官训练实验

（一）多感官训练的实验内容

基于多感官的情绪行为干预原理是通过调整感觉通道的适应性及提高多感官统合协作的能力来调整患者的情绪行为问题。在康复师与患者的互动过程中，运用提高感觉感受性、系统脱敏、增加多感官统合的训练方法，通过听觉、视觉、触觉、味觉、嗅觉及视觉统合、听觉统合、视听统合等训练模块来提高患者的感觉统合能力，消除情绪行为问题的感觉动力因素，在安全有趣的环境中，促进其形成良好的情绪及行为。

（二）多感官训练的实验操作步骤

1. 实验目的

（1）了解感觉统合能力不足所带来的情绪行为问题。
（2）熟练掌握多媒体多感官感觉统合训练系统中多感官训练的内容和模块的操作。
（3）根据训练对象信息，为其选择适合的多感官训练内容，并进行情绪调节模拟操作。

2. 实验设备

多媒体多感官统合训练软件及综合康复支持教室。

3. 实验流程

（1）开机进入相应模块。
1）打开多媒体多感官统合训练软件，登录系统。
2）进入多媒体多感官统合训练软件界面，熟悉软件各功能模块及参数设置。
3）完成后进入多媒体多感官统合训练系统选择干预模块。
（2）主题选择。
1）选择"视觉系统"主题模块，点击任一内容即可进入，开展视觉的训练。
2）选择"听觉系统"主题模块，点击任一内容即可进入，开展听觉的训练。
3）选择"嗅觉系统"主题模块，点击任一内容即可进入，开展嗅觉的训练。
4）选择"触觉系统"主题模块，点击任一内容即可进入，开展触觉的训练。
5）选择"感官世界"主题模块，点击多项感觉内容即可进入，开展多感官感觉统合的训练。
（3）内容选择。
多媒体多感官统合训练系统共有"视觉系统""听觉系统""嗅觉系统""触觉系统""感官世界"5个主题模块，可以开展单通道的感觉训练，也可进行多感官感觉统合的训练。

1）进入"视觉系统"主题模块后，根据患者的能力及现实需要，从中选择与患者匹配的训练内容和强度（图8-3-1）。

2）进入"听觉系统"主题模块后，根据患者的能力及现实需要，从中选择与患者匹配的训练内容和强度（图8-3-2）。

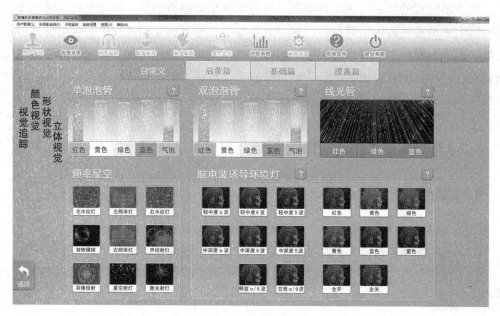

图 8-3-1　视觉系统训练

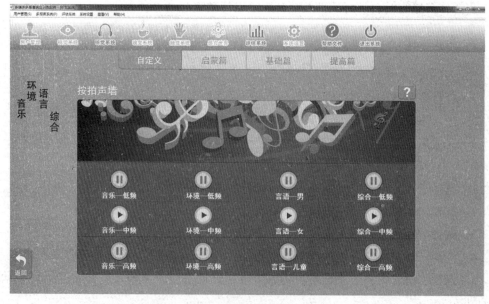

图 8-3-2　听觉系统训练

3）进入"嗅觉系统"主题模块后，根据患者的能力及现实需要，从中选择与患者匹配的训练内容和强度（图8-3-3）。

4）进入"触觉系统"主题模块后，根据患者的能力及现实需要，从中选择与患者匹配的训练内容和强度（图8-3-4）。

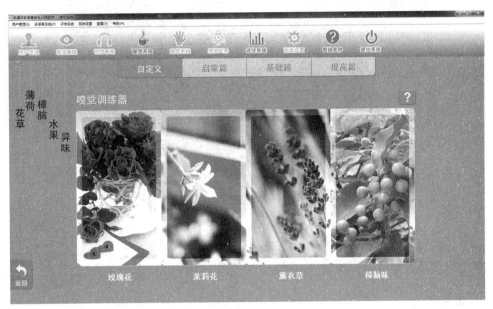

图8-3-3 嗅觉系统训练

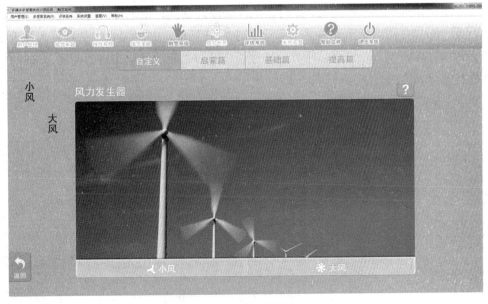

图8-3-4 触觉系统训练

5）进入"感官世界"主题模块后，根据患者的能力及现实需要，从中选择与患者匹配的训练内容和强度（图 8-3-5）。

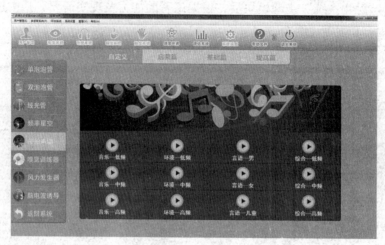

图 8-3-5   感官世界训练

（4）正式训练。

引导患者进入多感官训练室，选择相应的感觉模块与强度，开展训练。

4. 实验练习

（1）简述多媒体多感官感觉统合训练系统中多感官训练的主要内容。

（2）案例模拟：刘某某，男，4 岁，不喜欢他人触摸，拒绝与人身体接触，常常一个人玩耍。另外，患者听到某些声音就会双手捂着耳朵，大声尖叫。一旦有人靠近他，他就会情绪爆发，朝人吐口水，极具攻击性。请针对患者的情绪与行为问题，选择合适的多感官统合训练内容。

第九章

ICF 综合康复实验

9

本章旨在为临床 ICF 综合康复的实验内容与操作步骤提供系统化、规范化的内容与方法，为培养专业素养高、实践能力强的教育康复专业或言语语言康复专业人才奠定基础。本章主要从 ICF 综合康复实验设备、实验评估、实验内容及操作步骤几大方面进行介绍，第一节主要介绍 ICF 综合康复与专用教室实验设备，包括康复云 ICF 综合康复支持平台、多感官统合训练及综合康复支持教室和心语教室；第二节主要介绍 ICF 综合检查实验内容及操作步骤，包括 ICF 儿童综合检查、儿童孤独症 CARS-ICF 综合检查和 ICF 成人言语语言综合检查模块的具体实验内容及操作步骤；第三节主要介绍 ICF 综合康复训练实验内容及操作步骤，包括孤独症儿童前语言期发声诱导 ICF-ESL 疗法、发育迟缓儿童核心词语发声诱导疗法、构音障碍儿童语音韵律疗法、神经性言语障碍者言语嗓音 ICF-RFT 疗法、神经性言语障碍者构音 ICF-PCT 疗法、神经性言语障碍者结构化语音 S-DDK 疗法和失语症者复述功能障碍言语语言综合 ICF-SLI 疗法模块的具体实验内容及操作步骤，使 ICF 综合康复的专业理论教学与实验实践能力紧密联系，系统、全面地培养教育康复专业或言语语言康复专业人才。

ICF 综合康复与专用教室实验设备

ICF 综合康复与专用教室实验是综合康复实验的重要组成部分，本节将对综合康复的实验设备进行简要介绍，其中要求重点把握 ICF 综合康复与专用教室实验设备与平台的主要功能、技术指标及主要组成，系统把握康复云 ICF 综合康复支持平台、多感官统合训练及综合康复支持教室、心语教室等实验设备教育平台的评估与训练的操作内容与功能。

一、康复云 ICF 综合康复支持平台

康复云平台包含 ICF 康复、ICF 教育等模块，可提供教育康复人才培养、精准评估、有效训练等教育康复整体解决方案，实现康复技术规范化的共同目标。

（一）ICF 康复

康复云 ICF 平台描述了言语、语言、认知、情绪心理障碍功能评估和康复治疗体系，以及其相应的质量控制，分为成人综合康复体系和儿童综合康复体系。

成人综合康复体系描述了脑损伤、锥体外系损害（如神经性言语障碍）、嗓音疾病、吞咽障碍、认知障碍的康复体系与质量控制，以改善成人言语嗓音、语言认知功能作为康复和治疗的主要指标或预防的相关指标。言语嗓音、语言认知功能的评估是一个标准化过程，有规范的操作流程和客观、量化的常模，其不仅可用于阶段性评估，反映整体言语嗓音、语言认知功能情况，而且可以作为过程性评估来指导言语嗓音、语言认知康复训练，真正落实精准康复的理念。

儿童综合康复体系描述了儿童综合康复健康发展促进体系与质量管理，可用于检查安置、康复分流等。其中儿童综合康复涉及孤独症、脑瘫、听力障碍、智力障碍、听处理障碍的综合康复评估及训练。健康发展促进体系旨在提高儿童言语语言促进等心智语言能力，以及情绪行为、社会能力

发展促进等社会能力。作为康复和治疗的主要指标或预防的相关指标，综合康复功能的评估是一个体系化、标准化的过程，有规范的操作流程和客观、量化的常模，其不仅可用于阶段性评估，反映整体功能情况，而且可以作为过程性评估来指导综合康复及干预，真正落实精准康复的理念，构建健康发展促进体系。

1. 综合检查

视频资源

康复云 ICF
综合康复支持
平台介绍

通过对疑似失语症、神经性言语障碍、嗓音言语疾病、儿童孤独症进行的综合能力检查（包括成人言语语言 ICF 综合检查、Frenchay 神经性言语障碍 ICF 综合检查、成人简易精神状态检查、Cars 儿童孤独症 ICF 综合检查），全面评估患者各方面的临床表现和存在的问题，为进一步的康复分流、康复评估、康复训练及疗效监控提供依据。

2. 精准评估

根据 ICF 言语功能评估标准和 ICF 分类组合，提供专业化评估工具与评估素材，为 ICF 功能评估提供客观数据，包括言语嗓音、构音语音、语言认知、情绪行为等综合评估套件。

3. ICF 转换

ICF 转换以言语障碍 ICF 核心分类组合和 ICF 言语功能评估标准共识为理论基础，建立康复档案；并且根据每个 ICF 分类目对应的评估指标及其常模，将测量值转化为 ICF 的限定值，进行功能损伤程度的判定，完成 ICF 功能评估表的制订，包括言语、嗓音、构音、语音、儿童语言、成人语言、认知、情绪和听觉听处理等 ICF 指标。在 ICF 框架下精准记录每次评估及康复治疗前后的功能指标变化，并且根据评估指标制订康复治疗计划表，可监控治疗方法的有效性，及时进行治疗方法的调整（表 9-1-1）。

4. 康复作业

康复作业可以有针对性地生成言语构音（音位诱导、音位习得、音位对比）、早期语言能力（词语、词组、句子、短文）、辅助沟通能力、言语训练（言语声音、言语音调、言语响度、言语起音、言语清浊音）等相关训练内容。康复作业的生成与使用可实现患者在机构内进行小组康复与个别化康复，以及在家庭或社区进行家庭或社区康复，形成医疗、教育、社区、家庭康复综合体，从而助力医联体和资源中心建设。

（二）ICF 教育（教育教学）

通过在线教育方式，采用受教与授教两种维度为机构康复师在言语语言、听觉康复、孤独症康复领域提供多模态的康复教育及技能培训。

表 9-1-1　康复云 ICF 转换

言语语言综合康复

(言语康复ICF核心分类组合)

| *姓　名: | 请选择 ∨ | *性　别: ◉男 ○女 |
| *出生日期: | 请选择日期 📅 | *评估日期: 2020-03-16 📅 |

综合检查 | 简易版 (SV) | 标准版 (BV)

评估项目: ☑言语嗓音　☐构音语音　☐儿童语言　☐成人语言　☐认知　☐情绪　☐听觉

言语嗓音功能评估表			
			测量值
b3100	嗓音产生	最长声时 MPT (S)	可选择 ∨
		最大数数能力 cMCA (S)	可选择 ∨
		言语基频 F₀ (Hz)	可选择 ∨
测量工具:言语障碍测量设备 (医疗器械分类目录07 09 05)、Dr.Speech-S1、Dr.Voice-1、DrHRS-VS			
医保项目: 呼吸功能评定 (MADJE002)、构音障碍筛查 (MAGAZ003)、构音障碍检查 (MAGAZ005)、言语能力检查 (MAGAZ007)、语音频谱分析检查 (MAGAZ014)、发声障碍检查 (MAGAZ016)、喉发声检查 (MAGGM001)、发声障碍训练 (MBDZX008)、言语矫正治疗 (MBDZZ001)　　　　　(医保项目以北京为例)			

1. 康复学习

ICF 教育可以提供言语语言、语言认知、情绪行为、运动康复等领域的基本理论知识，帮助康复师掌握康复的基础内容以及评估和训练框架。

2. 专题培训

ICF 教育汇集了"多高校、多领域"的专家进行在线授课，提供言语语言、听觉语言、孤独症康复领域的在线培训，包括构音 ICF-PCT 疗法培训、言语嗓音 ICF-RFT 疗法培训、儿童语言 ICF-ESL 疗法培训、失语症 ICF-SLI 疗法培训。

3. 教学课件

提供集体或团体教学课件，可以帮助专职康复教师或康复治疗师缩减准备时间，降低教学难度。内容包括以下几方面。

（1）言语嗓音。

包括呼吸、发声、共鸣三大系统的训练部分。其中呼吸系统的训练帮助患者习得正确的腹式呼吸方式，提高言语呼吸支持能力，促进呼吸与发声功能的协调；发声系统的训练帮助患者建立正常的音调、响度和音质水平，使患者的嗓音基频、强度达到正常范围；共鸣系统的训练帮助患者建立正确的口、鼻腔共鸣功能，建立正常的共鸣状态。

（2）言语构音。

适用于所有存在汉语声母构音障碍的患者，主要表现为在用口语说话时声母发音不清楚，经常出现发音错误、发音歪曲、发音遗漏的现象，以致影响他人理解其所表达的语言。

（3）听觉康复。

包括听觉察知、听觉分辨、听觉识别和听觉理解4个由低到高的训练阶段。其中听觉察知训练是训练声音有或没有，听觉分辨训练是训练声音是否相同，听觉识别训练是指根据声音的主要特性进行匹配选择，听觉理解训练是指将事物的音和义结合进行选择。

（4）语言康复。

用于语言专题训练，分为家、商店、动物园、学校、交通、医院6个主题，涵盖了儿童日常生活中经常接触到的人、事物及场景。每个主题又细分为多个单元，每个单元包括4个核心词语，有认识、探索、沟通3种主要形式。其中，"认识"主要是利用丰富的图片素材帮助儿童认识物体，"探索"主要帮助儿童了解不同生活场景中物体的功能和用途，"沟通"主要是让儿童在常用句式中练习使用词语，帮助儿童应用词语。

（5）认知康复。

分为启蒙知识训练和基本认知能力训练两部分。启蒙知识训练主要包括认识颜色、认识图形、建立数概念、认识时间、认识方位、认识物体的量等6项内容；基本认知能力训练包括注意力训练、观察力训练和记忆力训练。各训练单元遵循人们认知和学习的特点，内容呈现分为学习、练习和游戏3个部分，形式多样，循序渐进。认知训练丰富了人们的早期知识，培养了儿童认识事物的能力，有利于脑功能的开发，能有效促进思维的发展，对儿童的全面发展具有不可估量的铺垫作用。

（6）情绪行为。

用于助人、分享、交朋友、合作、讲礼貌、不断尝试等6种社会行为的训练；以及认识声音、倾听习惯、自信、情绪理解、人际交流、礼貌用语等6种基本生活能力和交往行为的训练。

（7）学习能力。

以汉字学习为主题，包括对其音、形、义3部分的学习与巩固，同时考虑到特殊人群的言语能力，每个主题以一个声母或韵母为线索，兼顾21个声母和6个核心韵母的康复训练，以及整个单元的综合训练和拓展训练。"音"的部分主要帮助患者学会正确发音，"形"的部分主要帮助患者学会主题字的书写，"义"的部分侧重于汉字的本义和引申义的学习与理解。

（8）运动康复。

包括粗大运动和精细运动两个部分，让患者模仿生动有趣的动画来进行相应的活动，达到训练其抬头、翻身等头颈躯干控制、拉伸肌肉、坐、爬、站、走等粗大运动能力和手眼协调、手的基本功能、手部操作技巧、写前技巧等精细运动能力的目的。

二、多感官统合训练及综合康复支持教室

视频资源

多感官统合训练及综合康复支持教室介绍

多感官统合训练及综合康复支持教室通过声音、灯光、图像等营造了一个统合视觉、听觉、嗅觉、触觉的多感官魔幻数码世界，能对智力障碍、脑瘫、情绪与行为障碍、孤独症、注意力缺陷与多动障碍等患者进行多感官的同步体验刺激，对患者感知力的建立及潜能的开发有明显的促进作用。

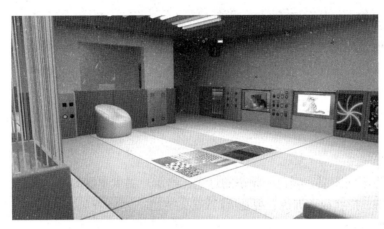

图 9-1-1　多感官统合训练及综合康复支持教室

多感官统合训练及综合康复支持教室可用于智力障碍、脑瘫、情绪与行为障碍、孤独症、注意力缺陷与多动障碍患者的视觉、听觉、嗅觉、触觉等功能的感官训练，还可利用多媒体技术和统合训练康复技术进行视听觉统合训练、前庭觉统合训练和本体觉统合训练，以及情绪与行为干预、主题认知教育、辅助沟通训练等综合康复，促进儿童发展，实现多感官训练统合综效，使此类障碍儿童尽早回归正常生活。

（一）多媒体多感官统合训练

1. 训练主控制系统

支持多感官训练装置稳定安全运行，不干扰用户控制训练室内的大部分设备，同时将设备有效地与多媒体素材联动。

2. 视觉训练模块

通过控制灯光元器件实现对视觉、情绪行为障碍患者的康复治疗，采用"泡泡管（单向泡泡管、双向泡泡管）、幻彩波波池、荧光彩帘、频率星空、动感彩轮、荧光面板、无尽深度发生器"模块进行视觉追踪与运动判断、颜色视觉与色觉判断、视觉追踪与空间判断、立体视觉与空间判断、形状视觉与形状判断的训练。

视觉治疗提供视觉追踪训练、颜色视觉训练、形状视觉训练、立体视觉训练，进行视觉感官和多媒体视觉同步体验刺激。

（1）单向泡泡管。

主要功能是颜色视觉训练、单向运动轨迹的视觉追踪训练、立体视觉和视觉注意训练。

（2）双向泡泡管。

主要功能是颜色视觉训练、双向运动轨迹的视觉追踪训练、立体视觉和视觉注意训练。

（3）幻彩波波池。

主要功能是颜色视觉训练、全身触觉训练，还可以提升患者的空间感和身体控制能力，促进运动功能恢复。

（4）荧光彩帘。

多条侧光光纤组成，光纤能转变不同颜色的彩光，主要功能是颜色视觉训练、形状视觉训练。

（5）频率星空。

可以产生不同图案、颜色、频率的灯光，给用户提供丰富的视觉刺激，主要功能是颜色视觉训练、形状视觉训练、视觉追踪训练、视野训练、视敏度训练和视觉注意训练。

（6）动感彩轮。

运行时产生动感彩轮，形成按一定方向旋转的视觉效果，可以控制其开关、旋转速度、旋转方向、颜色变化模式，主要功能是颜色视觉训练、视觉追踪训练、视敏度训练等。

（7）荧光画板。

用彩色的荧光水笔直接在荧光面板上书写，通电后，即可呈现出彩色霓虹灯的绚丽色彩，主要功能是颜色视觉训练、趣味绘画和书写、锻炼手眼协调。

（8）无尽深度发生器。

由两圈小灯泡和镜面组成，通过灯光与镜面的反射作用，产生无尽深度的视觉效果，主要功能是颜色视觉训练、立体视觉训练。

3. 听觉训练模块

通过控制音效元器件实现对听觉障碍、情绪行为障碍患者的康复治疗，采用"按拍声墙"模块进行不同频率环境声、言语声和音乐声感知训练、音乐节奏和音高聆听训练、音乐音色和旋律聆听训练，通过听觉感官和多媒体听觉同步体验刺激，提供听觉感知和分辨训练。

"按拍声墙"模块有 12 幅图片以及对应的 12 个按钮，用户在康复师或教师的指导下，按动自己喜欢的图片下方的按钮，投影仪就会播放与图片内容对应的视频和音频素材，主要功能是音调感知训练、响度感知训练、节奏感知训练。

4. 嗅觉训练模块

通过控制气味元器件实现对嗅觉障碍、情绪行为障碍患者的康复治疗，采用"嗅觉训练器"模块进行嗅觉感知、嗅觉分辨、嗅觉记忆训练。

嗅觉训练器：配合各种气味的香油使用，用户通过按动设备上的按钮，对应的预置气味将散发出来，刺激用户的嗅觉，主要功能是嗅觉感知、嗅觉分辨等训练。

5. 触觉训练模块

通过控制体感反馈元器件实现对触觉障碍、情绪行为障碍患者的康复治疗，采用"风力发生器""手部触觉训练套装""足部触觉训练套装"模块进行触觉感知、触觉分辨、触觉定位训练，通过触摸墙进行不同材质不同纹理的训练。

（1）风力发生器。

由两个风力不同的风扇以及两个排风窗口组成，风扇分为大风力风扇和小风力风扇，通过排风窗可以明显地感受到风力大小的不同，主要功能是头、面部触觉训练。

（2）手部触觉训练套装。

由多种不同材质的触觉玩具组成，包括刺猬球、触觉配对盘、布艺积木、扭扭圈、手部按摩球、五彩感官球、触觉立体动感布书等，可根据不同的用户类型选择不同的玩具，增加教育性，主要功能是手腕、手掌、手部关节等部位的触觉训练。

（3）足部触觉训练套装。

由不同材质的板块组成，可根据需要更换面板，可以根据板块的尺寸安装 4 块或者 6 块，主要功能是足部触觉训练。

（二）多感官统合训练

1. 基础感觉统合训练

该模块通过感觉统合器材的训练，促进动作技能的成熟发展，使患者逐渐把平时的训练整合成完整、系统的动作，并提高身体的平衡及协调能力，包括爬行类、平衡类、滑行类、摇晃类、旋转类感觉统合器材。

2. 多感官统合训练

（1）视觉统合训练。

采用"视觉统合训练器"模块进行视觉脑电波诱导训练、营造训练环境。可开展以下治疗内容。

可视脑电波诱导治疗：智力障碍、脑瘫、情绪与行为障碍、孤独症、注意力缺陷与多动障碍都是由于大脑先天受损或后天环境的不利因素所造成的器质性病变或者功能性障碍，其结果都表现为不同程度的脑发育迟滞。脑电波诱导技术的原理是物理学中的"频率跟随反应"，它采用现代科学技术，将期望脑电波镶嵌在视觉刺激（即立体深度变化的频率对应于脑电波频率）中，通过物理干预打破原有的脑电波，诱导出期望脑电波，使特殊儿童进入期望的意识状态，表现出与外界环境相适应的情绪和行为。诱导治疗具有 7 大治疗模式，包括轻中度 δ 波模式、中深度 δ 波模式、轻深度 θ 波模式、中深度 θ 波模式、轻中度 α 波模式、中深度 α 波模式、α/θ 波模式，通过不同频率和颜色的灯光刺激诱导出期望的脑电波状态。

虚拟环境治疗：通过脑电波诱导灯带（LED）和脑电波诱导灯控制器营造出不同颜色的环境氛围，能够让人放松，也能起到教育意义。也可以选择一个预设的程序，使颜色在一个范围中缓慢改变，让人逐渐冷静。

（2）听觉统合训练。

"听觉统合训练器"模块主要用于矫正听觉系统对声音处理失调的现象，刺激脑部活动，改善患者的语言听处理障碍、情绪行为异常和情绪失控[1][2]。可开展以下 4 种疗法。

高频音乐疗法：该疗法使用经过高通滤波处理的高频音乐声刺激听觉系统，平抚焦虑感，从而有效抑制了不良情绪和不良心境的产生。当音乐与人的精神节律同步，与人的情绪产生共鸣以后，可逐渐变换音乐色彩情绪，如变哀伤为优美抒情，变激愤为轻松愉快。要求提供 20 天外倾型障碍干预、20 天内倾型障碍干预训练素材与方案。

脱敏疗法：该疗法通过系统脱敏的方法帮助孤独症和听觉过敏人群进行脱敏训练，通过动态吸频功能有针对性地过滤掉敏感频段，刺激强度由弱到强，逐渐提升使用者的听觉承受力，拓展可接受频域范围，增强患者的听觉适应力，帮助患者逐步脱敏，恢复身心健康。要求提供 20 天高频脱敏、20 天低频脱敏训练素材与方案。

平衡疗法：该疗法主要针对中枢听处理障碍和学习困难人群存在的听觉注意不稳定或者听处理紊乱问题。该疗法通过时频组合滤波平衡左、右耳，采用左、右声道分离处理的声音信号对左、右半脑听神经分别进行刺激，通过听觉定向训练和双耳平衡训练提高左、右耳协调处理能力。要求提供 20 天的完整双耳平衡训练素材与方案。

脑电波诱导疗法：该疗法主要针对各种亚健康人群，其原理是脑科学中的"双耳节拍效应"，它将期望脑电波镶嵌在听觉刺激中，通过物理干预打破原有的脑电波，诱导期望脑电波，使患者进入期望的意识状态，以达到音乐治疗的目的。

（3）视听统合训练。

采用"视听统合训练器"模块进行视觉统合训练、营造训练环境。通过多重感官，起到唤醒、激励、抚慰、宣泄等精神心理作用，获得药物和人际交流达不到的效果，最大限度挖掘人的潜能。节奏灯、频率灯的显示模式由节奏频率灯控制器生成，根据输入的音频信号在各个频段的强弱，可以自动调节节奏灯、频率灯颜色的亮度。音频信号可以来自计算机、影碟机、MP3 播放器、电子琴、调频两用话筒等。

---

① 陈维华，邹林霞. 听觉统合训练对智力障碍儿童语言迟缓的效果 [J]. 中国康复理论与实践，2013，19（7）：626-627.

② 钱沁芳，欧萍，杨式薇，等. 听觉统合训练对整体发育迟缓儿童语言及情绪 - 社会性的影响 [J]. 中国康复医学杂志，2017，32（4）：428-433.

（三）多媒体多感官统合与综合康复训练软件

多感官视听统合训练将视觉和听觉系统有机结合，使音色、旋律、节奏、色彩、形状的变幻融为一体。通过对音乐、图像、视频信号进行频率检测、处理，为自闭与多动、情绪与行为障碍的康复训练提供相关信息。

1. 多媒体多感官统合训练

可开展主题教育式视觉、听觉、嗅觉、触觉、感觉统合、情绪行为能力的测评与训练，包括启蒙篇、基础篇、提高篇。

2. 情绪与行为干预仪软件

情绪与行为干预仪软件包括视觉唤醒、行为干预、认知支持以及采用单一被试技术对康复训练效果进行动态评估和全程监控等 4 个部分。

（1）视觉唤醒。

通过视觉追踪技术实现。

（2）行为干预。

由生活自理、行为矫正、交往技能组成，而交往技能包括早期交往技巧、生活情境交往和综合交往能力 3 个部分。生活自理包括基本问题的回答能力、是否判断、同类匹配、概念、归类、对比、比较等 7 方面内容；行为矫正和交往技能有助人、分享、交朋友、合作、讲礼貌、不断尝试、认识声音、倾听习惯、自信、情绪理解、人际交流和礼貌用语等 12 个主题训练，从心理、发音、情绪与行为、反应能力等方面进行训练。

（3）认知支持。

可进行注意力训练、记忆力训练、观察力训练和综合训练。

（4）采用单一被试技术对康复训练效果进行动态评估和全程监控。

视频资源

心语教室介绍

三、心语教室

心语教室是一个基于孤独症谱系的情绪行为和社会交往两大核心障碍，结合语音信号处理、虚拟现实、脑电波诱导等现代化康复技术，以情绪调节、语言沟通和社会适应等相关能力为干预内容的综合康复训练系统（图 9-1-2）。心语教室的组成及主要功能有以下几个方面。

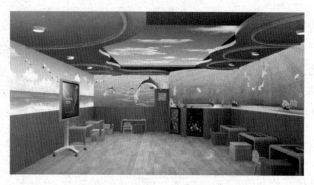

图 9-1-2　心语教室

（一）情绪与行为调节系统

1. 情绪调控干预模块

情绪调控干预模块主要有两个用途，一是用于患者情绪失控时的危机处理，予以及时安抚；二是情绪低落无法正常学习时，进行情绪激活。以独立区间的形式，营造安静、充满安全感的氛围，安抚患者的激动情绪，使其身心放松，消除焦虑与紧张感，使其情绪恢复平稳状态；或是通过声音反馈、视听觉统合等正性刺激，激活患者的情绪，使其进入学习状态。配置包括音乐按摩椅、情绪宣泄箱、小鱼快跑游戏箱、荧光画板、视听觉统合训练器、包裹毯等。

（1）音乐按摩椅。

音乐按摩椅不仅可以诱导患者进入放松状态，同时还将音乐训练及按摩放松这两种功能优化组合在同一个系统之中，达到理想的心理调节效果。

（2）情绪宣泄箱。

通过调节输入声音的强度，改变面板灯光亮度和颜色。当声音达到预设最大值时，启动响应玩具。以呐喊的方式转移注意力，将心中狂躁、烦闷等不良情绪宣泄出去，有效地实现释放压力的功能。同时还可以训练患者的口部肌肉活动能力，控制环境变化的能力，刺激患者视觉和听觉器官的反应。

（3）小鱼快跑游戏箱。

通过手眼协调训练方式进行视觉追踪、颜色识别、速度识别、注意力等多方面的训练。

（4）荧光画板。

培养患者的涂鸦能力，增强患者对美术的兴趣。

（5）视听觉统合训练器。

由视听统合训练控制器、节奏频率灯、脑电波诱导灯组成。视听统合训练控制器连接节奏频率灯、脑电波诱导灯，产生视听统合训练的控制信号；节奏频率灯用于听觉障碍、情绪行为、孤独症、注意力缺陷与多动障碍患者的教育康复，配合情绪行为干预音乐使用，灯光跟随音乐的频率和强度闪烁，具有视觉训练功能，协调视觉和听觉的统一；脑电波诱导灯用于智力障碍、情绪行为、孤独症、注意力缺陷与多动障碍患者的教育康复，具有视觉统合和脑电波干预功能。通过物理干预扰乱原有的脑电波，诱导出期望的脑电波，使患者进入期望的意识状态，表现出与外界环境相适应的情绪和行为。

其中，情绪与行为调节系统的技术参数有以下几种。

1）节奏频率信号范围及灯光颜色。红色——高频信号，4 000—8 000 Hz；橙色——中高频信号，2 000—4 000 Hz；黄色——中频信号，1 000—2 000 Hz；绿色——中低频信号，500—1 000 Hz；蓝色——低频信号，125—500 Hz；白色——全频信号，125—8 000 Hz。

2）节奏频率灯光分频点误差：±1%。

3）节奏频率灯光光闪阈灵敏度：≥ 50 dB。

4）脑电信号频率范围。① 轻深度 θ 波：3—5 Hz；② 中深度 θ 波：5—7 Hz；③ 轻中度 δ 波：0.5—2 Hz；④ 中深度 δ 波：2—3 Hz；⑤ 轻中度 α 波：7—10 Hz；⑥ 中深度 α 波：10—13 Hz；⑦ α / θ 波：3—13 Hz；其中 α 波：7—13 Hz；θ 波：3—7 Hz。

（6）包裹毯。

以触觉的方式为患者带来安全感。

2. 可视音乐与情绪行为干预仪

（1）主要用途：通过对听觉言语、音乐信号进行实时检测处理、可视脑电波诱导，为感觉统合障碍、情绪行为障碍、听觉语言障碍患者提供相应的康复训练及指导，可用于智力障碍、孤独症患者的视听统合康复训练，感觉统合障碍、情绪行为障碍患者的可视音乐治疗、疗效监控。

（2）主要功能：用于实物画面、效果画面的显示技术训练；通过音乐、灯光、图像、童趣动画等多重刺激方式诱导出期望的脑电波状态；选用正性、中性、负性音乐，嵌入 α 波与速写、三基色、浮雕等画面效果相配合，从视觉、听觉、反应能力等方面进行视听统合训练以及可视序列诱导训练。

（3）主要组成：配有台车（材质：ABS 工程塑料，带万向轮）、专用主机（处理器：2 GHz 以上；硬盘：500 GB；内存：4 GB；操作系统：Windows）、单向型专业话筒（频率响应 50 Hz—15 kHz）、显示器（最佳分辨率：1 920×1 080；尺寸：20 英寸以上）、打印机（USB 接口，支持 A4 纸打印）、可视音乐干预仪软件。另配 6 个屏幕（最佳分辨率：1 920×1 080；尺寸：20 英寸以上）及其支架，1 个转椅。

（4）主要技术指标：信号频率误差 ≤ ±4%。

（二）沟通能力评估与训练系统

沟通障碍是孤独症患者的核心障碍。为了改善孤独症患者的语言沟通障碍问题，首先需要解决视觉注意、指令听从以及概念习得等一系列能力的缺失问题，在具备上述基础能力后，才能有效率地进行语言沟通训练。

1. 互动游戏训练仪

将沟通障碍的关键技能按能力发展顺序与难度梯度进行训练目标的分解，有效地指导教师或康复师实施个别化康复训练计划。设备灵活可移动，方便配合个别化训练、小组训练和集体训练使用。

（1）技术参数。

显示器（尺寸：20英寸以上；最佳分辨率：1 920×1 080）；主机最低配置：4 G内存，100 G硬盘，1.6 GHz处理器）。

（2）软件主要功能。

1）孤独症儿童障碍筛查与评估：为疑似孤独症的儿童或已确诊儿童提供自闭倾向或自闭程度的评估。

2）感知觉障碍情况的筛查：为孤独症儿童及其他发展性障碍儿童提供感官知觉超敏或弱敏程度的障碍筛查，为下一阶段的语言沟通训练做准备。

3）儿童强化物调查：选出儿童的日常强化物，并根据其强化程度和儿童偏好进行排序，这是康复师开展康复训练的重要准备。

4）视听唤醒：可用于课前热身及情绪安抚，强化孤独症儿童的沟通动机。视听唤醒模块通过6套风格不同的有声动画视频，呈现从抽象到具体，再从具体到抽象的线条变化，激发孤独症及其他发展性障碍儿童的沟通动机，使其迈出与人沟通的第一步。

5）视觉追踪：训练儿童注视、追视、视线追踪的能力，协调儿童对人和环境的注意，是前语言阶段的儿童学习基本沟通技能的第一步。视觉追踪训练包括注视、追视、视线追踪3个模块的训练。每个模块都包含"学一学"和"练一练"两个训练环节。采用手动触摸的游戏形式，跟随屏幕内物体的运动轨迹，完成游戏任务，训练儿童协调对人和环境的视觉注意的能力。

6）语言沟通：针对口语沟通阶段的儿童，将儿童需要学习的词语分为家、商店、动物园、学校、交通、医院6个贴近日常生活的语言学习单元，共18个生活主题语言学习课件。每个课件内设"探索""认识""应用"3个功能模块，将词语学习的过程分解为"学一学""配一配""说一说"3个环节，使儿童充分感知、理解学习课件中的词语，并充分展现生活场景，让儿童能身临其境地应用语言。

2. 沟通辅具

包括辅助沟通训练板与沟通辅具。

（1）辅助沟通训练板。

专为言语障碍、语言障碍、听力障碍、多重障碍、孤独症、失语症等沟通障碍患者设计，能够在患者与他人的沟通中起到辅助替代沟通的作用；同时也能够促进患者的认知能力、语言能力和沟通能力的发展，对患者的语言与认知训练有很大帮助。

（2）沟通辅具。

沟通辅具是沟通障碍患者与他人沟通以及促进其语言、认知能力发展的有效工具，对于此类患者的语言与认知训练有很大帮助。对无言语沟通能力者可进行辅助沟通训练。沟通辅具结合语音技术及微电脑控制功能，针对语言沟通障碍患者设计，使其通过辅具达到沟通无碍、生活自理的目标。

沟通能力评估与训练系统技术参数：材质（阻燃 ABS）；控制开关（薄膜开关）；可录信息数（每层 12 段，共 36 段）；录音总时长（8 分钟）；录放音方式（即录即放）。

3. 拓展游戏

包括儿童积木和过家家游戏道具。儿童积木主要培养患者的建构游戏能力。过家家游戏道具主要培养患者的假想游戏能力。

（三）社交实景互动训练系统

本系统可实现社交实景互动训练和动作模仿能力训练的功能。

1. 社交实景互动训练

采用实景互动技术，通过全景多媒体交互技术结合交互大屏幕，真实再现各类日常生活社交场景，为现实生活中相关技能的泛化、迁移提供仿真且灵活多变的演练机会，训练模块包括乘车篇、游乐篇、运动篇、马路篇、购物篇、如厕篇 6 个部分。

2. 动作模仿能力训练

通过手势动作、口部动作、表情动作等，提高患者动作模仿的能力，训练患者掌握具有沟通功能的社交动作，同时发展其粗大运动能力。训练模块包括基本动作、粗大动作、手势动作、社交动作、表情动作、口部动作等 6 个部分，每部分包括"学一学""练一练""照一照"，用实时学习、同步反馈的形式对患者的动作模仿能力进行训练。

ICF 综合检查实验

ICF 综合检查实验包括 ICF 儿童综合检查、儿童孤独症 CARS-ICF 综合检查和 ICF 成人综合检查，本节将对 ICF 综合检查各模块的实验内容、实验目的、实验设备、实验流程及实验练习分别进行介绍。

一、ICF 儿童综合检查

（一）ICF 儿童综合检查的实验内容

ICF 儿童综合检查是我国儿童综合康复健康发展促进体系与质量管理的核心部分，最终目标是基于 ICF 框架构建我国儿童保健与康复体系。ICF 儿童综合检查的服务对象为伴有言语语言障碍的儿童，常见于智力障碍、听力障碍、听处理障碍、脑瘫、发育迟缓、孤独症、唐氏综合征、口吃、唇腭裂儿童等，不同障碍类型在评估与康复时的侧重点有所不同。

ICF 儿童综合检查的主要评估内容包括儿童言语嗓音、构音语音、早期语言、儿童认知、儿童情绪行为等内容（表 9-2-1）。其中儿童言语嗓音评估内容主要有呼吸功能测量项目最长声时 MPT 和最大数数能力 cMCA，发声功能测量项目言语基频 F_0；儿童构音语音评估内容主要有声母音位习得评估、言语基频标准差 F_0SD、连续语音能力言语速率和口部构音运动评估；儿童早期语言评估内容主要有词语理解能力评估、双音节词时长评估；儿童认知评估内容主要是对常见的颜色、图形、数字、时间、空间和物体的量等启蒙知识的评估；儿童情绪行为评估内容主要是对情绪调节的评估。依托言语康复 ICF 核心分类组合与 ICF 转换平台，对儿童言语嗓音、构音语音、早期语言、儿童认知、儿童情绪行为问题等 5 个部分进行评估，实现对儿童综合检查的精准评估与 ICF 功能评估的标准化，达到对儿童进行健康促进与康复分流安置的目标。

ICF 儿童综合检查简单易行，是评估和检查儿童言语嗓音、构音语音、早期语言、儿童认知、儿童情绪行为问题的主要工具。

表 9-2-1　ICF 儿童综合检查实验内容

言语语言综合康复
(言语康复ICF核心分类组合)

*姓　名：勤勤　　　　　　　　　　*性　别：● 男　○ 女

*出生日期：2015-05-14　　　　　　*评估日期：2020-02-09

综合检查　简易版（SV）　标准版（BV）

评估项目：☑ 言语嗓音　☑ 构音语音　☑ 儿童语言　□ 成人语言　☑ 认知　☑ 情绪　□ 听觉

言语嗓音功能评估表

			测量值
b3100	嗓音产生	最长声时 MPT（S）	可选择
		最大数数能力 cMCA（S）	可选择
		言语基频 F₀（Hz）	可选择

测量工具：言语障碍测量设备（医疗器械分类目录07 09 05）、Dr.Speech-S1、Dr.Voice-1、DrHRS-VS

医保项目：呼吸功能评定（MADJE002），构音障碍筛查（MAGAZ003），构音障碍检查（MAGAZ005），言语能力检查（MAGAZ007），语音频谱分析检查（MAGAZ014），发声障碍检查（MAGAZ016），喉发声检查（MAGGM001），发声障碍训练（MBDZX008），言语矫正治疗（MBDZZ001）　　　　　　　　　　（医保项目以北京为例）

构音语音功能评估表

			测量值
b320	构音功能	声母音位习得（个）	可选择
b3302	语速	连续语音能力言语速率（个/秒）	可选择
b3303	语调	言语基频标准差（Hz）	可选择

测量工具：言语障碍测量设备（医疗器械分类目录07 09 05），Dr.Speech-S1、Dr.Speech-S3、DrHRS-APN

医保项目：构音障碍筛查（MAGAZ003），构音障碍检查（MAGAZ005），口吃训练（MBDZX001），构音障碍训练（MBDZX007），言语矫正治疗（MBDZZ001）　　　　　　　　　　（医保项目以北京为例）

（二）ICF 儿童综合检查的实验操作步骤

1. 实验目的

（1）熟练掌握 ICF 儿童综合检查的内容。

（2）明确使用实验仪器进行 ICF 儿童综合检查的操作步骤。

（3）根据患者信息，通过实验仪器模拟进行 ICF 儿童综合检查。

视频资源

ICF 儿童综合
检查

2. 实验设备

言语障碍测量仪软件或言语语言综合训练仪软件、ICF 儿童综合检查电子卡片（构音、早期语言、儿童认知）、康复云 ICF 转换平台。

PDF 资源

ICF 儿童综合
检查表

3. 实验流程

（1）填写患者基本信息。

根据 ICF 儿童综合检查（见《ICF 儿童综合检查表》PDF 资源）的填表要求，完善患者基本信息，完整填写此表。其中，"*"为必须填写项，主要包括姓名、评估日期、出生日期、编号等，未能填写项保持空白；言语、语言、认知状况一栏信息填写需简明扼要，切勿冗杂；言语信息应从嗓音和构音两个方面阐述，语言和认知状况描述时要简单注明患者日常口语发展情况，此描述关系到患者选择指认或命名的评估和训练的形式；ICF 功能评估表中"□"的标记以☒标记为准，其余表格中"□"的标记以☑标记为准。

（2）精准评估及评判。

患者基本信息填写完成后，借助言语障碍测量仪软件、ICF 儿童综合检查电子卡片（构音、早期语言、儿童认知），对患者进行儿童言语嗓音功能、构音功能、语言能力、认知功能、情绪功能的精准评估。

言语嗓音功能精准评估：主要评估内容包括呼吸功能测量和发声功能测量两部分。其中，呼吸功能测量项目为最长声时 MPT 和最大数数能力 cMCA 两项，测量工具采用言语障碍测量仪软件或秒表。最长声时 MPT 的测试方法为要求患者深吸气后，尽可能长地发 /a/ 音，测两次并记录，取较大数值；最大数数能力 cMCA 的测试方法为要求患者深吸气后，持续说"1"或"5"的最长时间，测两次并记录，取较大数值。发声功能测量项目主要为言语基频 F_0，测量工具采用言语障碍测量仪软件、言语语言综合训练仪软件、电子琴或手机中的钢琴软件等，言语基频 F_0 的测试方法为要求患者在自然交谈时，询问其"姓名及年龄"，或让患者模仿跟读"妈妈爱宝宝，宝宝爱妈妈"语料，或让患者直接从"1"说到"5"等；若患者言语发声障碍程度较重，备选发声材料可选取任何语料进行测试，哭声亦可；若无专业的言语发声障碍测试仪器设备，也可采用电子琴模仿跟唱进行测量。

儿童构音功能精准评估：主要评估内容包括声母音位习得评估、言语基频标准差 F_0SD、连续语音能力言语速率和口部构音运动评估 4 个部分，测量工具采用 ICF 儿童综合检查电子卡片构音部分。声母音位习得评估的测试方法为要求患者模仿跟读汉语构音 52 个词中第一、二阶段的目标词，共 9 个词，依次进行每一阶段声母音位的评估，目标音模仿跟读三遍，两次或三次发音正确即为通过，每一阶段目标音全部正确即可进入下一阶段评估；若某阶段声母音位未全部正确，则结束评估。言语基频标准差 F_0SD 和连续语音能力言语速率的测试结果，可在言语嗓音功能精准评估发声功能测量项目中进行言语基频 F_0 的测量时同步获得，即语速、语调。口部构音运动评估的测试方法为观察患者下颌、唇、舌等构音器官的运动，其中，下颌构音运动功能的主要评估项目为向下运动、向上运动和上下连续运动，共 3 项；唇构音运动功能的主要评估项目为展唇运动、圆唇运动、圆展交替运动和唇闭合运动，共 4 项；舌构音运动功能的主要评估项目为舌尖前后交替、舌尖上下交替，共 2 项。

儿童语言能力精准评估：主要评估内容包括词语理解能力评估、双音节词时长和基频三部分，测量工具采用言语障碍测量仪软件、言语语言综合训练仪软件和ICF儿童综合检查电子卡片儿童语言部分。词语理解能力评估的测试方法为要求患者指认儿童早期语言中的核心词语，包括常见名词、动词和形容词，词语理解能力评估直接采用电子卡片儿童语言部分进行评估，若连续3题均回答错误或无反应，可直接结束评估。双音节词时长和基频评估的测试方法为要求患者分别复述双音节目标词语"熊猫"和"跳舞"，最终计算二者的平均时长与平均基频，测量工具采用言语障碍测量仪软件、言语语言综合训练仪软件或秒表等。注意双音节词时长与基频测试时，对患者的言语清晰度不做要求。

儿童认知功能精准评估：主要评估内容包括启蒙知识中颜色、图形、数字、时间、空间和物体的量的评估，测量工具采用ICF儿童综合检查电子卡片儿童认知部分。综合检查中启蒙知识评估共6项，根据患者具体能力状况，评估时要求患者指认或命名测试题中的颜色、图形、数字、时间、空间和物体的量，若患者发育水平严重迟缓，原则上某项连续3题均回答错误或无反应，则进行下一项评估。具体项目的评估顺序为：时间—图形—物体的量—空间—颜色—数字；若时间—图形—物体的量均无法展开评估，则可直接跳过进入空间—颜色—数字评估。

儿童情绪功能精准评估：主要评估内容为对儿童情绪调节的评估，评估形式主要通过问诊，请患者的主要照料者依据过去两个月间患者的具体情绪行为状况进行评价打分，评估共包括2道题目，依据患者日常表现勾选最符合该患者情况的选项。

完成对患者的儿童言语嗓音功能、构音功能、语言能力、认知功能、情绪功能的精准评估后，需要将各评估项的精准评估得分填入精准评估表中，直观记录各项评估总得分。

（3）ICF转换及功能评估。

1）完成ICF综合检查的各项精准评估后，将各项得分分别填入精准评估表，获得各项精准评估总得分。

2）依托言语康复ICF核心分类组合，进入康复云ICF转换平台，将儿童言语嗓音功能、构音功能、语言能力、认知功能、情绪功能的各项精准评估得分按要求输入康复云ICF转换平台中，点击"换算"按钮，进行各项的ICF功能损伤程度等级转换（表9-2-2），获得功能损伤程度等级、问题描述与进一步问题描述的结果，同时获得后续的治疗计划。

（4）康复分流。

借助康复云ICF转换平台获得各项的ICF功能损伤程度等级后，分别将各项的ICF功能损伤程度等级填入ICF儿童综合检查表格（见《ICF儿童综合检查表》PDF资源）中，观察儿童言语嗓音功能、构音功能、语言能力、认知功能、情绪功能各项ICF功能损伤程度等级，若无明显功能损伤，则进行健康发展促进；若部分功能存在功能损伤，则建议进行进一步专项评估，实行康复分流与安置。

表 9-2-2　ICF 转换及功能评估结果

言语嗓音评估表										
身体功能 = 即人体系统的生理功能损伤程度			无损伤	轻度损伤	中度损伤	重度损伤	完全损伤	未特指	不适用	
			0	1	2	3	4	8	9	
b3100	嗓音产生	最长声时 MPT	●	○	○	○	○	○	○	
		最大数数能力 cMCA	○	○	●	○	○	○	○	
		言语基频 F₀	○	○	●	○	○	○	○	

F_0

通过喉及其周围肌肉与呼吸系统配合产生声音的功能。
包括：发声功能，音调、响度功能；失声、震颤、发声困难。
信息来源：□病史　□问卷调查　□临床检查　□医技检查
问题描述：
1.持续稳定的发声时间为3.0秒，
　呼吸支持能力、呼吸与发声协调能力正常。
　进一步描述：暂无，待后续观察。
　治疗计划：暂无
2.持续、旋转地发1或5的最长时间为2.0秒↓，相对年龄小于4岁
　呼吸支持能力、呼吸与发声协调能力存在中度损伤。
　进一步描述：依据目前情况，建议进行以下治疗。
　治疗计划："① 实时反馈治疗，选择如声时实时反馈训练、音调实时反馈训练、词语拓展实时反馈训练等治疗
　　　　　　方法。② 传统治疗，选择如呼吸放松训练、发声放松训练、唱音法、啭音法等治疗方法。具体参
　　　　　　见言语障碍矫治仪的最长声时训练板块、音调训练板块、词语拓展板块和言语障碍测量仪。"
3.声带振动频率为290次/秒↓
　音调及音调控制能力存在中度损伤。
　进一步描述：依据目前情况，建议进行以下治疗。
　治疗计划：① 实时反馈治疗，选择如音调实时反馈（控制）训练、词语拓展实时反馈训练等治疗方法。
　　　　　　② 传统治疗，选择如发声放松训练、乐调匹配法、音调梯度法训练（降调）、吟唱法等治疗方法。
　　　　　　具体参见言语障碍矫治仪的音调训练板块、词语拓展板块和言语障碍测量仪。"

构音语音评估表										
身体功能 = 即人体系统的生理功能损伤程度			无损伤	轻度损伤	中度损伤	重度损伤	完全损伤	未特指	不适用	
			0	1	2	3	4	8	9	
b320	构音功能	声母音位习得	○	○	○	●	○	○	○	

产生言语声的功能。
包括：构音清晰功能，构音音位习得功能；痉挛型、运动失调型、弛缓型神经性言语障碍；中枢神经损伤的构音障碍。
不包括：语言精神功能（b167）；嗓音功能（b310）
信息来源：□病史　□问卷调查　□临床检查　□医技检查
问题描述：
已掌握声母个数为6个↓，相对年龄3岁以下
声母音位习得能力重度损伤。
进一步描述：声母音位习得处于第 阶段，已习得声母有，未习得声母有。
治疗计划："第 阶段未习得的音位进行音位诱导、音位习得训练。① 音位诱导：可借助相关的口部运动治疗方
　　　　　法找到正确的发音部位和发音方式（具体参见构音测量与训练仪）。② 音位习得：选择模仿复述的
　　　　　方法，并结合言语支持训练，进行停顿起音、音节时长或音调变化的实时视听反馈训练（具体参见
　　　　　构音测量与训练仪）。"

4. 实验练习

（1）请简述 ICF 儿童综合检查的评估实验内容及操作步骤。

（2）案例模拟：假定一名发育迟缓患儿，张某某，男，6 岁，发育迟缓，请借助实验仪器对其模拟进行 ICF 儿童综合检查，并对评估结果进行分析。

第九章 ICF 综合康复实验 <<< 251

二、儿童孤独症 CARS-ICF 综合检查

视频资源

儿童孤独症
CARS-ICF
综合检查

（一）儿童孤独症 CARS-ICF 综合检查的实验内容

儿童孤独症 CARS-ICF 综合检查是我国儿童综合康复与健康发展促进体系与质量管理的重要组成部分，最终目标是基于 ICF 框架下构建我国儿童保健与康复的完整体系。儿童孤独症 CARS-ICF 综合检查的服务对象为孤独症倾向儿童或发育迟缓儿童等，不同障碍类型在评估与康复时的侧重点有所不同。

儿童孤独症 CARS-ICF 综合检查的主要评估内容包括儿童孤独症评定量表（CARS-2）主观检查、ICF 言语语言认知功能客观检查和儿童孤独症 CARS-ICF 综合检查报告等 3 大板块内容。其中，儿童孤独症评定量表（CARS-2）主观检查评估内容主要包括人际关系、模仿（词和动作）、情感反应、躯体运用能力、与非生命物体的关系、对环境变化的适应、视觉反应、听觉反应、近处感觉反应、焦虑反应、语言交流、非语言交流、活动很大、智力功能和总的印象等方面。ICF 言语语言认知功能客观检查评估内容主要包括儿童言语嗓音功能评估、儿童语言能力评估、儿童认知功能评估 3 大板块，儿童言语嗓音功能评估内容主要有呼吸功能测量项目最长声时 MPT 和最大数数能力 cMCA，发声功能测量项目言语基频 F_0；儿童语言能力评估内容主要有词语理解能力评估、双音节词时长和双音节词基频的评估；儿童认知功能评估内容主要是对常见的颜色、图形、数字、时间、空间和物体的量等启蒙知识的评估。依托言语康复 ICF 核心分类组合与 ICF 转换平台，对儿童言语嗓音、儿童语言、儿童认知三部分进行评估，同时借助标准化的 ICF 功能评估，对孤独症倾向儿童进行综合筛查与评估，达到对孤独症倾向儿童进行筛查、健康促进与康复分流安置的目标。

儿童孤独症 CARS-ICF 综合检查简单易行，是筛查与评估孤独症倾向儿童的理想工具，同时也是检查孤独症倾向儿童的言语嗓音、儿童语言、儿童认知问题的主要工具。

（二）儿童孤独症 CARS-ICF 综合检查的实验操作步骤

1. 实验目的

（1）熟练掌握儿童孤独症 CARS-ICF 综合检查的内容。

（2）明确使用实验仪器进行儿童孤独症 CARS-ICF 综合检查的操作步骤。

（3）根据患者信息，通过实验仪器模拟进行儿童孤独症 CARS-ICF 综合检查。

2. 实验设备

言语障碍测量仪软件或言语语言综合训练仪软件、ICF 儿童综合检查电子卡片（儿童语言、儿童认知）、康复云 ICF 综合康复支持平台。

3. 实验流程

（1）填写患者基本信息。

根据《儿童孤独症 CARS-ICF 综合检查表》（见《儿童孤独症 CARS-ICF 综合检查表》PDF 资源）的填表要求，完善患者基本信息，完整填写此表。其中，"*"为必须填写项，主要包括姓名、评估日期、出生日期、编号等，未能填写项保持空白；言语、语言、认知状况、口部触觉感知与运动状况等信息填写需简明扼要，切勿冗杂；言语信息应从嗓音方面阐述，语言和认知状况描述时要简单注明患者日常口语发展情况，此描述关系到患者选择指认或命名的评估和训练的形式；ICF 功能评估表中"□"的标记以☒标记为准，其余表格中"□"的标记以☑标记为准。

（2）儿童孤独症评定量表（CARS-2）主观检查。

患者基本信息填写完成后，登陆康复云平台，进入康复云 ICF 综合康复支持平台，选择云康复综合检查，进入儿童综合检查，进行儿童孤独症评定，对患者进行儿童孤独症评定量表（CARS-2）主观检查评估。主要评估内容包括人际关系、模仿（词和动作）、情感反应、躯体运用能力、与非生命物体的关系、对环境变化的适应、视觉反应、听觉反应、近处感觉反应、焦虑反应、语言交流、非语言交流、活动很大、智力功能和总的印象，共 15 项（表 9-2-3）。儿童孤独症评定量表（CARS-2）中每个题目中有 1—4 等级，1 分表示"与年龄相当"，2 分表示"轻度异常"，3 分表示"中度异常"，4 分表示"严重异常"；用儿童孤独症评定量表（CARS-2）评估时，医生或评估人员依据儿童的表现勾选相应的得分，如果儿童的表现介于两个等级之间，也可以用 1.5 分、2.5 分、3.5 分表示，并在得分一栏填写每道题目的最终得分，描述结果展示了对孤独症倾向儿童的障碍类型和程度的整体印象，旨在帮助康复师估计患者在特定领域的表现。

用儿童孤独症评定量表（CARS-2）进行评测时，康复师按照 CARS-2 量表的内容，依据患者的表现、检查方法与评分要求选择相应的等级，结果会先汇总在儿童孤独症评定量表（CARS-2）主观检查表中，之后再与客观测量的结果一起汇总在儿童孤独症 CARS-ICF 综合检查汇总表中。完成整个评估流程只需 15—30 分钟。

儿童孤独症评定量表（CARS-2）主观检查评估完成后，点击"提交"按钮，获得"儿童孤独症评定量表（CARS-2）主观检查表"，见表 9-2-4。

表 9-2-3 儿童孤独症评定量表（CARS-2）主观检查的实验内容

云康复 > 综合检查 > 儿童孤独症评定

功能 儿童孤独症评定

> 评定人员使用儿童孤独症量表（CARS-2）评定时，根据儿童的行为表现勾选相应的评分等级，最后将结果汇总在 ICF言语语言综合检查汇总表中。具体内容参照评定说明。

1、人际关系
■ 评级
- □ 1 与年龄相符的害羞、自卫及表示不同意
- □ 1.5 介于1与2之间
- □ 2 缺乏一些眼光接触，不愿意，回避，过分害羞，对检查者反应有轻度缺陷
- □ 2.5 介于2与3之间
- □ 3 回避人，要使劲打扰他才能得到反应
- □ 3.5 介于3与4之间
- □ 4 强烈地回避，儿童对检查者很少反应，只有检查者强烈地干扰，才能产生反应

2、模仿(词和动作)
■ 评级
- □ 1 与年龄相符的模仿
- □ 1.5 介于1与2之间
- □ 2 大部分时间都模仿，有时激动，有时延缓
- □ 2.5 介于2与3之间
- □ 3 在检查者极大的要求下有时模仿
- □ 3.5 介于3与4之间
- □ 4 很少用语言或运动模仿他人

表 9-2-4 儿童孤独症评定量表（CARS-2）主观检查结果

儿童孤独症评定量表（CARS-2）主观检查　　　　🖨 打印

基本信息

姓　名： 肖某某　　　性　别： 男　　　年　龄： 7岁1月

提交日期： 2020-02-09

题目	人际关系	模仿-词和动作	情感反应	躯体运用能力	与非生命物体的关系	对环境变化的适应	视觉反应	听觉反应	近处感觉反应	焦虑反应	语言交流	非语言交流	活动水平	智力功能	总的印象
等级	4	4	4	4	4	4	4	4	4	4	4	4	4	4	4
	3.5	3.5	3.5	3.5	3.5	3.5	3.5	3.5	3.5	3.5	3.5	3.5	3.5	3.5	3.5
	3	3	3	3	3	3	3	3	3	3	3	3	3	3	3
	2.5	2.5	2.5	2.5	2.5	2.5	2.5	2.5	2.5	2.5	2.5	2.5	2.5	2.5	2.5
	2	2	2	2	2	2	2	2	2	2	2	2	2	2	2
	1.5	1.5	1.5	1.5	1.5	1.5	1.5	1.5	1.5	1.5	1.5	1.5	1.5	1.5	1.5
	1	1	1	1	1	1	1	1	1	1	1	1	1	1	1
总分	43.5 重度孤独症														

（3）ICF 言语语言认知功能客观检查。

在儿童孤独症评定量表（CARS-2）主观检查完成后，需要借助言语障碍测量仪软件或言语语言综合训练仪软件、ICF 儿童综合检查电子卡片（儿童语言、儿童认知）、康复云 ICF 综合康复支持平台，对患者进行 ICF 言语语言认知功能客观检查，主要内容包括儿童言语嗓音功能评估、儿童语言能力评估、儿童认知功能评估 3 大板块。

儿童言语嗓音功能评估：评估内容及方法同"ICF 儿童综合检查"中的"言语嗓音功能精准评估"。

儿童语言能力评估：评估内容及方法同"ICF 儿童综合检查"中的"儿童语言能力精准评估"。

儿童认知功能评估：评估内容及方法同"ICF 儿童综合检查"中的"儿童认知功能精准评估"。

完成儿童言语嗓音功能评估、儿童语言能力评估、儿童认知功能评估的客观检查后，需要将各评估项的评估得分填入客观检查表中，直观记录各项评估总得分。

（4）ICF 言语语言认知功能客观检查功能损伤程度等级评定。

1）完成 ICF 言语语言认知功能客观检查的各项评估后，将各项得分分别填入客观检查表中，获得各项客观检查总得分。

2）依托言语康复 ICF 核心分类组合，进入康复云 ICF 转换平台，将儿童言语嗓音功能评估、儿童语言能力评估、儿童认知功能评估的各项客观检查评估得分按要求输入康复云 ICF 言语语言能力客观检查转换平台中，点击"换算"按钮，进行各项的 ICF 功能损伤程度等级转换，获得功能损伤程度等级、问题描述与进一步问题描述的结果，同时可以获得后续的治疗计划。

（5）儿童孤独症 CARS-ICF 综合检查报告。

1）完成 ICF 言语语言认知功能客观检查功能损伤程度等级评定后，获得各项的 ICF 功能损伤程度等级水平，点击"提交"按钮，系统将儿童孤独症评定量表（CARS-2）主观检查结果与 ICF 言语语言认知功能客观检查结果相结合，获得儿童孤独症 CARS-ICF 综合检查报告（见《儿童孤独症 CARS-ICF 综合检查表》PDF 资源）（表 9-2-5），最终得到儿童孤独症 CARS-ICF 综合检查结果，提供儿童孤独症评定量表（CARS-2）主观检查结果与 ICF 言语语言认知功能客观检查结果各项指标的问题描述、进一步问题描述和治疗计划。

PDF 资源

儿童孤独症
CARS-ICF
综合检查表

2）"儿童孤独症评定量表（CARS-2）"有"1"（与年龄相当）到"4"（重度异常）4 个"最符合"的描述等级，这些描述不可能完全符合患者的表现。如果儿童的表现介于两个等级之间，也可以用 1.5 分、2.5 分、3.5 分表示。因此，评分可以有 7 个等级。描述结果展示了关于孤独症倾向儿童的障碍类型和程度的整体印象，旨在帮助康复师估计患者在特定领域的表现。若部分功能存在功能损伤，则建议进行进一步专项评估，具体要求如下：当 CARS-2 量表第 1 道题"人际关系"的得分不等于 1 时，建议采用《ICF 儿童社交参与精准评估表（标准版）》进行进一步的精准评估、ICF 评估；当 CARS-2 量表第 3 道题"情感反应"的得分不等于 1 时，建议采用《ICF 儿童情绪功能精准评估

表 9-2-5　儿童孤独症 CARS-ICF 综合检查报告

题目	人际关系	模仿-词和动作	情感反应	躯体运动能力	与非生命物体的关系	对环境变化的适应	视觉反应	听觉反应	近处感觉反应	焦虑反应	语言交流	ICF儿童语言 词语理解	双音节词时长	双音节词基频	ICF言语嗓音 最长声时	最大数数能力	言语基频	非语言交流	活动水平	智力能力	ICF认知 颜色	图形	数字	时间	空间	物体的量	总体印象
等级 4												4	4	4	4	4	4				4	4	4	4	4	4	
3												3	3	3	3	3	3				3	3	3	3	3	3	
2	2	2	2	2		2	2	2	2			2	2	2	2	2	2	2			2	2	2	2	2	2	
1	1	1	1	1		1			1	1	1	1	1	1	1	1		1		1	1	1	1	1		1	
0											0	0	0	0	0	0	0			0	0	0	0	0	0	0	0
需要专项评估	☑是 □否		☑是 □否			☑是 □否						主客观评估分析确定 ☑是 □否				☑是 □否		☑是 □否			主客观评估分析确定 ☑是 □否						
CARS结果	总分：24.5	☑15-29.5；15-27.5（年龄13+）：非孤独症										□30-36.5；28-34.5（年龄13+）：轻-中度孤独症									□37-60；35-60（年龄13+）：重度孤独症						

表（标准版）》进行进一步的精准评估、ICF 评估；当 CARS-2 量表第 7、8、9 中有一道题的得分不等于 1 时，建议采用《ICF 儿童知觉功能精准评估表（标准版）》进行进一步的精准评估、ICF 评估；当 CARS-2 量表第 11 道题"语言交流"得分不等于 1 时，ICF 早期语言的任何一项不等于 0 时，建议采用《ICF 儿童语言能力精准评估表（标准版）》进行进一步的精准评估、ICF 评估；当 ICF 言语嗓音功能中的任何一项得分不等于 0 时，建议采用《ICF 儿童言语嗓音功能评估表（标准版）》进行进一步的精准评估、ICF 评估；当 CARS-2 量表中第 14 道题"智力功能"得分不等于 1 时，ICF 认知功能中的任何一项不等于 0 时，建议采用《ICF 儿童认知功能精准评估表（标准版）》进行进一步的精准评估、ICF 评估。通过进行进一步专项评估，最终实现对孤独症倾向儿童康复分流与安置的目标。

4. 实验练习

（1）请简述儿童孤独症 CARS-ICF 综合检查的评估实验内容及操作步骤。

（2）案例模拟：假定一名儿童，姜某某，男，5 岁，发育迟缓，请借助实验仪器对其模拟进行儿童孤独症 CARS-ICF 综合检查，并对评估结果进行分析。

三、ICF 成人综合检查

（一）ICF 成人综合检查的实验内容

ICF 成人综合检查是我国言语嗓音、语言认知康复体系与质量控制的核心部分，最终目标是基于 ICF 框架构建中国言语嗓音、语言认知康复体系。ICF 成人综合检查的服务对象为伴有言语语言障碍的成人，常见于嗓音障碍、神经性言语障碍、运动性言语障碍、构音障碍、言语韵律障碍、吞咽障碍、认知障碍、失语症、口吃等，不同障碍类型在康复时的侧重点有所不同。

　　ICF 成人综合检查的主要评估内容包括 Frenchay 神经性言语障碍主观检查（Chinese Frenchay Dysarthria Assessment，CFDA-2，华东师范大学黄昭鸣改良版）、ICF 言语语言能力客观检查和 ICF 言语语言综合检查汇总表 3 大板块内容。其中 Frenchay 神经性言语障碍主观检查评估内容主要包括反射、呼吸发声、喉的运动、软腭运动等言语嗓音和吞咽部分，还涵盖口部运动（唇舌）、言语可懂度等构音语音部分内容。ICF 言语语言能力客观检查评估内容主要包括言语嗓音、构音语音和成人语言等部分，其中言语嗓音功能客观检查内容主要包括呼吸功能测量、发声功能测量和喉的运动测量；构音语音功能客观检查内容主要包括语速与语调的测量；成人语言能力检查内容主要包括听觉理解能力、词语命名能力、词语复述能力和言语语言综合能力客观检查等内容。ICF 言语语言综合检查汇总表依托言语康复 ICF 核心分类组合与 ICF 转换平台，从主观检查与客观测量两方面对成人的言语嗓音、吞咽、构音语音、语言等功能进行综合评估与检查，实现对成人言语语言的精准评估与 ICF 功能评估的标准化，达到对成人进行嗓音言语、语言认知综合检查的目标。

　　根据适用人群的不同，评估内容又分为《ICF 成人言语语言综合检查 - 脑损伤 A 版》（适用于中风、脑外伤、脑肿瘤、脑炎等脑组织病变导致的言语语言功能损伤，包括 Frenchay 主观检查、言语嗓音功能客观测量、构音语音功能客观测量、语言功能客观测量）、《神经性言语障碍 Frenchay-ICF 综合检查 - 脑外伤 B 版》（适用于上、下运动神经元损伤导致的言语功能损伤，包括 Frenchay 主观检查、言语嗓音功能客观测量、构音语音功能客观测量）、《ICF 嗓音综合检查 - 嗓音疾病 C 版》[适用于失语症、DYS 等导致的神经源性，以及功能性、器质性、神经性等发声功能损伤，包括言语嗓音功能客观测量，具体为呼吸、发声、喉的运动功能（声学、电声门图）3 个部分]。

　　其中 ICF 成人言语语言综合检查涵盖内容最全，通过对其实验操作步骤的介绍，可让读者掌握 ICF 成人综合检查的方法。

（二）ICF 成人言语语言综合检查的实验操作步骤

1. 实验目的

（1）熟练掌握 ICF 成人言语语言综合检查的内容。

（2）明确使用实验仪器进行 ICF 成人言语语言综合检查的操作步骤。

（3）根据患者信息，通过实验仪器模拟进行 ICF 成人言语语言综合检查。

2. 实验设备

言语障碍测量仪软件或言语语言综合训练仪软件、嗓音功能测量仪软件、Frenchay 神经性言语障碍 ICF 综合检查电子卡片、康复云 ICF 综合康复支持平台。

3. 实验流程

（1）填写患者基本信息。

根据《ICF 成人言语语言综合检查表》（见《ICF 成人言语语言综合检查表》PDF 资源）的填表要求，完善患者基本信息，完整填写此表。其中，"*"为必须填写项，主要包括姓名、评估日期、出生日期、编号等，未能填写项保持空白；言语、语言、认知状况、口部触觉感知与运动状况等信息填写需简明扼要，切勿冗杂；言语信息应从嗓音和构音两个方面阐述，语言和认知状况描述时要简单注明患者日常口语发展情况，此描述关系到患者选择指认或命名的评估和训练的形式；ICF 功能评估表中"□"的标记以⊠标记为准，其余表格中"□"的标记以☑标记为准。

（2）Frenchay 神经性言语障碍主观检查。

患者基本信息填写完成后，登陆康复云平台，进入康复云 ICF 综合康复支持平台，选择云康复综合检查，进入成人综合检查，进行 Frenchay 评定，对患者进行 Frenchay 神经性言语障碍主观检查（A 版）评估，主要评估内容包括反射、呼吸发声、喉的运动、软腭运动等言语嗓音和吞咽部分，另外还有口部运动（唇舌）、言语可懂度等构音语音部分内容（表 9-2-6）。其中，反射的具体评估项目为咳嗽、吞咽和流涎，呼吸发声的具体评估项目为静止状态和言语时，喉的运动的具体评估项目为发声时间和音质、音调（音高）、响度（音量）、言语时，软腭运动的具体评估项目为返流、抬高、言语时，唇的运动的具体评估项目为静止状态、唇角外展、闭唇鼓腮、交替动作、言语时，舌的运动的具体评估项目为静止状态、伸出、抬高、两侧运动、交替动作、言语时，言语可懂度的具体评估项目为音位（读词）、音位对（读句）、韵律（朗读）、言语可懂度（会话）。Frenchay 神经性言语障碍主观检查评估得分共包括从"a"（功能正常）到"e"（无功能）5 个"最符合"的描述等级，如果患者对某个条目的反应介于两种描述之间，则可以使用中间行（半分）。描述结果展示了关于障碍的类型和程度的整体印象，旨在帮助康复师估计患者在特定领域的表现。

PDF 资源

ICF 成人言语语言综合检查表

视频资源

ICF 成人言语语言综合检查 – 脑损伤 A 版

视频资源

神经性言语障碍 Frenchay–ICF 综合检查 – 脑外伤 B 版

视频资源

ICF 嗓音综合检查 – 嗓音疾病 C 版

表 9-2-6   Frenchay 神经性言语障碍主观检查（A版）实验内容

📋 云康复 > 综合检查 > 成人综合检查

☑ 功能   **Frenchay评定**

用Frenchay神经性言语障碍主观检查（CFDA-2）进行评测时，康复师按照CFDA-2的内容，依据患者的表现选择相应的等级，结果会先汇总在ICF言语语言综合检查汇总表（主观评估）中，之后会和客观测量的结果一起汇总在ICF言语语言综合检查汇总表中。一般建议在上午评测，完成整个评估流程只需15分钟～30分钟。

一、反射
1、咳嗽

■ 检查方法

提出问题：“当你吃饭或喝水时，你咳嗽或呛咳吗？”，“你清嗓子有困难吗？”。

■ 评级

☐ **a级** 没有困难。

☐ **a-b级** 介于a级与b级之间。

☐ **b级** 偶有困难，咳、呛或有时食物进入气管，患者主诉进食必须小心。

☐ **b-c级** 介于b级与c级之间。

☐ **c级** 患者必须特别小心，每日咳呛1-2次，清痰可能有困难。

☐ **c-d级** 介于c级与d级之间。

☐ **d级** 吃饭或喝水时经常被呛，或有吸入食物的危险。在进餐时间外呛咳，例如，咽唾液时咳呛。

☐ **d-e级** 介于d级与e级之间。

☐ **e级** 没有咳嗽反射，用鼻饲管进食或在吃饭、喝水、咽唾液时连续咳嗽。

1 / 27

◀ 上一题   下一题 ▶

一、反射   二、呼吸发声   三、喉的运动   四、软腭运动   五、唇的运动   六、舌的运动   七、可懂度   提交

用 Frenchay 神经性言语障碍主观检查（A版）(CFDA-2)进行评测时，康复师按照CFDA-2 的内容，依据患者的表现、检查方法与评分要求选择相应的等级，结果会先汇总在 ICF 言语语言综合检查汇总表（主观评估）中，之后再与客观测量的结果一起汇总在 ICF 言语语言综合检查汇总表中。完成整个评估流程只需 15—30 分钟。

Frenchay 神经性言语障碍主观检查（A版)(CFDA-2)评估完成后，点击“提交”按钮，获得“ICF 言语语言综合检查（A版）汇总表（主观评估)”（表 9-2-7）。

表 9-2-7　ICF 言语语言综合检查（A 版）汇总表（主观评估）

ICF言语语言综合检查汇总表（主观评估）　　🖨 打印

基本信息

姓　　名：	王建国	性　　别：	男	年　　龄：	48岁7月
提交日期：	2020-02-09	障碍类型：	神经性言语障碍	障碍程度：	轻度

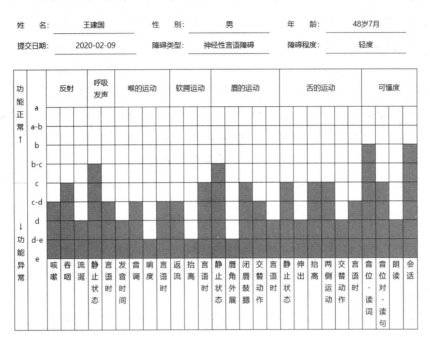

（3）ICF 言语语言能力客观检查。

在 Frenchay 神经性言语障碍主观检查完成后，需要借助言语障碍测量仪软件或言语语言综合训练仪软件、嗓音功能测量仪软件、ICF 综合检查电子卡片（成人语言）、康复云 ICF 综合康复支持平台，对患者进行 ICF 言语语言能力客观检查，主要内容包括言语嗓音功能评估、构音语音功能评估和成人语言能力评估（失语症）3 大板块。

言语嗓音功能客观检查：主要评估内容包括呼吸功能测量、发声功能测量和喉的运动功能测量 3 个部分。其中，呼吸功能测量项目为最长声时 MPT 和最大数数能力 cMCA 两项，测量工具采用言语障碍测量仪软件或秒表，最长声时 MPT 的测试方法为要求患者深吸气后，尽可能长地发 /ɑ/ 音，测两次并记录，取较大数值；最大数数能力 cMCA 的测试方法为要求患者深吸气后，持续说"1"或"5"的最长时间，测两次并记录，取较大数值。发声功能测量项目主要为言语基频 F_0，测量工具采用言语障碍测量仪软件或言语语言综合训练仪软件等，言语基频 F_0 的测试方法为要求患者自然朗读"你孙子过生日要买什么？""我想买玩具。""快来超市吧，这些玩具打折呢！"3 段语料。喉的运动功能测量项目主要为声学测量和电声门图测量两部分，测量工具采用嗓音功能测量仪软件等，其中声学测量项目中主要包括基频微扰 Jitter、幅度微扰 Shimmer 和声门噪声 NNE 3 个指标，电声门图测量项目中主要包括声带接触率 CQ 和声带接触率微扰 CQP 两个指标，测试方法为要求患者尽可能响地发 /æ/ 音，类似英文发音。

　　构音语音功能客观检查：主要评估内容包括言语基频标准差 F_0SD 和连续语音能力言语速率两个重要评估指标，言语基频标准差 F_0SD 和连续语音能力言语速率的测试结果，可在言语嗓音功能客观检查发声功能测量项目中进行言语基频 F_0 的测量时同步获得，即语速、语调。

　　成人语言能力客观检查：主要评估内容包括听觉理解能力、词语命名能力、词语复述能力和言语语言综合能力客观检查四部分，测量工具采用言语障碍测量仪软件、言语语言综合训练仪软件和 ICF 综合检查电子卡片成人语言部分。其中，听觉理解能力的评估内容分别为听回答、听选择和执行口头指令三部分；词语命名能力的评估内容分别为视觉刺激和听觉刺激两部分；词语复述能力的评估内容为要求患者复述常见单字词、双字词、三字词和四字词；言语语言综合能力客观检查评估内容为要求患者分别跟读复述双音节目标词语"熊猫"和"跳舞"，最终获得双音节词的平均时长与平均基频。注意双音节词时长与基频测试时，对患者的言语清晰度不做要求。

　　完成对患者的言语嗓音功能评估、构音语音功能评估和成人语言能力评估（失语症）的客观检查后，需要将各评估项的评估得分填入客观检查表中，直观记录各项评估总得分。

　　（4）ICF 言语语言能力客观检查功能损伤程度等级评定。

　　1）完成 ICF 言语语言能力客观检查的各项评估后，将各项得分分别填入客观检查表中，获得各项客观检查总得分。

　　2）依托言语康复 ICF 核心分类组合，进入康复云 ICF 转换平台，将言语嗓音功能评估、构音语音功能评估和成人语言能力评估（失语症）的各项客观检查评估得分按要求输入康复云 ICF 言语语言能力客观检查转换平台中，点击"换算"按钮，进行各项的 ICF 功能损伤程度等级转换，获得功能损伤程度等级、问题描述与进一步问题描述的结果，同时获得后续的治疗计划。

　　（5）ICF 言语语言综合检查汇总。

　　1）完成 ICF 言语语言能力客观检查功能损伤程度等级评定后，获得各项的 ICF 功能损伤程度等级水平，点击"提交"按钮，系统将 Frenchay 神经性言语障碍主观检查结果与 ICF 言语语言能力客观检查结果相结合，获得 ICF 成人言语语言综合检查报告（见《ICF 成人言语语言综合检查表》PDF 资源）（表 9-2-8），最终得到 ICF 成人综合检查结果，提供 Frenchay 神经性言语障碍主观检查和 ICF 言语语言能力客观检查各项指标的问题描述、进一步问题描述和治疗计划。

PDF 资源

ICF 成人言语
语言综合检查表

表 9-2-8　ICF 言语语言综合检查报告

	反射			呼吸发声			喉的运动										语言功能 理解	表达				软腭运动			唇的运动					舌的运动						可懂度						
正常 a					0	0	0		0	0	0	0	0	0	0	0	0	0	0	0	0															0	0				
b					1	1	1		1	1	1	1	1	1	1	1	1	1	1	1	1															1	1				
c					2	2	2		2	2	2	2	2	2	2	2	2	2	2	2	2															2	2				
d					3	3	3		3	3	3	3	3	3	3	3	3	3	3	3	3															3	3				
功能异常 e					4	4	4		4	4	4	4	4	4	4	4	4	4	4	4	4															4	4				
	咳嗽	吞咽	流涎	静止状态	言语时	最大数数能力	发音时间	最长声时	言语音调	言语基频	言语响度	声带接触率	接触率微扰	基频微扰	声门噪声	幅度微扰	听觉理解	词语命名	词语复述	双音节词时长	双音节词基频	返流	言语时	抬高	静止状态	唇角外展	闭唇鼓腮	交替动作	言语时	静止状态	伸出	抬高	两侧运动	交替动作	言语时	音位对-读词	音位-读句	朗读	言语速率	言语基频标准差	会话
	吞咽治疗	ICF言语嗓音功能评估（根据主客观评估进行分析）															ICF失语症功能评估					鼻音功能评估			ICF构音功能评估											ICF韵律功能评估					言语可懂度评估
需要专项评估	☑是 □否																☑是（ICF≠0）□否（不需要语言治疗）					□是 □否			☑是 □否											☑是 □否					☑是 □否

（右侧刻度标注）a-b　b-c　c-d　d-e

2）汇总表有从"a"（功能正常）到"e"（无功能）5 个"最符合"的描述等级，这些描述不可能完全符合患者的表现，准确来说，描述结果展示了关于障碍的类型和程度的整体印象，旨在帮助康复师估计患者在特定领域的表现。若部分功能存在功能损伤，则建议进行进一步专项评估：当 Frenchay 中可懂度（音位、音位对）项目检查不是 a 时，应采用构音功能评估量表（华东师范大学黄昭鸣构音 52 词表）进行精准评估、ICF 评估；当 Frenchay 中可懂度（韵律）项目检查不是 a 时，应采用言语韵律功能评估量表（华东师范大学尹敏敏量表）进行精准评估；当 Frenchay 中可懂度（言语可懂度）项目检查不是 a 时，应采用言语可懂度评估量表（华东师范大学张梓琴量表）进行精准评估，最终实现康复分流与安置。

4. 实验练习

（1）请简述 ICF 言语语言综合检查的评估实验内容及操作步骤。

（2）案例模拟：假定一名患者，刘某某，男，60 岁，脑损伤，请借助实验仪器对其模拟进行 ICF 言语语言综合检查，并对评估结果进行分析。

ICF 综合康复训练实验

ICF 综合康复训练的实验包括孤独症儿童前语言期发声诱导 ICF-ESL 疗法、发育迟缓儿童核心词语发声诱导疗法、构音障碍儿童语音韵律疗法、神经性言语障碍者言语嗓音 ICF-RFT 疗法、神经性言语障碍者构音 ICF-PCT 疗法、神经性言语障碍者结构化语音 S-DDK 疗法和失语症患者复述功能障碍言语语言综合 ICF-SLI 疗法，本节将对 ICF 综合康复训练的实验内容、实验目的、实验设备、实验流程及实验练习分别进行介绍。

一、孤独症儿童前语言期发声诱导 ICF-ESL 疗法

（一）孤独症儿童前语言期发声诱导 ICF–ESL 疗法的实验内容

前语言期是婴儿从出生到产生第一个真正有意义的词的时期，即使用语言进行沟通前的阶段，一般是 12～18 个月之前的阶段。前语言沟通指前语言期儿童的沟通能力，主要是指儿童能够协调对人和环境的注意，恰当回应外界刺激，并利用眼神、表情、手势、动作等非口语形式发起和维持沟通的能力。前语言期的儿童尚不具备口语沟通能力，但前语言沟通技能是儿童发展口语的必要技能。一般而言，前语言沟通技能由要求技能、模仿技能、轮流技能和共同注意等 4 个方面组成，前语言沟通技能训练可使儿童初步建立社交沟通模式，为儿童进一步发展语言能力奠定基础。而孤独症儿童前语言期发声诱导 ICF-ESL 疗法就是根据普通儿童前语言期的发展特点和沟通技能训练方法，为处于前语言期的孤独症儿童提供一种诱导发声意识的方法。

孤独症儿童前语言期发声诱导 ICF-ESL 疗法（简称：孤独症 ESL 疗法）是基于 ICF 的言语康复理念，以儿童早期情绪言语语言综合康复疗法（Early Emotion-Speech-Language Integrated Therapy in Child Language）为核心的儿童语言治疗，ESL 提倡在口语表达训练过程中，结合情绪诱导、言语时长和基频控制等进行儿童前语言期发声诱导训练，帮助儿童实现从无言语到有言语转变的言语沟通核心干预技术。孤独症 ESL 疗法包括前语言

沟通行为训练和发声诱导训练两大核心部分，前语言沟通行为训练主要是对儿童产生言语沟通之前的核心沟通技能进行塑造与强化，主要训练步骤包括视听统合训练和要求技能训练，而发声诱导训练是通过视听实时反馈训练技术进行诱导发声，并通过停顿起音、音调和响度变化、清浊音变化训练，促进简单发声向复杂发声分化，通过交互仿说训练，最终形成功能性的语音，主要训练步骤包括发声诱导训练和交互仿说训练（图9-3-1）。

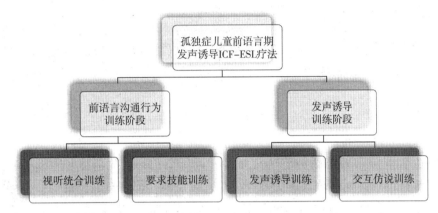

图 9-3-1　孤独症儿童前语言期发声诱导 ICF-ESL 疗法思维导图

孤独症 ESL 疗法具有以下 4 个特点，分别体现在适用对象、治疗目标、技术导向和设备支持等方面。

适用对象：主要是具有发声动机的言语发育迟缓的孤独症儿童，该类儿童虽然处于非语言沟通阶段，但是具有发声动机，主要表现在不同时期内可能具备初步的感知声音和发声意识（如口型）能力，在沟通时可能具有初步的共同关注、有意识聆听、模仿等能力。

治疗目标：主要是使孤独症儿童实现从前语言沟通到有言语发声的转变，所谓无言语沟通主要指无言语声进行沟通，但患者可能具有初步的感知声音和发声意识（如口型）能力，在沟通时可能具有初步的沟通动机、共同注意等能力，而有言语发声主要表现为第一批有意义的言语声或词语，如喵喵、汪汪或妈妈、爸爸等内容。

技术导向：指采用专业的沟通行为训练与发声诱导技术进行言语发声诱导训练，在沟通行为训练中，主要采用可视音乐、视听选择、绘写治疗和划词连句等常见的干预方法技术；在发声诱导技术中，主要采用言语发声训练中的声音感知、停顿起音、音调和响度变化、清浊音变化等常见的感知—模仿策略。

设备支持：指借助现代化的康复医疗设备进行联动训练，主要采用视听实时反馈等现代化声控动态游戏技术与辅助沟通设备中的高科技产品，并使二者相互配合，如将"言语矫治仪—发声诱导"与"康复学习机—言语沟通 AAC"组合进行联动训练。

（二）孤独症儿童前语言期发声诱导 ICF-ESL 疗法的实验操作步骤

1. 实验目的

（1）熟练掌握孤独症 ESL 疗法的内容。
（2）熟练掌握孤独症 ESL 疗法训练模块的操作。
（3）根据训练对象信息，为其选择孤独症 ESL 疗法训练内容，并进行模拟操作。

2. 实验设备

言语矫治仪软件、康复学习机辅助沟通训练软件 AAC、可视音乐软件、自闭与多动障碍干预仪软件—动感视频。

3. 实验流程

（1）视听统合训练。

视听统合训练内容包括动感视频与可视音乐干预、绘写治疗和言语—视听选择训练。视听统合训练的核心是儿童发展共同注意能力的前备技能，这也是儿童进行语言沟通的必要条件；关键是借助动感视频、可视音乐干预仪软件和康复学习机辅助沟通训练软件，激发儿童和康复师的共同注意，强化视听统合与有意识聆听能力。视听统合训练的目标是通过多通道刺激来激发儿童的视听感官，提升儿童与康复师的共同注意，让儿童形成有意识聆听，学习辨认言语声，最终将语音和沟通符号进行选择。

视频资源

孤独症儿童前语言期发声诱导 ICF-ESL 疗法

视听统合训练的实验操作步骤主要有三步：第一步借助动感视频与可视音乐干预进行情绪诱导、情绪调节干预，第二步借助绘写治疗进行共同注意，第三步借助言语—视听选择训练进行语音和符号选择训练。

1）动感视频与可视音乐干预。

情绪种类一般可分为愉快和不愉快，兴奋和沉静，紧张和松弛。

动感视频通过包含三维运动和空间频率变化的视频内容给人带来一定的视觉影响，同时结合不同情绪性质的音乐给人带来听觉影响，诱发个体一定的生理反应（心跳、血压、脑电波变化等），从而导向不同的情绪状态（图 9-3-2）。

动感视频情绪诱导干预需确定儿童目前的情绪状态以及目标情绪状态，明确儿童偏好的主题风格，选取干预处方并进行干预训练（图 9-3-3）。其中，内倾型处方选取原则是负性—中性—正性—中性音乐，而外倾型处方选取原则是正性—中性—负性—中性音乐。例如，若儿童的情绪表现为冲动、暴躁，呈现外倾性倾向，可采用外倾性方案，选择动感视频带有正向情绪色彩，以同质性原则唤醒儿童的注意力，进行情绪诱导。

可视音乐干预通过脑电波诱导技术，即物理学"频率跟随反应"，将听觉脉冲诱导和视觉脉冲诱导，通过数字信号处理导入大脑。听觉脉冲诱导是镶嵌了期望脑电波的听觉刺激（左右声道音乐形成的频率），视觉脉冲诱导是镶嵌了期望脑电波的视觉刺激

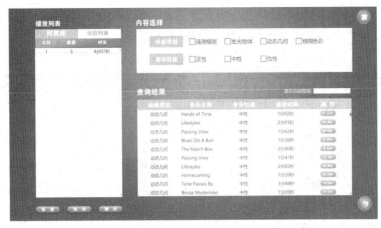

图 9-3-2　动感视频选曲界面

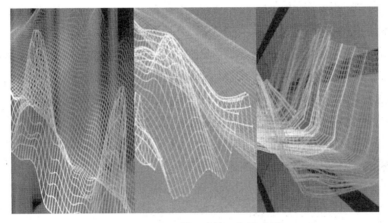

图 9-3-3　正性—中性—负性音乐

（立体深度变化形成的频率），通过多重刺激诱导大脑进入意识状态，跟随频率反应，进行情绪诱导。

用可视音乐干预进行情绪诱导，主要训练内容包括：中性音乐（易诱发 θ 波段的脑电活动，视频特效参数为三基色绿）、负性音乐（易诱发 δ 波段的脑电活动，视频特效参数为速写）和中性音乐（易诱发 θ 波段的脑电活动，视频特效参数为底片）。例如，若孤独症儿童属于外倾型情绪障碍，可用可视音乐（动漫篇）进行干预，第一步采用中性音乐稳定情绪，第二步采用负性音乐进行情绪调节，第三步采用中性音乐回归平静。

2）绘写治疗。

绘写治疗主要借助康复学习机辅助沟通训练软件 AAC，康复师示范点击（触觉刺激）康复学习机辅助沟通训练软件 AAC 上的图片，向儿童示范变换色彩的视觉图像动画（图 9-3-4）。通过多通道语言刺激建立听觉语音和动态图片语义的联系，激发儿童的视听注意，看绘本动画并聆听语音反馈，形成听觉语音反馈链，让绘本动画与儿童的点击行为进行刺激—反应配对，激发儿童与康复师的共同注意，增强沟通与互动。

3）言语—视听选择训练。

言语—视听选择训练中，康复师先说词语，再引导儿童点击康复学习机辅助沟通训练软件 AAC 上的对应图片，再次聆听示范语音图（图9-3-5）。完成上述过程后立即给予强化，形成初步的听觉信息和沟通符号的视听觉选择。

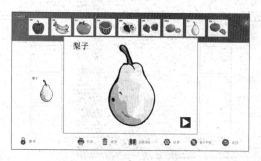

图9-3-4 绘写治疗

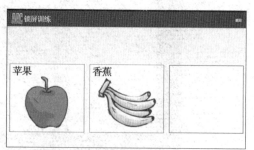

图9-3-5 言语—视听选择训练

（2）要求技能训练。

要求技能训练的内容包括辅助沟通提出要求和增加沟通自发性等训练。要求技能训练的核心是借助康复学习机辅助沟通训练软件，使用图片或象征符号换取需求物品或传递信息，形成功能性沟通行为。要求技能训练的目标是增加语言障碍儿童的功能性沟通行为和社会交往兴趣，继续提升儿童与康复师的共同注意，满足儿童需求，降低问题行为出现率，最终能够接受各类情感反应及做出非言语沟通。

要求技能训练的实验操作步骤主要有两个阶段：第一阶段为辅助沟通提出要求，建立基本沟通模式；第二阶段为增加沟通自发性。

1）辅助沟通提出要求。

此阶段需要展示儿童喜欢的物品，引导儿童主动点击康复学习机辅助沟通训练软件上的图片进行语音要求，以换取喜欢的物品。点击后立即通过给予物品进行强化（图9-3-6）。

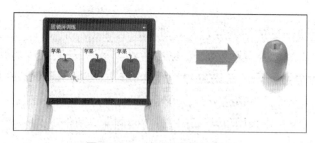

图9-3-6 辅助沟通提出要求

2）增加沟通自发性。

此阶段主要是增加儿童和康复学习机之间的距离，使儿童能自行走向康复学习机，点击康复学习机辅助沟通训练软件，走向康复师领取强化物（图9-3-7）。其中，增加自发性主要有三个步骤：首先，儿童靠近康复学习机，康复师和儿童距离要越来越远；其次，康复师和儿童靠近，康复学习机与儿童的距离逐渐变远；最后，康复学习机与康复师离儿童的距离都拉远。训练时需注意康复师应给予必要的辅助，但辅助应逐渐减少；环境应该自然化，并根据自然事件安排。

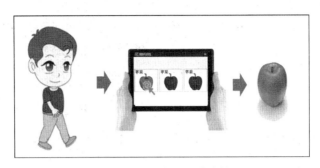

图 9-3-7 增加沟通自发性

（3）发声诱导训练。

发声诱导训练的内容包括通过模仿发音和激发自发语音，将儿童的模仿发音从简单变得复杂，提高无意义音的音节相似程度，为产生清晰的有意义的语音回应做准备。发声诱导训练的核心是借助康复学习机辅助沟通训练软件与言语矫治仪软件，进行视听语音刺激与视听联动训练，实现模仿发声精细分化并提高语音控制能力。发声诱导训练的目标是通过发声诱导核心技术，重点进行发声诱导训练，激发模仿发声意识，促进简单发声向复杂发声分化。

发声诱导训练的实验操作步骤主要有两个阶段：第一阶段为通过康复学习机辅助沟通训练软件进行视听语音刺激；第二阶段为通过将康复学习机辅助沟通训练软件与言语矫治仪软件相结合，进行视听联动训练。

1）视听语音刺激。

视听语音刺激技术是指充分诱导儿童进行模仿发声练习，在儿童能模仿发出听感上近似某个音位的发音后，采用康复学习机辅助沟通训练仪 AAC 进行该音位的系列音位语音诱导。例如，/m/ 音系列，将"马""猫""蜜蜂"从资源栏拖入下方视听反馈栏，通过相似音位的视听语音刺激，提升儿童的模仿发声精细程度，促进儿童从单一模仿发声分化出有差异性的类音节发音，从简单发声向复杂发声迁移。

2）视听联动训练。

视听联动训练技术主要是采用康复学习机辅助沟通训练软件进行视听语音刺激，结合言语矫治仪软件开展声音感知、音节时长、起音停顿、音调和响度变化等发声诱导训练，提高语音控制能力。其中，声音感知主要是感知声音的有无与跟随指令发声或停止，音节时长主要是感知声音的长短与诱导出长音或短音发声，音调变化主要是感知声音的高低与诱导出不同音调的模仿发声，响度变化主要是感知声音的大小与诱导出不同响度的发声。

（4）交互仿说训练。

交互仿说训练的内容主要为支架式语言情境仿说训练，进行语音回应或语言交流。交互仿说训练的核心是借助康复学习机辅助沟通训练软件，在不同的句式情景中，让儿童练习仿说核心目标音，激发语言表达的互动性，丰富和拓展语言内容，降低刻板语言（回声式语言）的出现频率。交互仿说训练的目标是增加孤独症儿童的功能性沟通行为，形成早期的话语轮替技能；在支架式的情境中，让儿童充分练习核心目标词，强化能够沟通的自然情境，巩固沟通与社交兴趣。

康复师通过支架式语音情境诱导儿童仿说核心词，如在词语、词组、句子的语音情境中，让儿童对目标词进行交互仿说，形成交互式的功能性语言。交互仿说训练的关键技术为听觉语音实时反馈技术与划词读句技术。下面以目标词"鱼"进行交互仿说训练为例（图9-3-8）。

康复师：这是什么？

儿童：鱼（儿童点击辅助沟通训练软件图片，进行听觉语音实时反馈提示，仿说）

康复师：吃什么？

儿童：鱼（儿童点击辅助沟通训练软件图片，进行听觉语音实时反馈提示，仿说）

康复师：猫吃什么？

儿童：鱼（儿童点击辅助沟通训练软件图片，进行听觉语音实时反馈提示，仿说）

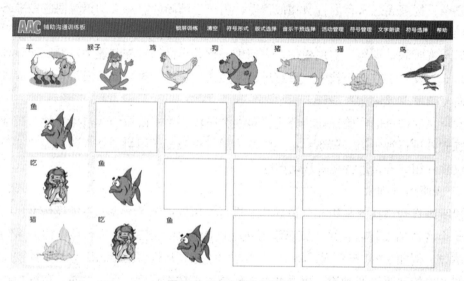

图 9-3-8   交互仿说训练

4. 实验练习

（1）简述孤独症 ESL 疗法的内容。

（2）案例模拟：假定一名孤独症患者，张某某，男，4 岁，为其选择孤独症 ESL 疗法训练内容，并进行操作训练。

二、发育迟缓儿童核心词语发声诱导疗法

（一）发育迟缓儿童核心词语发声诱导疗法的实验内容

语言是一种作为社会交际工具的符号系统，包括语音、词汇、语法和语用 4 个要素，具有物质属性。语音是口头语言的物质载体，是由人类发音器官发出的表达一定语言意义的声音，可分为音段和超音段两类，其中音段音位是由音素成分构成的音位，如声母和韵母；超音段音位是由语音的非音质特征构成的音位，如声调、语调、语速、时长、音调和响度等。词汇又称语汇，是指语言里所有的（或特定范围内的）词和短语的总和。词是通常所指的具有固定的语音形式和特定意义的能够独立运用的最小造句单位，包括实词与虚词两类。普通儿童语言发展遵循儿童早期语言发展规律，语言发展阶段分为语前期阶段（0—9 个月）、词阶段（9—18 个月）、词组阶段（18—24 个月）、句子阶段（2—5 岁）和短文阶段（5 岁以上）。对于语言发育迟缓的儿童而言，需要进行语言的精准评估，开展有效训练。其中，处于词阶段语言发育迟缓的儿童，可以使用核心词语发声诱导疗法对其进行核心词语的口语表达训练。

发育迟缓儿童核心词语发声诱导疗法指针对发育性语言障碍儿童，尤其在语音产生和词汇理解、表达方面存在障碍的患者（包含脑瘫、智力发育障碍、听力障碍、孤独症谱系障碍、注意力缺陷多动障碍），通过游戏化的视听反馈联动训练形式，将语义与语音相结合，促进儿童早期语言能力发展的核心干预技术。核心词语发声诱导疗法是以语音层面和词汇层面两方面的整体框架为基础的，在语音层面，通过模仿不同的语音，如时长、停顿、音调、响度等，最终为语言综合运用能力的发展服务，训练时主要表现在音节时长、停顿起音、音调变化和响度变化等方面；在词汇层面，扩充词汇数量，丰富词汇种类，提高对词汇的理解和表达能力，训练时主要表现在词语认识、词语探索、词语沟通和词语认知等方面（图 9-3-9）。

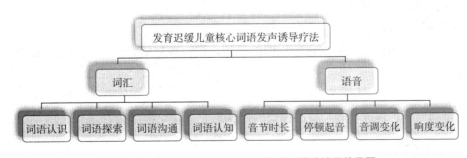

图 9-3-9 发育迟缓儿童核心词语发声诱导疗法思维导图

核心词语发声诱导疗法的训练核心要领包括听觉刺激、视觉反馈、自我反馈和拓展训练等 4 个方面。其中，听觉刺激指康复师引导患者触摸康复学习机实物图片进行放音听觉刺激，建立词汇的音义匹配，完成词语理解训练；视觉反馈指康复师引导患者复述

或自主表达核心词语，通过言语矫治仪 S2 中的感知游戏，产生视听实时动画反馈，促进患者语音感知能力的发展；自我反馈是指康复师引导患者听自己的复述或自主表达语音，建立语音自反馈能力；拓展训练指通过言语矫治仪软件中词语拓展板块进行语音控制能力强化练习，包括音节时长、停顿起音、音调变化和响度变化。

（二）发育迟缓儿童核心词语发声诱导疗法的实验操作步骤

1. 实验目的

（1）熟练掌握发育迟缓儿童核心词语发声诱导疗法的内容。

（2）熟练掌握发育迟缓儿童核心词语发声诱导疗法训练模块的操作。

（3）根据训练对象信息，为其选择发育迟缓儿童核心词语发声诱导疗法训练内容，并进行模拟操作。

2. 实验设备

言语矫治仪软件、康复学习机早期语言障碍评估与干预仪软件。

3. 实验流程

（1）触摸—聆听。

康复师引导患者触摸康复学习机早期语言障碍评估与干预仪软件认识核心词语，通过触摸—聆听建立音义匹配。

（2）聆听—跟读。

患者接受康复学习机早期语言障碍评估与干预仪软件的听觉刺激，进行聆听—跟读，强化词语理解与表达。

视频资源

发育迟缓儿童核心词语发声诱导疗法

（3）聆听—回答。

患者通过触摸聆听康复学习机早期语言障碍评估与干预仪软件的问题"这是什么"，巩固、强化核心词语训练。

（4）聆听—反馈。

患者通过言语矫治仪软件视听反馈的音频，进行自我语音反馈，强化患者的语音感知能力。

（5）自主表达。

康复师鼓励患者改变表达核心词语的语音形式，强化语言能力。

4. 实验练习

（1）简述发育迟缓儿童核心词语发声诱导疗法的内容。

（2）案例模拟：假定一名发育迟缓患者，张某某，女，5 岁，为其选择发育迟缓儿童核心词语发声诱导疗法训练内容，并进行操作训练。

三、构音障碍儿童语音韵律疗法

（一）构音障碍儿童语音韵律疗法的实验内容

　　言语是有声语言形成的过程，是在中枢神经系统的控制下，通过周围发音器官完成的，该过程强调清晰、流畅地发音。构音是声波通过构音器官下颌、唇、舌、软腭之间的灵活运动而转变为言语声的协调过程，构音的最终结果是产生言语声波信号，即语音，它是言语过程的最终产物，也是形成语言的基础和前提。而构音障碍是由于构音器官运动及协调异常而造成的说话时的语音异常，是周围神经控制口腔动作异常的结果，构音障碍儿童是一个高患病率障碍群体。构音障碍常表现为音段音位方面的问题，如构音清晰度下降、构音音位正确率下降等，但多数构音障碍儿童同时也伴有超音段音位的问题，主要体现在音长、音高、音强等方面。音长异常是指音长的控制出现问题，属于节奏异常，需从音节时长、停顿时长角度进行训练；音高异常是指音高的控制出现问题，属于语调异常，需进行音调的变化训练；音强异常是指音强的控制出现问题，属于重音异常，需进行响度控制训练。

　　韵律主要从语音学角度出发，指的是语音的超音段（Suprasegmental）特征，是从语音所抽象出的语调（Intonation）、节奏（Rhythm）、重音（Stress）特性和韵律线索补充了口语信息的语言结构[1]。言语韵律异常被定义为"一种语音障碍"，是指由于神经生理学上无法计划或执行运动姿态而在控制韵律变量（基频、强度、持续时间以及音高、响度和停顿等韵律）方面受损[2]。基于以上背景，我们提出"语音韵律疗法"，将构音与语音相结合，同时解决患者的音段音位问题和超音段音位问题。

　　构音障碍儿童语音韵律疗法指在已习得目标音位的基础上，以游戏训练形式让患者利用训练音位进行变化节奏、语调及重音的训练，并通过"时频图、声波图"的视觉反馈，提高患者连续语音的构音清晰度，为其过渡到流利及流畅的连续语音服务的现代化康复技术。其训练方法主要分为音节时长训练、停顿起音训练、音调变化训练和响度变化训练。构音障碍儿童语音韵律疗法以构音训练结合语音韵律疗法的整体框架为基础，在构音训练层面，通过音位诱导（发音部位、发音方式）、音位习得（单音节词、双音节词、三音节词）和音位对比（听觉识别、听觉对比）等方面逐步进行构音训练；在语音韵律疗法层面，通过节奏能力（音节时长、停顿起音）、语调能力（音调变化）和重音能力（响度变化）等方面逐步进行语音韵律训练（图 9-3-10）。

---

[1]　Brewster, K., 1989, Assessment of prosody. In K. Grundy〔Ed.〕, Linguistics in Clinical Practice〔London: Taylor & Francis〕, pp. 168 ± 175.

[2]　Kent, R. D., & Read, C.〔1992〕. The acoustic analysis of speech. San Diego, CA: Singular Publishing Group.

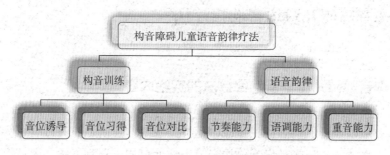

图 9-3-10　构音障碍儿童语音韵律疗法思维导图

构音障碍儿童语音韵律疗法具有以下 3 个特点，分别体现在适用对象、技术导向和设备支持 3 个方面。

适用对象：主要是存在韵律问题的构音障碍儿童和连续语音中存在构音不清的障碍儿童。

技术导向：指在构音训练中使用单音节词结合节奏、语调、重音进行联动训练。

设备支持：借助于现代化康复医疗设备——言语矫治仪软件和康复学习机构音障碍测量与康复训练仪软件。

（二）构音障碍儿童语音韵律疗法的实验操作步骤

1. 实验目的

（1）熟练掌握构音障碍儿童语音韵律疗法的内容。

（2）熟练掌握构音障碍儿童语音韵律疗法训练模块的操作。

（3）根据训练对象信息，为其选择构音障碍儿童语音韵律疗法训练内容，并进行模拟操作。

2. 实验设备

言语矫治仪软件、康复学习机构音障碍测量与康复训练仪软件、言语语言综合训练仪软件。

3. 实验流程

（1）音节词阶段。

1）音节词的节奏变化。

视频资源

构音障碍儿童
语音韵律疗法

音节词的节奏变化主要包括音节时长和停顿起音两方面。其中，音节时长主要指音节时长过短或过长均可能引起听感上难以理解，影响患者与他人的沟通和交流。训练时通过习惯发音与延长韵母发音进行前后比较，判断音节时长变化率的大小，若变化率＞20%，则说明效果比较显著（图 9-3-11）。停顿起音主要是指停顿起音时间过短或过长均可能引起听感上难以理解，影响患者与他人的沟通和交流。训练时通过习惯发音与深吸气后发音进行前后比较，判断停顿起音变化率的大小，若变化率＞20%，则说明效果比较显著。言语时的音节时长、停顿起音时间是影响节奏的重要因素，音节时长、停顿起音训练是在习得单音节词、双音节词、三音节词的基础上进行控制及变化的训练。

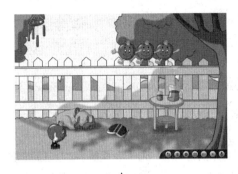
A

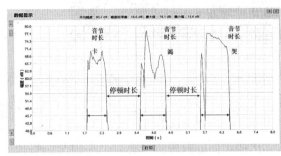
B

图 9-3-11　音节词的音节时长训练

2）音节词的语调变化。

音节词的语调变化主要指音调变化，音调是否处于正常范围是影响语调的因素之一，音调过高或过低都可能造成言语可懂度下降，影响患者与外界的沟通与交流（图9-3-12）。训练时通过习惯发音与升调或降调发音进行前后比较，判断音调变化率的大小，若变化率＞10%，则说明效果比较显著，音调训练是在习得单音节词、双音节词、三音节词的基础上进行升调或降调能力及音调变化的训练。

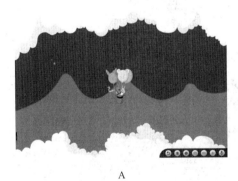
A

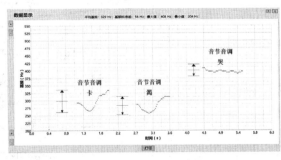
B

图 9-3-12　音节词的语调变化训练

3）音节词的重音变化。

音节词的重音变化主要指响度变化，响度是否处于正常水平是影响重音的因素之一，响度异常则可能影响患者与外界的沟通与交流（图9-3-13）。训练时通过习惯发音与提高响度发音进行前后比较，判断响度变化率的大小，若变化率＞20%，则说明效果比较显著，音节响度训练是在习得单音节词、双音节词、三音节词的基础上进行响度变化的训练。

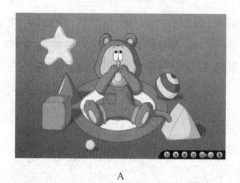
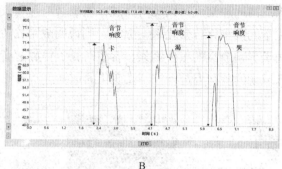

A　　　　　　　　　　　　　B

图 9-3-13　音节词的重音变化训练

（2）结构化语音阶段。

结构化语音阶段的目标是当完成某一音位的构音治疗时（如声母音位 /k/），可继续进行与该音位相关的结构化语音治疗，对构音治疗加以巩固，并提高患者的语音支持能力，从而帮助完成构音到连续语音的过渡，为连续语音打好铺垫。结构化语音阶段的训练要点是在句子中选择目标音（如声母音位 /k/）的重复训练，以及目标音（如声母音位 /k-t/）的切换训练，在句子中进行目标词的音节时长、音调变化和响度变化的语音韵律训练（图 9-3-14），例如，声母音位 /k/ 的重复训练"可可口渴了"，声母音位 /k-t/ 的切换训练"土块在坦克旁"。

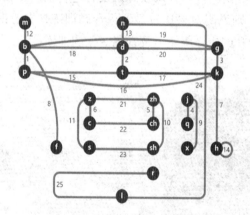

图 9-3-14　语音韵律训练思维导图

1）音节时长训练。

康复师对目标句进行录音，分别用正常语速发音、慢速发音，对患者进行听觉刺激。患者跟读，分别用正常语速发音、慢速发音。通过言语语言综合训练仪软件声波图的实时反馈，判断连续语音训练中音节时长的康复疗效，并进行实时监控（图 9-3-15）。

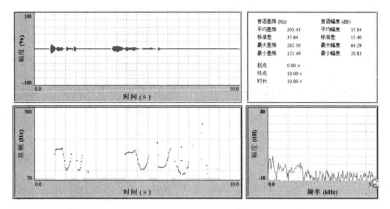

图 9-3-15 音节时长的结构语音训练

2）音调变化训练。

康复师对目标句进行录音，分别用习惯音调发音、变化音调发音（提高或降低），对患者进行听觉刺激。患者跟读，分别用习惯音调发音、变化音调发音。通过言语语言综合训练仪软件声波图的实时反馈，判断连续语音训练中音调变化的康复疗效，并进行实时监控（图 9-3-16）。

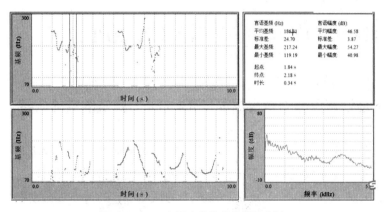

图 9-3-16 音调变化的结构语音训练

3）响度变化训练。

康复师对目标句进行录音，分别用习惯响度发音、变化响度发音（增大或减小），对患者进行听觉刺激。患者跟读，分别用习惯响度发音、变化响度发音。通过言语语言综合训练仪软件声波图的实时反馈，判断连续语音训练中响度变化的康复疗效，并进行实时监控（图 9-3-17）。

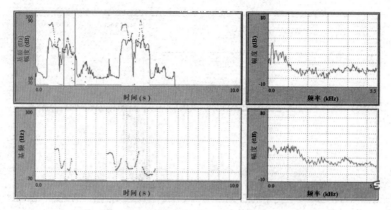

图 9-3-17　响度变化的结构语音训练

4. 实验练习

（1）简述构音障碍儿童语音韵律疗法的内容。

（2）案例模拟：假定一名构音障碍患者，刘某某，女，5 岁，为其选择构音障碍儿童语音韵律疗法训练内容，并进行操作训练。

四、神经性言语障碍者言语嗓音 ICF-RFT 疗法

（一）神经性言语障碍者言语嗓音 ICF-RFT 疗法的实验内容

言语是由呼吸系统、发声系统和共鸣系统协调运动而产生的。呼吸系统是言语产生的动力源，通过产生足够的声门下压，为言语提供呼吸支持，一般可通过发声时长、呼吸方式等描述呼吸状态。发声系统是言语产生的振动源，通过声带振动产生声波，形成不同的嗓音，一般可从音调、响度和音质等方面来对嗓音进行描述。共鸣系统为言语产生提供了良好的共鸣效果，一般使用共鸣聚焦来描述共鸣的状态。

临床上神经性言语障碍患者主要分为儿童与成人两类群体。

神经性言语障碍成人常见于脑卒中、脑外伤、小脑退化或小脑萎缩以及帕金森患者，分别表现出痉挛型、迟缓型、运动失调型和运动不及型 4 种类型，这 4 类患者的呼吸、发声和共鸣障碍特点存在较大差异。① 在呼吸障碍方面，痉挛型脑卒中患者存在吸气量少等问题；迟缓型脑外伤患者存在呼吸方式异常、肺活量减少和呼吸支持不足等问题；运动失调型小脑退化或小脑萎缩患者存在肺活量减少等问题；运动不及型帕金森患者存在肺活量减少、呼吸支持不足等问题。② 在发声障碍方面，痉挛型脑卒中患者存在低音调、硬起音、粗糙声、气息声等问题；迟缓型脑外伤患者存在响度过小、气息声等问题；运动失调型小脑退化或小脑萎缩患者存在高音调、粗糙声和嗓音震颤等问题；运动不及型帕金森患者存在低响度、低音调、粗糙声和气息声等问题。③ 在共鸣

障碍方面，痉挛型脑卒中患者存在鼻音过重等问题；迟缓型脑外伤患者存在鼻音过重等问题；运动失调型小脑退化或小脑萎缩患者较少存在鼻音问题；运动不及型帕金森患者较少存在鼻音问题。

　　神经性言语障碍儿童常见于脑瘫患者，主要包括痉挛型脑瘫、手足徐动型脑瘫和共济失调型脑瘫 3 种类型，这 3 类儿童的呼吸、发声和共鸣障碍特点也存在较大差异。① 在呼吸障碍方面，痉挛型脑瘫儿童存在吸气量少，肺活量小，呼吸支持不足，呼吸与发声不协调等问题；手足徐动型脑瘫儿童存在肺活量减少，呼吸支持不足，呼吸节奏不规律等问题；共济失调型脑瘫儿童存在肺活量减少，呼吸节奏不规律，呼吸与发声不协调等问题。② 在发声障碍方面，痉挛型脑瘫儿童存在高音调、硬起音、响度单一、粗糙声和气息声等问题；手足徐动型脑瘫儿童存在音调、响度变化过大，间歇性嗓音停顿、气息声（手足徐动症）和粗糙声（肌张力障碍）等问题；共济失调型脑瘫儿童存在音调单一、响度单一、粗糙声和嗓音震颤等问题。③ 在共鸣障碍方面，痉挛型脑瘫儿童存在后位聚焦、持续性鼻音功能亢进等问题；手足徐动型脑瘫儿童存在间歇性鼻音功能亢进等问题，共济失调型脑瘫儿童存在间歇性鼻音功能低下等问题。

　　鉴于上述关系，神经性言语障碍者言语嗓音治疗也应从呼吸、发声、共鸣 3 大系统进行。神经性言语障碍者言语嗓音 ICF-RFT 疗法，又称言语嗓音实时反馈促进治疗法（Real-time Facilitation Voice Therapy, Voice RFT），简称"嗓音 RFT 疗法"，指采用实时视听反馈技术结合促进治疗法，通过对言语嗓音功能涉及的呼吸系统、发声系统和共鸣系统进行针对性的治疗，改善患者言语呼吸支持、呼吸与发声协调性、音调水平及音调控制能力、嗓音音质、共鸣聚焦等方面的问题，强调通过言语嗓音功能治疗为改善整体言语功能、言语可懂度等提供嗓音功能基础，实现嗓音综合康复。

　　当然，为了提高神经性言语障碍者嗓音功能及言语清晰度水平，需借助实时重读治疗法配合实时促进治疗法协同来解决神经性言语障碍者的嗓音功能问题。重读治疗法（The Accent Method，AM）是由丹麦言语矫治师、言语科学家和语音学家斯文·史密斯（Svend Smith）发展的一种从整体出发的言语治疗方法。重读治疗法强调有效的发声建立在腹肌运动的基础上，以相关肌群的节律练习作为训练的核心，注重腹部肌群的控制能力，进行大幅度或小幅度的收缩，该训练最终可使声门下压和喉部肌群的活动达到最佳的动态平衡。另外，通过节律性的发声肌群训练，声带的振动模式会逐渐变化，其生理灵活性和弹性将会增加，使发音时能够体现重音与非重音变化。

　　在重读治疗法中，需要神经性言语障碍者腹式呼吸、有节律的元音重读、发声、构音等逐层递进，有机协调。重读治疗法能够帮助神经性言语障碍者建立正确的平静呼吸方式，促进相关呼吸肌群与发声肌群功能之间的协调；同时可以促进平静呼吸到言语呼吸的过渡，强调正确的言语呼吸方式；而且能够促进声带的放松和粘膜波的运动，避免因声门闭合过紧而变成硬性声门撞击式的起音方式，训练声门逐步平稳闭合，减少硬起音的问题；最终加强呼吸、发声和构音之间的协调关系，增加呼吸肌群、发声肌群和构音肌群的灵活性和弹性，提高嗓音功能及言语的清晰度。

　　因此，嗓音 RFT 疗法主要包括实时促进治疗法和实时重读治疗法，其中实时促进治疗法分为呼吸功能、发声功能和共鸣功能 3 个部分的功能治疗（图 9-3-18）。嗓音 RFT

疗法具有以下 3 个特点，分别体现在适用对象、技术导向和设备支持 3 个方面。

适用对象：主要是神经性言语障碍者，当然也服务于其他存在言语嗓音障碍、构音障碍、言语声律障碍患者。

技术导向：其核心是借助现代化康复训练设备进行实时促进治疗和实时重读治疗以及实时视听反馈训练，同时结合传统训练方法辅助治疗。

设备支持：借助于现代化康复医疗设备言语障碍测量仪软件、言语矫治仪软件、促进训练仪软件和言语重读干预软件进行康复训练。

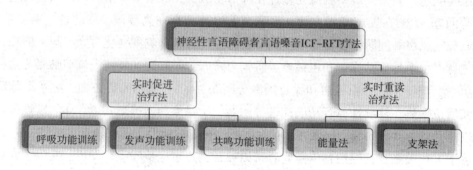

图 9-3-18　神经性言语障碍者言语嗓音 ICF-RFT 疗法思维导图

（二）神经性言语障碍者言语嗓音 ICF-RFT 疗法的实验操作步骤

1. 实验目的

（1）熟练掌握嗓音 RFT 疗法的内容。

（2）熟练掌握嗓音 RFT 疗法训练模块的操作。

（3）根据训练对象信息，为其选择嗓音 RFT 疗法训练内容，并进行模拟操作。

2. 实验设备

言语障碍测量仪软件、言语矫治仪软件、促进训练仪软件、言语重读干预软件。

3. 实验流程

（1）实时促进治疗法。

1）呼吸功能训练。

视频资源

神经性言语障碍者言语嗓音 ICF-RFT 疗法

呼吸功能训练主要包括实时逐字增加句长法、实时拟声法和实时最长声时训练三种训练方法。① 实时逐字增加句长法主要包括跟读句子、快速跟读句子和朗读句子 3 个训练环节，适用于呼吸支持不足，也适用于呼吸与发声不协调；训练要点是通过让患者一口气连贯地朗读词句，并循序渐进地增加句长，来增强患者的言语呼吸支持能力，提高其呼吸与发声的协调性。② 实时拟声法主要包括单元音、单音节、双音节 3 个训练环节，适用于呼吸方式异常；在建立了生理腹式呼吸的基础之上，训练要点是通过模拟简单、有趣的声音，来帮助患者从生理腹式呼吸过渡到言语腹式呼吸。③ 实时最长声时训练主要包括单元音、单音节、双音节 3 个训练环节，适用于呼吸支持不足（图 9-3-19）；训练要点是建立正确的生理呼吸方式，通过模仿动物、交通工具等的声音，结合游戏，训练患者的最长声时，提高患者的呼吸支持能力。

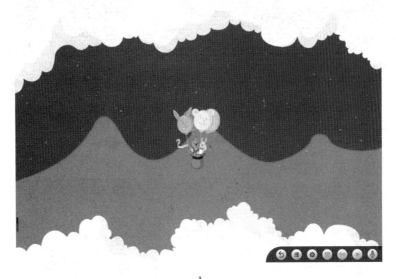

A

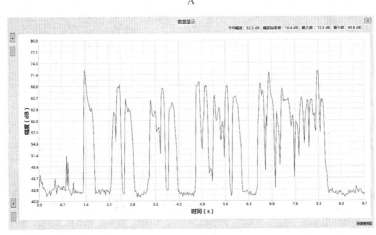

B

图 9-3-19　实时最长声时训练

2）发声功能训练。

发声功能训练主要包括实时发声放松训练和实时乐调匹配法两种训练方法。① 实时发声放松训练主要指通过打嘟训练让患者体会发声过程中声带的放松，患者通过观察打嘟过程中言语矫治仪软件实时反馈的基频线，进行音调的感知进而放松整个发声器官甚至颈部肌群。② 实时乐调匹配法主要指通过音调实时视听反馈训练，进行音调的模仿匹配训练，提高其音调控制能力（图 9-3-20）。患者若音调过高，则应先降调再发音，例如先唱 mi-re-do，然后用唱 do 时的音调过渡到发单元音 /ɑ/、/o/、/e/、/i/、/u/、

/ü/，以逐步建立正常的音调。

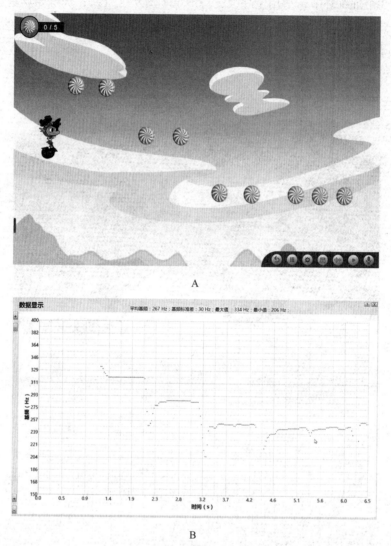

图 9-3-20　实时乐调匹配法训练

3）共鸣功能训练。

共鸣功能训练主要包括实时前位音法和实时后位音法两种训练方法。① 实时前位音法主要指通过让患者发一些发音部位靠前的音来体会发音时舌位靠前的感觉，帮助其减少发音时舌位靠后的现象，从而达到治疗后位聚焦的目的，发音部位靠前的音主要包括以 /p/、/b/、/t/ 和 /d/ 等开头的词语。② 实时后位音法主要指通过夸张地发一些发音部位靠后的音来体会发音时舌位靠后的感觉，或是发以 /k/、/g/ 开头的单音节词，发音时注意延长元音部分，来帮助患者将聚焦点向舌后位转移，可结合音调（降调）实时反馈训练，降低一个音阶再结合后位音法进行训练（图 9-3-21）。发音部位靠后的音主要包括无意义音 /k/、/g/ 的本音和以 /k/、/g/ 开头的单音节词，例如"哭、裤、口、鼓、狗、鸽"等词语。

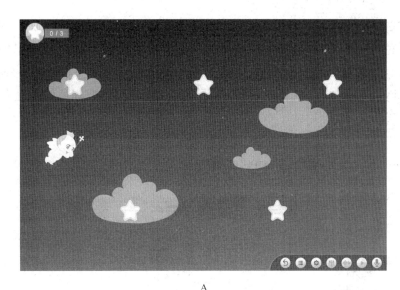

A

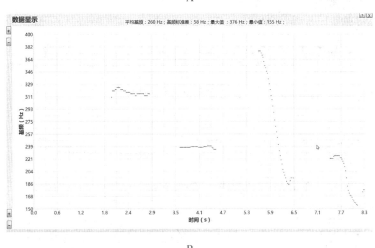

B

图 9-3-21　实时后位音法训练

（2）实时重读治疗法。

实时重读治疗法主要包括慢板节奏、行板节奏和快板节奏三种训练形式，主要借助能量法和支架法的实时反馈进行训练。慢板节奏是采用低音调、气息音发声，促进声带放松，以建立正确的平静呼吸方式；行板节奏的主要训练方法为主动迅速地呼吸，吸入充足的空气后发声，最后一个重音发完之后腹肌迅速放松，而腹壁在放松期间部分向外运动，进行同步吸气；快板节奏是指重音的发音必须均等，表现为等长和等重，做足够的深吸气，以维持较长的发音。

一般而言，声学能量主要集中在韵母上，因此解决主要能量的发声问题是一个首要问题。能量法的实时反馈训练的核心要点是在发声时寻找能量集中的位置，强调从声、韵母到音节、词语和句子的过渡，加强发声诱导。重读发声的能量法实时反馈训练能够解决硬起音和呼吸不流畅的问题，例如，目标词"狗（gou）"的能量法实时反馈训练"[ou-OU-ou]- 吸气—狗"（图 9-3-22）。支架法的实时反馈训练的核心要点是寻找词语和句子的发声支架，主要用于从声、韵母到音节、词语和句子的过渡。例如，目标句 "一只绿色的乌龟（yi zhi lü se de wu gui）" 支架法实时反馈训练，首先借助于言语重读干预软件，分别进行 "i–I–i––/i/"、"/ü–Ü–ü––/lü se/"、"u–U–UEI–UEI––/wu gui/" 和 "i–I–U–WEI/yi zhi wu gui/" 的发声训练，最后表达目标句 "一只绿色的乌龟（yi zhi lü se de wu gui）"（图 9–3–23）。

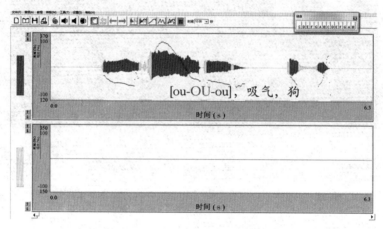

图 9-3-22 能量法实时反馈训练

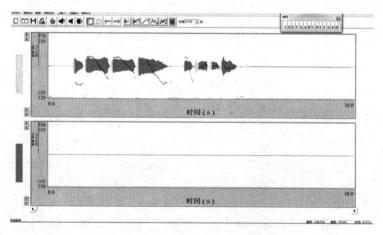

图 9-3-23 支架法的实时反馈训练

4. 实验练习

（1）简述嗓音 RFT 疗法的内容。

（2）案例模拟：假定一名神经性言语障碍患者，周某某，男，67 岁，脑损伤，为其选择嗓音 RFT 疗法训练内容，并进行操作训练。

五、神经性言语障碍者构音 ICF-PCT 疗法

（一）神经性言语障碍者构音 ICF-PCT 疗法的实验内容

临床上神经性言语障碍患者主要分为儿童与成人两类群体。神经性言语障碍成人常见于脑卒中、脑外伤、小脑退化或小脑萎缩以及帕金森患者，主要包括痉挛型、迟缓型、运动失调型和运动不及型 4 种类型；神经性言语障碍儿童常见于脑瘫患者，主要包括痉挛型脑瘫、手足徐动型脑瘫和共济失调型脑瘫 3 种类型。临床上神经性言语障碍患者不仅存在言语嗓音问题，而且存在构音器官运动及协调异常等言语构音障碍。

不同类型神经性言语障碍成人患者言语构音障碍特点存在较大差异。痉挛型脑卒中患者存在韵母歪曲和声母构音不准等问题；迟缓型脑外伤患者存在韵母歪曲、塞音等压力性声母构音不准和鼻漏气等问题；运动失调型小脑退化或小脑萎缩患者存在韵母歪曲、声母构音不准和歪曲等问题；运动不及型帕金森患者存在下颌颤动、构音动作幅度小和声母构音不准等问题。

不同类型神经性言语障碍儿童患者言语构音障碍特点也存在较大差异。痉挛型脑瘫儿童存在构音器官运动功能差、软腭上抬困难、韵母歪曲和声母构音不准等问题；手足徐动型脑瘫儿童存在构音器官运动异常和韵母构音不准等问题；共济失调型脑瘫儿童存在构音器官运动异常、构音运动缓慢、构音偏误不规律、韵母歪曲、声母构音不准和歪曲等问题。

鉴于上述关系，为了解决神经性言语障碍者的言语构音障碍问题，可以通过神经性言语障碍者构音 ICF-PCT 疗法（简称：构音 PCT 疗法）来帮助患者建立正常的构音器官运动及协调能力，提高神经性言语障碍者的言语构音清晰度水平。

构音训练是针对构音器官运动及协调异常造成的构音清晰度下降问题，采用"音位诱导—音位习得 / 获得"的训练形式并结合构音 PCT 疗法，改善构音器官（下颌、唇、舌、软腭等）之间的灵活、协调运动能力，提高构音清晰度。

构音治疗是言语和语言形成的基础，构音训练的同时必须保证目标音位在不同音节词中的构音清晰度；构音治疗的重点主要是以口部运动训练为主的音位诱导，以韵母训练和舌位精细运动为主的构音运动，以声母训练、音位习得 / 获得和构音 PCT 疗法为主的构音训练，同时结合重读治疗法和语音自反馈技术进行辅助训练。其中，构音 PCT 疗法（Phonemic Contrast Therapy）又称音位对比训练，主要指在构音训练中，以"音位对比"为训练手段，结合多种现代化技术，以最小音位对为训练介质开展递进式音位对比训练，提高患者构音的准确度，为向连续语音过渡打下基础。

在进行构音治疗前，需要首先进行汉语构音语音能力评估测试，该量表的评估内容由汉语普通话 52 个单音节词组成，包括 21 个声母、13 个韵母和 4 个声调。评估结束后，可得出 21 个声母的音位习得 / 获得思维导图（图 9-3-24）及音位对比思维导图（图 9-3-25），根据未掌握或受损的音位和音位对进行训练，为构音训练提供依据。

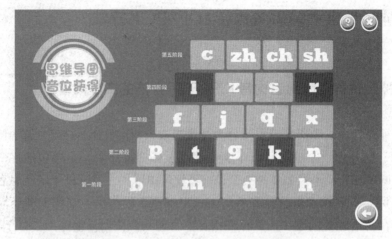

图 9-3-24　音位习得 / 获得思维导图

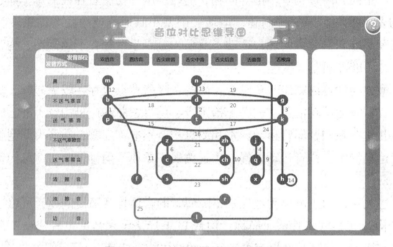

图 9-3-25　音位对比 PCT 思维导图

　　一般而言，构音训练的过程包括 3 个重要阶段。第一阶段为音位诱导训练，要求掌握目标音位的发音部位和发音方式；第二阶段为音位习得 / 获得训练，要求目标音位结合语音支持或语音自反馈进行实时反馈训练；第三阶段为音位对比训练，要求目标音位对结合言语重读治疗进行实时反馈训练。在音位诱导和音位习得训练之后，患者的受损音位已习得，则可进行目标音位相关的构音音位对比训练，即构音 PCT 疗法训练。构音 PCT 疗法训练是将容易混淆的一对声母提取出来进行强化的训练，用来进一步巩固新习得的声母音位，主要包括音位对的听觉识别训练、构音 PCT 疗法结合重读治疗法进行视听反馈训练和连续语音训练等 3 个部分（图 9-3-26）。

```
                    ┌────────────────────────┐
                    │ 神经性言语障碍者构音ICF-PCT疗法 │
                    └────────────────────────┘
          ┌──────────────┬──────────────────┬──────────────────┐
  ┌───────────────┐  ┌──────────────────┐     ┌──────────────┐
  │  音位对的听觉  │  │  构音PCT疗法结    │     │  构音PCT疗法  │
  │   识别训练    │  │  合重读治疗法进   │     │  连续语音训练  │
  └───────────────┘  │  行视听反馈训练   │     └──────────────┘
          │          └──────────────────┘             │
  ┌───────────────┐  ┌──────────┐ ┌──────────┐ ┌──────────┐ ┌──────────┐
  │ 最小音位对比的 │  │ 韵母交替对比│ │ 声母交替对比│ │ 在词语中的应用│ │ 在句子中的应用│
  │ 听说对比训练  │  └──────────┘ └──────────┘ └──────────┘ └──────────┘
  └───────────────┘
```

图 9-3-26　神经性言语障碍者构音 ICF-PCT 疗法思维导图

（二）神经性言语障碍者构音 ICF-PCT 疗法的实验操作步骤

1. 实验目的

（1）熟练掌握构音 PCT 疗法的内容。

（2）熟练掌握构音 PCT 疗法训练模块的操作。

（3）根据训练对象信息，为其选择构音 PCT 疗法训练内容，并进行模拟操作。

2. 实验设备

构音障碍测量与康复训练仪软件。

3. 实验流程

（1）音位对的听觉识别训练。

选择"声母、韵母、声调"特征中仅有维度区别的两个单音节词，进行最小音位对比的听说对比训练（图 9-3-27）。康复师说出目标词语，让患者指认出目标词语，从听感上区分音位对；患者通过分别朗读或跟读两个目标词语，提高声母音位对比能力。构音 PCT 疗法在汉语普通话下的构音训练中的应用，主要是进行最小声母音位对比训练，例如 /d-t/ 声母音位对。

视频资源

神经性言语
障碍者构音
ICF-PCT 疗法

（2）构音 PCT 疗法结合重读治疗法进行视听反馈训练。

重读治疗在构音训练中的作用主要是通过有节奏、有韵律、有重音的朗读音节，提高呼吸、发声、共鸣、构音、语音之间的协调关系，改善言语清晰度，帮助患者向自发说出连续语音的阶段过渡。构音 PCT 疗法与重读治疗的结合主要体现在韵母交替对比和声母交替对比两类，其中韵母交替对比主要是内在交替对比的重读治疗，而声母交替对比主要是外在交替对比的重读治疗。

1）韵母交替对比。

结合重读治疗法行板节奏进行韵母交替音位对比快速切换的视听反馈训练，患者听取音频，进行学习和模仿发音，与标准音频进行视听匹配训练。韵母交替对比训练过程是通过声母不变、韵母可交替改变的重读音节，培养患者音位对比的意识，为声母 PCT 训练打下基础。例如 /tu–TU–TU–TU/、/tɑ–TI–TA–TI/ 的韵母交替对比训练。

　　2）声母交替对比。

　　结合重读治疗法行板节奏进行声母交替音位对快速切换的视听反馈训练，患者听取音频，进行学习和模仿发音的视听匹配训练。声母交替对比训练过程是通过声母交替改变的重读音节与声母 PCT 训练相结合，提高患者的声母音位对比能力。例如 /tu–DU–TU–DU/、/de–TE–DE–TE/ 的声母交替对比训练（图 9–3–28）。

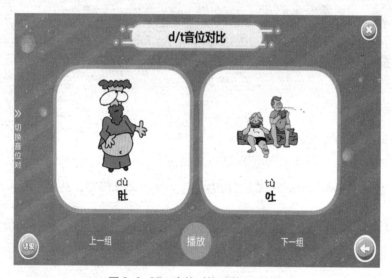

图 9–3–27　音位对的听觉识别训练

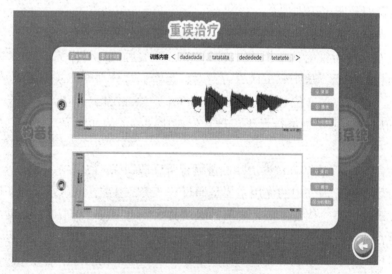

图 9–3–28　构音 PCT 疗法结合重读治疗法训练

（3）构音 PCT 疗法中的连续语音训练。

构音训练的目的是提高构音清晰度，过渡至连续语音，为提高连续语音中的言语可懂度做铺垫，而构音 PCT 疗法在构音训练中可以为连续语音服务。在应用构音 PCT 疗法时，患者通过模仿复述由一组最小声母音位对组成的词语或句子巩固音位习得及音位对比能力，例如最小声母音位对 /p-k/ 音位对，可以组成的词语和句子分别为"卡片""他拿科普卡片"。通过构音 PCT 疗法在词语和句子训练中的应用，提高患者的言语清晰度，帮助患者向自发地说出连续语音的阶段过渡。

1）构音 PCT 疗法在词语中的应用。

选择由最小声母音位对组成的词语，康复师说出目标词语，患者进行跟读或复述，提高患者在词语中的声母音位对比能力以及在词语中的言语清晰度（图 9-3-29）。以 /p-k/ 音位对为例，可以组成的词语有"卡片""瓶口""扑克""磕破"等。

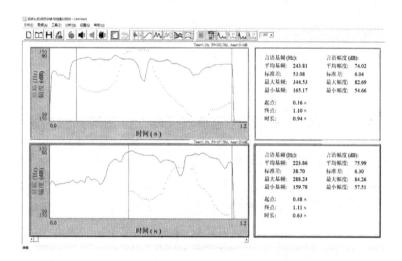

图 9-3-29 构音 PCT 疗法在词语中的应用

2）构音 PCT 疗法在句子中的应用。

选择由最小声母音位对组成的句子，每个句子可包含由一个或多个声母音位对组成的词语。康复师说出目标句子，患者进行跟读或复述，提高患者在句子中的声母音位对比能力（图 9-3-30）。以 /p-k/ 音位对为例，可以组成的句子有"扑克在瓶口旁""他拿科普卡片"等。

4. 实验练习

（1）简述构音 PCT 疗法的内容。

（2）案例模拟：假定一名构音障碍患者，周某某，女，6 岁，为其选择构音 PCT 疗法训练内容，并进行操作训练。

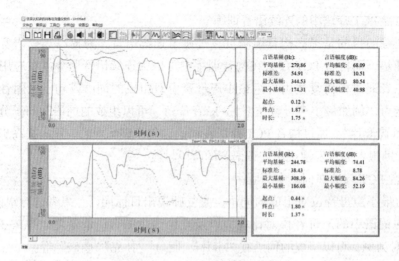

图 9-3-30   构音 PCT 疗法在句子中的应用

六、神经性言语障碍者结构化语音 S-DDK 疗法

（一）神经性言语障碍者结构化语音 S-DDK 疗法的实验内容

临床上神经性言语障碍患者主要分为儿童与成人两类群体。神经性言语障碍成人常见于脑卒中、脑外伤、小脑退化或小脑萎缩以及帕金森患者，分别表现出痉挛型、迟缓型、运动失调型和运动不及型 4 种类型；神经性言语障碍儿童常见于脑瘫患者，主要包括痉挛型脑瘫、手足徐动型脑瘫和共济失调型脑瘫 3 种类型。临床上神经性言语障碍患者不仅存在言语嗓音和构音障碍问题，而且存在语音韵律障碍。

不同类型神经性言语障碍的成人语音韵律障碍特点存在较大差异。痉挛型脑卒中患者存在语调单一、重音减弱或过度和语速缓慢等问题；迟缓型脑外伤患者存在语调单一等问题；运动失调型小脑退化或小脑萎缩患者存在语调单一、重音过度且持平、音节时长延长、停顿延长和语速缓慢等问题；运动不及型帕金森患者存在语调单一、重音缺乏、异常停顿，以及说话启动时缓慢，但会越说越急促并出现语音重复等问题。

当然，不同类型神经性言语障碍的儿童语音韵律障碍特点也存在较大差异。痉挛型脑瘫患者存在语调单一、异常停顿、语句简短和语速缓慢等问题；手足徐动型脑瘫患者存在语调单一、重音缺乏、异常停顿、言语速率多变和言语短而急促等问题；共济失调型脑瘫患者存在语调单一、重音过度且持平、音节时长延长、停顿延长和语速缓慢等问题。

鉴于上述关系，为了解决神经性言语障碍者的语音韵律障碍问题，可以通过结构化语音治疗来帮助患者建立正常的语速和语调水平。神经性言语障碍者结构化语音 S-DDK 疗法，又称语音切换 - 轮替法（Switch-Diadochokinesia），简称"语音 S-DDK 疗法"，是指对已习得的音位加以巩固，并对所习得音位相关的语音重复、语音切换、语音轮替语料进行语速、语调和节奏的训练，通过音段音位和超音段音位的结合训练，在确保构音清晰度的同时进一步改善言语节律问题，从而提高患者的言语可懂度，最终提高神经性言语障碍者的言语流利性和节律功能。

一般而言，语音 S-DDK 疗法通常包括语音支持和 S-DDK（Switch-Diadochokinesia）疗法两部分（图 9-3-31）。语音支持技术一般是选择与已获得音位相关的单音节、双音节、三音节词套入固定的句式，在句子中进行目标词的音节时长、停顿起音、音调变化和响度变化的语音支持训练，最终目标是巩固目标音位的音位获得能力，提高患者的语音支持能力，从而帮助患者完成构音到连续语音的过渡，为实现连续语音做铺垫。一般训练句式包括两类，若是名词，可采用"这是谁或什么？"的句式；若是动词，可采用"××在干什么？"的句式。而语音 S-DDK 法一般是选择与已习得音位相关的语音重复、语音切换、语音轮替的语料进行语调节奏和语速训练，对已习得的音位加以巩固，在确保患者的构音清晰度的同时，进一步改善患者的韵律问题，从而提高言语可懂度。

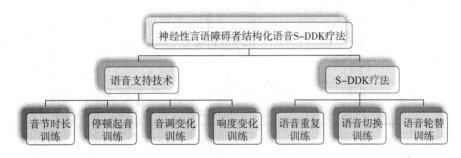

图 9-3-31　神经性言语障碍者结构化语音 S-DDK 疗法思维导图

（二）神经性言语障碍者结构化语音 S-DDK 疗法的实验操作步骤

1. 实验目的

（1）熟练掌握语音 S-DDK 疗法的内容。

（2）熟练掌握语音 S-DDK 疗法训练模块的操作。

（3）根据训练对象信息，为其选择语音 S-DDK 疗法训练内容，并进行模拟操作。

2. 实验设备

失语症训练软件、言语语言综合训练仪软件。

3. 实验流程

（1）语音支持技术。

1）音节时长训练。

视频资源

神经性言语障碍者结构化语音 S-DDK 疗法

采用言语语言综合训练仪软件，选择目标词语对患者进行音节时长训练。康复师以正常语速和缓慢语速示范发音并录音，对患者进行听觉刺激。例如康复师以正常语速发音"斑马在睡觉"，再以缓慢语速发音"斑——马在睡觉"；患者模仿发音，分别以正常语速和缓慢语速进行跟读；通过言语语言综合训练仪软件声波图的反馈，判断语音支持训练中音节时长的康复疗效，并进行实时监控，最终改善患者的语速问题，提高患者的言语流利性（图9-3-32）。

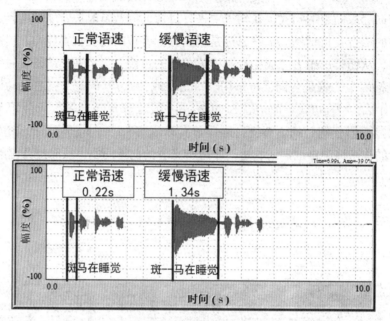

图 9-3-32　音节时长训练

2）停顿起音训练。

采用言语语言综合训练仪软件，选择目标词语对患者进行停顿起音训练。康复师以正常吸气后起音和深吸气后起音作为示范发音并录音，对患者进行听觉刺激。例如康复师以正常吸气发音"这是（正常吸气停顿）壁虎"，再以深吸气发音"这是（深吸气停顿）壁虎"；患者模仿发音，分别以正常吸气起音和深吸气起音进行跟读；通过言语语言综合训练仪软件声波图的反馈，判断语音支持训练中停顿起音的康复疗效，并进行实时监控，最终改善患者的起音问题，提高患者的言语流利性（图9-3-33）。

3）音调变化训练。

采用言语语言综合训练仪软件，选择目标词语对患者进行音调变化训练。康复师以习惯音调、提高音调和降低音调发音，作为示范发音并录音，对患者进行听觉刺激。例如康复师以习惯音调发音"这是壁虎"，再提高音调发音"这是壁虎"；患者模仿发音，分别以习惯音调和提高音调进行跟读；通过言语语言综合训练仪软件声波图的反馈，判断语音支持训练中音调变化的康复疗效，并进行实时监控，最终建立患者的正常音调，改善患者说话时的语调问题，提高言语流畅性（图9-3-34）。

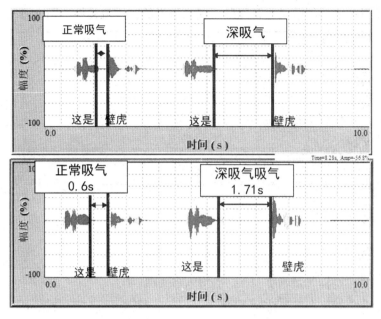

图 9-3-33 停顿起音训练

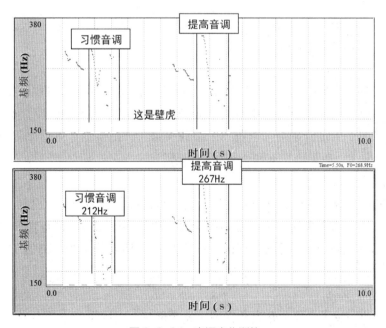

图 9-3-34 音调变化训练

4）响度变化训练。

采用言语语言综合训练仪软件，选择目标词语对患者进行响度变化训练。康复师以习惯响度、增大响度和减少响度发音，作为示范发音并录音，对患者进行听觉刺激。例如康复师以习惯响度发音"斑马在睡觉"，再增大响度发音"斑马在睡觉"；患者模仿发音，分别以习惯响度和增大响度进行跟读；通过言语语言综合训练仪软件声波图的反馈，判断语音支持训练中响度变化的康复疗效，并进行实时监控，最终建立患者的习惯响度，改善患者的语调问题及重音问题，提高患者的言语流畅性（图9-3-35）。

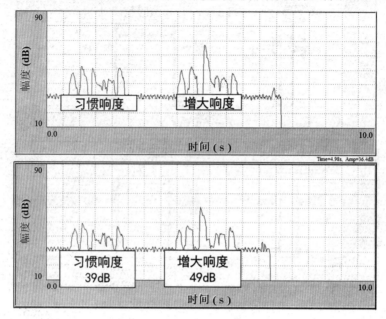

图 9-3-35　响度变化训练

（2）S-DDK 疗法。

1）语音重复训练。

语音重复训练技术主要训练患者连续、清晰地说出每句话中多次出现的同一个目标声母的能力，包括词语重复、词组重复和句子重复。例如，以声母 /b/、/d/ 和 /g/ 为例，词语、词组和句子重复分别为"爸爸、弟弟和哥哥""抱宝宝、逗弟弟和哥哥高"，以及"爸爸没抱宝宝、弟弟堆雪人和哥哥在姑姑家"。

2）语音切换训练。

语音重复训练技术主要训练患者连续、清晰地说出每句话中至少出现一次的目标声母音位对，最终训练患者的连续语音切换能力，包括词语切换、词组切换和句子切换。例如，以声母音位对 /b-p/ 为例，词语、词组和句子切换分别为"鞭炮""奔跑吧"及"鞭炮爆了"。

3）语音轮替训练。

语音轮替训练技术主要提升患者在同一发音部位、不同发音方式声母，或同一发音方式、不同发音部位声母间轮替发音的能力。例如，以声母音位 /b-p-m-f/、/b-d-g/ 切换为例，句子切换分别为"爸爸买泡芙"和"斑点狗在打滚"。

4. 实验练习

（1）简述语音 S-DDK 疗法的内容。

（2）案例模拟：假定一名神经性言语障碍患者，黄某某，男，64 岁，脑卒中，为其选择语音 S-DDK 疗法训练内容，并进行操作训练。

七、失语症患者复述功能障碍言语语言综合 ICF-SLI 疗法

（一）失语症患者复述功能障碍言语语言综合 ICF-SLI 疗法的实验内容

失语症患者的语言治疗主要包括口语理解、书面语理解、书面语表达和口语表达等部分，而解决口语表达中的复述功能障碍问题，在整个失语症患者的语言治疗系统中具有关键作用。失语症患者复述功能训练主要包括词语复述、词组复述和句子复述 3 个部分，使用失语症训练软件中的"复述"功能模块可进行词语、词组和句子复述训练。在进行复述功能训练时，可选择呈现的复述内容，包括文字和图片，可为复述功能训练提供丰富的语言训练材料，同时也为以后命名功能训练做必要准备。而解决失语症患者的复述功能障碍问题，可以通过有针对性的言语语言综合（Speech-Language Integration）疗法来逐步展开训练，简称"失语症 SLI 疗法"。

失语症 SLI 疗法主要包括音节时长训练、停顿起音训练、音调变化训练、响度变化训练、言语重读治疗和韵律语调治疗 6 部分训练内容（图 9-3-36）。其中，音节时长训练主要有言语时长感知和控制训练、唱音法和逐字增加句长法等训练方法；停顿起音训练主要指停顿起音感知和控制训练；音调变化训练主要有音调感知和控制训练，以及音调梯度训练法；响度变化训练主要有响度感知和控制训练，以及响度梯度训练法；言语重读治疗强调发声时节奏快慢和音调高低的变化训练；韵律语调治疗主要是借助音乐的节奏和音调的高低变化来提升语言表达能力的训练。

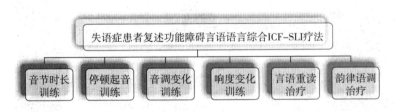

图 9-3-36　失语症患者复述功能障碍言语语言综合 ICF-SLI 疗法思维导图

（二）失语症患者复述功能障碍言语语言综合疗法的实验操作步骤

1. 实验目的

（1）熟练掌握失语症 SLI 疗法的内容。
（2）熟练掌握失语症 SLI 疗法训练模块的操作。
（3）根据训练对象信息，为其选择失语症 SLI 疗法训练内容，并进行模拟操作。

2. 实验设备

失语症训练软件、言语语言综合训练仪软件。

3. 实验流程

（1）音节时长训练。

音节时长训练是言语语言综合治疗方法的重要组成部分，其中唱音法和逐字增加句长法作为音节时长训练的主要方法，可提高患者对不同音节时长变化的感知与控制能力，增强患者连续语音的流利性。

1）唱音法。

唱音法是指通过让患者连续地发长音与短音或长音和短音交替进行，以此方式提高患者对音节时长的控制能力，主要应用于词语复述训练。通过言语语言综合训练软件提供词语复述训练的实时视听反馈，进行长音、短音及长短音交替训练，让患者体会复述词语时习惯音节时长和延长音节时长的区别。

2）逐字增加句长法。

逐字增加句长法是指通过让患者一口气连贯地复述词语或句子，并循序渐进地增加句长，增强患者的言语呼吸支持能力和音节时长的控制能力，可应用于词语、词组和句子复述训练（图9-3-37）。通过言语语言综合训练软件提供句子复述训练的实时视听反馈，进行逐字增加句长训练，让患者体会复述时音节时长的变化过程，逐步恢复患者的口语表达功能。

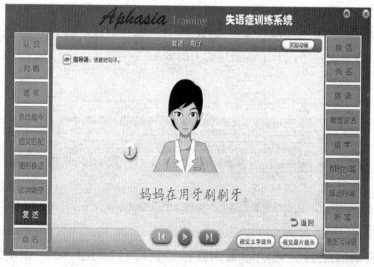

A

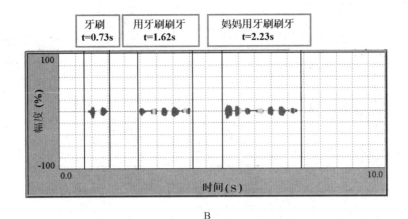

图 9-3-37 逐字增加句长法训练

（2）停顿起音训练。

停顿起音训练是言语语言综合治疗方法的重要组成部分，可以与词语复述训练相结合。患者在一次吸气后有节奏地复述词语，短暂停顿后再次复述词语，反复多次，训练患者短暂停顿后起音的能力，主要应用于词语复述训练。停顿起音训练具体流程为患者在一次发声后，平静吸气，短暂停顿后再次复述发声；或者患者在进行一次词语复述发声后，深吸气，延长停顿后再次复述发声，训练患者在不同停顿状态下起音发声的能力（图 9-3-38）。

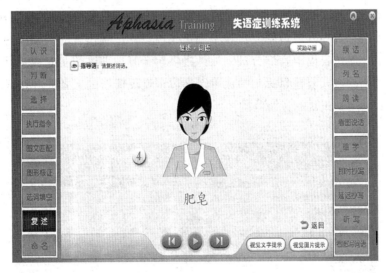

A

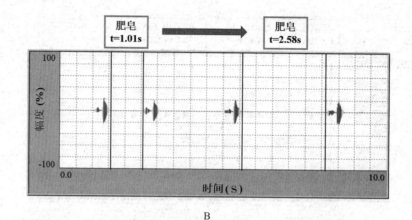

图 9-3-38   停顿起音训练

（3）音调变化训练。

音调变化训练是言语语言综合治疗方法的重要组成部分，其中通过让患者以升调或降调的方式发声，借助基频曲线的实时反馈引导患者观察发声时基频曲线的升降变化，帮助患者感知发声时的音调状态，控制音调的变化。

其中，音调梯度训练法是指通过让患者以升调或降调的方式复述词语或句子，与词语或句子复述训练相结合，提高患者的音调控制能力与口语表达能力（图 9-3-39）。根据患者的音调异常状况，让患者用 /do-re-mi/ 升调或 /mi-re-do/ 降调的方式发音，然后以最后的音调稳定地复述词语或句子。在词语复述训练中，通过言语语言综合训练软件提供词语复述训练的实时视听反馈，结合语料进行升调或降调的方式复述目标词语，通过视觉反馈帮助患者在升调或降调过程中稳定发声，以达到正常的音调范围；或者在句子复述训练中，通过言语语言综合训练软件提供句子复述训练的实时视听反馈，结合语料以升调或降调的方式复述目标句，也可以通过视觉反馈帮助患者在升调或降调的过程中稳定发声，以达到正常的音调范围。

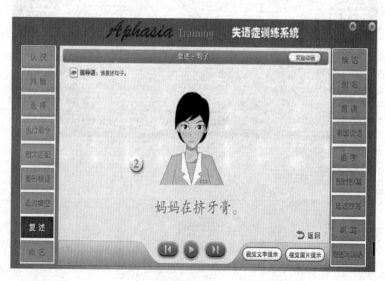

A

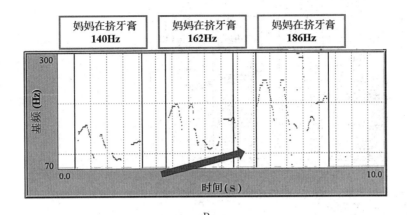

B

图 9-3-39　音调梯度训练法训练

（4）响度变化训练。

响度变化训练是言语语言综合治疗方法的重要组成部分，其中通过让患者以增加或降低响度的方式发声，借助基频曲线的实时反馈引导患者观察发声时振幅曲线的大小变化，帮助患者感知发声时的响度状态，控制响度的变化。

其中，响度梯度训练法是指通过阶梯式响度训练提高或降低患者的响度，与词语或句子复述训练相结合，提高患者的响度控制能力与口语表达能力（图 9-3-40）。根据患者的响度异常状况，利用阶梯式图片向患者示范讲解不同响度的声音，由较小响度变化到较大响度，或由较大响度变化到较小响度。在词语复述训练中，通过言语语言综合训练软件提供词语复述训练的实时视听反馈，结合语料以增加或降低响度的方式复述目标词语，通过视觉反馈帮助患者在增加或降低响度的过程中稳定发声，以达到正常的响度范围；或者在句子复述训练中，通过言语语言综合训练软件提供句子复述训练的实时视听反馈，结合语料以增加或降低响度的方式复述目标句，通过视觉反馈帮助患者在增加或降低响度过程中稳定发声，以达到正常的响度范围。

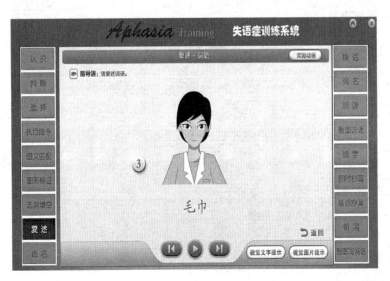

A

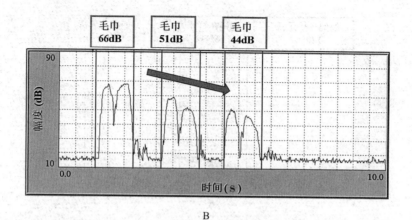

毛巾 66dB   毛巾 51dB   毛巾 44dB

B

图 9-3-40　响度梯度训练法训练

（5）言语重读治疗。

言语重读治疗法是言语语言综合治疗方法的重要组成部分，主要包括慢板节奏训练、行板节奏训练和快板节奏训练 3 个部分。强调发声时节奏和音调的变化，促进语言表达能力的恢复，主要与词语复述训练相结合（图 9-3-41）。

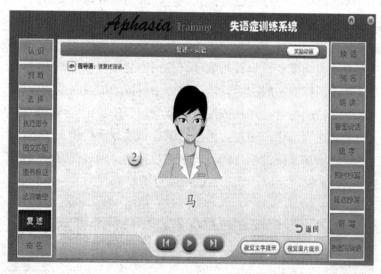

A

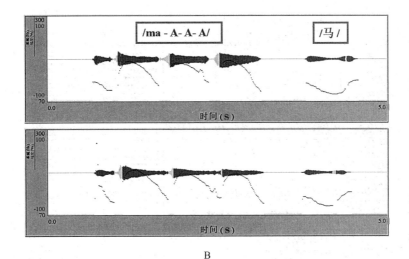

图 9-3-41 言语重读治疗法训练

（6）韵律语调治疗。

韵律语调治疗法是言语语言综合治疗方法的重要组成部分，通过音乐节奏和音调的变化促进语言表达能力的恢复，适用于右脑韵律功能良好的患者（图 9-3-42）[1]。在进行复述训练中，当患者正常口语复述训练的效果不显著时，在患者韵律功能良好的前提下，可采用韵律语调治疗法来进行复述能力的训练；通过循序渐进的方式，逐渐从吟唱的发声方式过渡到正常的发声方式，使得患者能够连贯流畅地说出句子，提高口语表达能力。

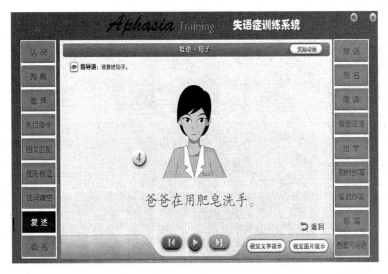

A

① Fontoura D R D, Rodrigues J D C, Brandão L, et al. Efficacy of the Adapted Melodic Intonation Therapy: a case study of a Broca's Aphasia Patient[J]. Distúrbios Comun. São Paulo, 2014, 26（4）: 641−655.

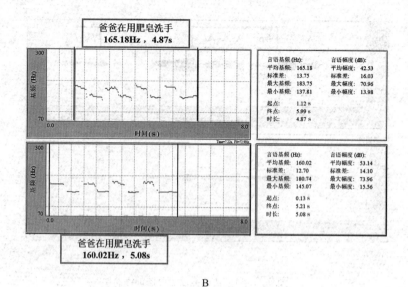

图 9-3-42   韵律语调治疗法训练

4. 实验练习

（1）简述失语症 SLI 疗法的实验内容。

（2）案例模拟：假定一名失语症患者，张某某，男，72 岁，脑卒中，为其选择失语症 SLI 疗法训练内容，并进行操作训练。

一、中文文献

[1] 杜晓新，黄昭鸣.教育康复学导论 [M].北京：北京大学出版社，2018：86-87.

[2] 杜晓新.特殊儿童认知能力训练的原理与方法 [M].上海：华东师范大学出版社，
     2012：1-7.

[3] 高素荣.失语症（第2版）[M].北京：北京大学医学出版社，2006：482-484.

[4] 黄昭鸣，朱群怡，卢红云.言语治疗学 [M].上海：华东师范大学出版社，2016.

[5] 刘巧云.听觉康复的原理与方法 [M].上海：华东师范大学出版社，2011.

[6] 卢红云，黄昭鸣.口部运动治疗学 [M].上海：华东师范大学出版社，2010：4.

[7] 孙喜斌，刘巧云，黄昭鸣.听觉功能评估标准及方法 [M].上海：华东师范大学出
     版社，2007.

[8] 万勤.言语科学基础 [M].上海：华东师范大学出版社，2016：154-156.

[9] 韩知娟.普通话言语的发展：言语清晰度、音位对比及声学特征 [D].上海：华东
     师范大学，2005.

[10] 卢红云.韵母构音运动声学特征分析及治疗策略的制定 [D].上海：华东师范大学，
     2011.

[11] 潘雪珂.口部感觉 - 运动评估表的编制及其在脑瘫儿童中的应用 [D].上海：华东
     师范大学，2017.

[12] 张磊.听障儿童声母构音异常的分析及治疗策略 [D].上海：华东师范大学，2009.

[13] 朱红.不同刺激模式下失语症命名能力的特征及治疗策略的研究 [D].上海：华东
     师范大学，2014.

[14] 陈维华，邹林霞．听觉统合训练对智力障碍儿童语言迟缓的效果 [J]．中国康复理论与实践，2013，19（7）：626-627.

[15] 陈彦，孙喜斌，杜晓新，等．学龄听障儿童和健听儿童五项认知能力的比较研究 [J]．中国康复理论与实践，2012，18（8）：704-706.

[16] 丁忠冰，刘杰，张云舒，等．基于 ICF 的教育康复实验教学体系构建及应用 [J]．中国教育信息化，2020（23）：88-92.

[17] 丁忠冰，张奕雯，万勤，等．高校"S-CLP"模式下教育康复专业教材建设实践探索 [J]．中国听力语言康复科学杂志，2020，18（6）：456-458.

[18] 杜晓新，王蕾，卢红云，等．共鸣障碍评估的原理与方法 [J]．中国听力语言康复科学杂志，2011（3）：66-69.

[19] 杜晓新，王和平，黄昭鸣．试论我国培智学校课程框架的构建 [J]．中国特殊教育，2007（5）：13-18.

[20] 汉语失语症康复治疗专家共识组．汉语失语症康复治疗专家共识 [J]．中华物理医学与康复杂志，2019，41（3）：161-169.

[21] 黄昭鸣，孙郡，刘巧云，等．言语呼吸障碍评估的原理及方法 [J]．中国听力语言康复科学杂志，2011（1）：65-67.

[22] 黄昭鸣，万萍，王衍龙．言语呼吸疾病的定量评估及矫治对策 [J]．中国听力语言康复科学杂志，2004（5）．

[23] 黄昭鸣，杜晓新，李佩玉，等．聋儿康复教育中个别化康复系统的构建与实践 [J]．中国听力语言康复科学杂志，2006（5）：34-37.

[24] 黄昭鸣，杜晓新，孙喜斌，等．"多重障碍·多重干预"综合康复体系的构建 [J]．中国特殊教育，2007（10）：3-13+40.

[25] 黄昭鸣，李立勤，金野．特殊需要儿童可视音乐干预的原理与方法 [J]．中国听力语言康复科学杂志，2008（6）：67-69.

[26] 黄昭鸣．言语矫治实用方法（Ⅴ）发声运动——鼻音/边音刺激、伸舌法/i/[J]．中国听力语言康复科学杂志，2007（6）：69-71

[27] 金野，汪佳蓉，李立勤，等．特殊儿童可视音乐治疗系统的构建与应用 [J]．中国特殊教育，2008（5）：7-12.

[28] 金野．可视音乐对自闭症儿童情绪与行为干预的个案研究 [J]．现代特殊教育，2011（C1）：81-84.

[29] 金野．可视音乐在特殊儿童运动障碍康复中的应用 [J]．中国特殊教育，2010（3）：3-7.

[30] 李宁，张晓丹，黄昭鸣. 汉语鼻辅音共振峰的比较研究 [J]. 中国听力语言康复科学杂志，2009（5）：36-38.

[31] 刘巧云，黄昭鸣，孙喜斌，等. 汉语言分解式听觉技能训练模式的构建 [J]. 临床耳鼻咽喉科杂志，2006（12）：574-576.

[32] 刘亚鹏，邓慧华，梁宗保，等. 早期情绪性对学前儿童问题行为和社交能力的影响 [J]. 心理发展与教育，2019，35（6）：719-728.

[33] 钱沁芳，欧萍，杨式薇，等. 听觉统合训练对整体发育迟缓儿童语言及情绪—社会性的影响 [J]. 中国康复医学杂志，2017，32（4）：428-433.

[34] 司博宇，高栋，周林灿，等. 基于声控游戏的儿童言语障碍康复系统设计 [J]. 现代教育技术，2013，23（5）：103-107.

[35] 万勤，陈守华，黄昭鸣. 呼吸方式对3~6岁健听和听障儿童最长声时与最大数数能力的影响 [J]. 听力学及言语疾病杂志，2011，19（6）：506-508.

[36] 万勤，胡金秀，张青，等. 7~15岁痉挛型脑瘫儿童与健康儿童言语呼吸特征的比较 [J]. 中华物理医学与康复杂志，2013，35（7）：542-546.

[37] 万勤，努尔署瓦克，邵国郡，等. 学龄唐氏综合征患儿与正常儿童口腔共鸣声学特征比较 [J]. 听力学及言语疾病杂志，2013（5）：469-473.

[38] 万勤，张蕾，黄昭鸣，等. 特殊儿童言语干预的理论与实践 [J]. 中国特殊教育，2007（10）：41-47.

[39] 王素丽，李文妍，岳保珠，等. 可视音乐治疗对小儿精神发育迟滞的康复影响 [J]. 中国儿童保健杂志，2017，25（7）：718-721.

[40] 王小丽，崔刚，李玲. 失语症康复的发展：理论与实践 [J]. 中国康复医学杂志，2019，34（5）：595-601.

[41] 魏春生，王薇. 声带振动功能的定量检测 [J]. 临床耳鼻咽喉头颈外科杂志，1999，13（6）：248-251.

[42] 魏霜，黄昭鸣，杜晓新，等. 18~40岁成人鼻流量参考标准的研究 [J]. 中国听力语言康复科学杂志，2009（2）：38-42.

[43] 易海燕，杜晓新，黄昭鸣，等. 学前聋儿认知能力的评估及训练 [J]. 中国听力语言康复科学杂志，2007（2）：41-45.

[44] 张颖文，肖永涛，郑惠萍. 痉挛型脑瘫儿童与正常儿童口腔共鸣特征比较 [J]. 听力学及言语疾病杂志，2016，24（4）：327-329.

[45] 周红省，易海燕，黄昭鸣，等，陈茜.1+X+Y聋儿康复教育模式的实践研究 [J]. 中国听力语言康复科学杂志，2006（1）：43-46.

二、英文文献

[1] Ilias Papathanasiou, Patrick Coppens. Aphasia and Related Neurogenic Communication Disorders [M]. 2nd ed. Sudbury: Jones & Bartlett Learning, 2016: 160–164.

[2] Robert Chapey. Language Intervention Strategies in Aphasia and Related Neurogenic Communication Disorders[M]. 5th ed Philadelphia: Lippincott Williams & Wilkins, 2008: 191–192.

[3] Shirberg, Elizabeth. Preliminaries to a Theory of Speech Disfluencies [D]. Berkeley: University of CaliFornia, 1994.

[4] Fontoura D. R. D., Rodrigues J. D. C., Brandão L., et al. Efficacy of the Adapted Melodic Intonation Therapy: a case study of a Broca's Aphasia Patient[J]. Distúrbios Comun. São Paulo, 2014, 26（4）: 641–655.

[5] Lennon P.. Investigating Fluency in EFL: A Quantitative Approach[J]. Language Learning, 1990, 40（3）: 387–417.

[6] Milovanovic J., Jotic A., Djukic V., et al. Oncological and Functional Outcome after Surgical Treatment of Early Glottic Carcinoma without Anterior Commissure Involvement[J]. Biomed Research International, 2014（2014）: 1–7.